任之堂医门日诵早晚课

修订版

任之堂中医传播小组　编选

组长	余　浩				
组员	庄平奎	王　蒋	张　琳	周建洋	张　凡
	董雪峰	黄穗发	林明冠	曾文忠	朱志宏
	周华亮	林　海	温　鹏	邹　桥	钟芳妮
	彭麟钧	武先亮	黄星亮	曾培杰	陈创涛

中国中医药出版社
·北京·

图书在版编目（CIP）数据

任之堂医门日诵早晚课 / 任之堂中医传播小组编选.—修订本.—北京：中国中医药出版社，2021.10
ISBN 978-7-5132-6007-7

Ⅰ．①任…　Ⅱ．①任…　Ⅲ．①中医学—基本知识　Ⅳ．①R2

中国版本图书馆CIP数据核字（2019）第289495号

中国中医药出版社出版

北京经济技术开发区科创十三街31号院二区8号楼

邮政编码　100176

传真　010-64405721

河北省武强县画业有限责任公司印刷

各地新华书店经销

开本710×1000　1/16　印张14.75　字数254千字

2021年10月第 1 版　2021年10月第 1 次印刷

书号　ISBN 978-7-5132-6007-7

定价　55.00元

网址　www.cptcm.com

服 务 热 线　010-64405720

购 书 热 线　010-89535836

维 权 打 假　010-64405753

微信服务号　zgzyycbs

微商城网址　https://kdt.im/LIdUGr

官 方 微 博　http://e.weibo.com/cptcm

天猫旗舰店网址　https://zgzyycbs.tmall.com

如有印装质量问题请与本社出版部联系（010-64405510）

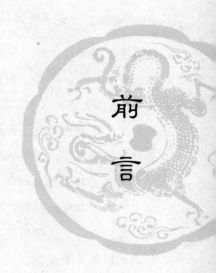
如何修学

近些年掀起了一股国学中医热，大家都知道传统文化重要，也想把中医学好，但都觉得难修难学，难以成就。老师常笑着跟他们说，事物总是难易相成的，难是因为没有找到好的方法，学传统文化、学中医总是想从理解意会入手，就像没有打地基去建空中楼阁一样。这样闭门苦想，看书千卷，随后即忘，不单没有受用，也使知识在脑内打架，好像《笑傲江湖》里令狐冲受桃谷六仙多股真气的注入，不仅不能受用，反而因为体内真气不能融合而痛苦不堪。这样修学就成为一种负担，这就是困难之处，这样学习也很耗神费心。

学生们又问，那该怎么学习呢？老师说，把最难的经典，用最快乐、简单的方式去学，直接读诵，朝课暮诵，利用"三余"时间，日诵不辍，就像拳术家拳不离手、歌曲家曲不离口一样，造次颠沛必于是。

如果哪一天，朝课暮诵能成为学中医者的习惯，甚至成为学国学者每天的必修课时，那就忽如一夜春风来，千树万树梨花开，中医和传统文化真正振兴的日子就到了。

像《内经》《伤寒》，甚至更多的经典文章，你不需要过于急功近利地去理解，求个受用，只需要每天读它一两遍，读个三年五载，你的水平自然就非凡了。你很快就有了自己的根基，有了自己的主心骨，不再随便受外界影响，也不再人云亦云。再坚持下去，智慧、悟性都会一步步打开，就像根尘脱落、灵光闪现一样。当你和经典慢慢融为一体时，你会发现学经典是很快乐的事，而且不费神。当你觉得很费神，成为负担、压力，去苦思冥想时，已经落于下乘了。

《论语》说：学而时习之，不亦乐乎。学问之道，不在于一下子就领悟到位，而是在于反复熏习以不断提高，这就是快乐地研习传统文化之道；在于用心去读诵受持，长期熏修，而不在于一时急功近利，打破砂锅问到底。

基础不牢，想强行理解是不现实的。就像《天龙八部》里鸠摩智用小无相功强练少林七十二绝技一样，图个花架子，并无实质，反暗伤身体，这就是修学第一弊。所以我们学习中医要有熏习之心，课诵日日不辍，心念渐渐精纯。这也是我们学习经典入门最为紧要的。

奇葩与土壤

中医是根植于中国传统文化土壤里的一朵奇葩。土壤丰厚肥沃，奇葩绚丽多彩。土壤贫瘠瘦弱，虽有种子，难以发芽；虽能发芽，难以成就；虽有成就，建树不大。

老师常说，学医功夫在医外，就像栽花种树，功夫在于花树以外的土壤。你们看，同样的榕树，种在小花盆里，数十年依然只能供人观赏，但如果根植于山野之中，不用几年便枝繁叶茂，撑起一片天地，引百鸟来朝，供它们住宅安居。

中国人都有好的中医基因，为何难以成长为大医，难以出医门龙象？因为你用瓦盆土来养，只能养观赏木；你用庭院土来养，只能供三两人栖息纳凉；如果你用旷野土来养，就能孕育出真正根深蒂固的大树。

为何很多学子才学医不久，就出现了很多瓶颈，甚至有些临床多年的医生也徘徊在原地，难以进一步突破？道理都在这里，国文基础不深厚，很多古书根本读不懂，对于《内经》《伤寒论》，都不具备那种思维和精力去深究。

我们看《名老中医之路》，有哪个中医高手不是国文基础深厚的？不是说深厚的国文基础就一定能够成就中医，但有了这种基础，能让你一辈子都有上进的潜力。

中医的修习是很讲究次第的。如果让一个小学生来学中学、大学的课程，他会觉得无所适从，索然无味；如果让一个未成年人来挑百斤重担，这几乎不可能。如果硬着头皮去干，不仅不利于自己发育，更不利于学业上的精进。为何上大学时，大一就要学《医古文》，很多学生以为这不就是语文吗，没什么作用，便掉以轻心，眼里只看到《中医基础理论》《中药学》《方剂学》，等到真正临床后，才发觉古书读得少，古文学得不牢，古代思维模式没掌握好，想用传统的中医思维看病几乎不可能了。于是难以在医道上继续精进，因为切断了和古代典籍不断接气的过程。

　　那么要怎样修习传统国学呢？老师说，像《医古文》，还有《古文观止》，这些古代经典文章都不是一两年能学好的，也不是任务式地在学校完成就行了，要有长期熏修的觉悟，每天和它们交流交流，沟通沟通，养成朝课暮诵的习惯，这样由陌生到熟悉，由熟悉到巧妙，由巧妙就可以到神明，渐渐地你会发现，跟古人居然有沟通交流、以心印心之感。这样你就等于直接得到古人智慧源源不断地注入，就像树木得到了广阔天地，又能得到不断注入的肥料，还有雨露的浇灌。这时你不想进步都难，天天都在精进。

　　学生又问，可学古文很拗口，很费解啊？老师说，图难于其易，为大于其细。天下难事，必作于易；天下大事，必作于细。不但读古文是这样，一个人从小到大，学什么东西都是这样。凡事先难而后易，就是终南捷径。什么事情想从易处入手，反而却大难。故《道德经》曰："夫轻诺必寡信，多易必多难。是以圣人犹难之，故终无难矣。"

　　其实当你真正进入学习古文的状态时，不仅不觉费解，而且还会有喜悦感。学古文不是一日成就，所以不能有急功近利、心浮气躁之举，这样一曝十寒，反而急慢了脚步。所以老师常强调，修学慢行强过站，宁可悠着点干，也不要急则生乱。

　　当你循序渐进，挑选50~100篇古文来背诵时，久而久之，不需要任何刻意地去记忆，当你真正把这几十篇古文烂熟于胸、脱口而出时，就会发现，不但古文不难学，不难读懂，甚至连写古文、作古文，想用之乎者也和古人对话的心态都有了。你会发现古文才是最好懂的，才是最适合去读诵记忆的。

　　因为古人千百年来，敬字如神，惜墨如金，而且古代也没有现代这么发达的印刷造纸术，他们需要反复推敲，把语言说得最有艺术美和哲理感，让最简洁的文字里能承载最丰富的智慧，以便能够代代传承下去。所以很多人读古文，今天读一遍是一种体会，明后天读一遍又是一种体会，随着人生境界不同，感触越发精妙。

这就是修习古文无法一次性到位，要反复熏陶的道理。你会因此源源不断地从古代经典文章里汲取千百年来中华民族智慧的结晶。所以说学古文看似是在做处理土壤的工作，和植物开花结果好像没有直接的关系，但事实上它们却是本质相连的。当你把这几十篇古文课诵得滚瓜烂熟，你就等于掌握了一把打开古人智慧的钥匙，能够畅游于各类经典之中，进退自如，这里面的宝贝都是随手可得的。这可是现在最为值得付出的，是一本万利的修学法门。

　　这就是为何我们的医门早晚课里要放一些国学的经典文章。这些国学经典文章的熏陶就像树木不断得到的土气一样。学中医绝对不能把中医和传统国学割裂开来，就像鱼离不开水、树木离不开土一样，但现在很多学医者都忽视了这点。我们过去严重低估了传统经典的重要性，但现在觉悟过来了，悟以往之不谏，知来者尤可追。识迷途其未晚，觉今是而昨非。这样重拾经典，养成毕生熏修、直承古圣心意的好习惯。

　　如果说有一种最好的方法学习中医，那舍此长期熏修，日日课诵经典文章，更无他方妙法。即便是拜名师，结良友，师友只能引你入门，给你启发，却不能代你练功夫，筑基础。

朝课暮诵

　　一个善于坚持的人，就是一个善于成功的人，特别是将一个好习惯进行到底，最为难能可贵。对于继承传统国学来说，朝课暮诵无疑就是一个不可或缺的好习惯。

　　苏格拉底是柏拉图的老师，有一天他给学生上课，"今天我们不讲哲学，教大家一个简单动作，把手往前甩十下，然后再往后甩十下，看看谁能每天坚持。"几天后，苏格拉底再次上课，他请坚持下来的人举手，结果九成以上的人都举了手。又过了一个月，他再请坚持下来的同学举手，结果只有七成的人举手。又过了一年，结果只有一个人举手，这个人就是后来成为大哲学家的柏拉图。

　　虽然此时柏拉图年轻，学识不足，但他已经表现出一个杰出人物所具备的坚持不懈精神。虽然甩手和成为一个哲学家联系不上，但你如果是一个目标散乱，每天不能专注干一件事的人，那就很难有所作为。

　　伟人说过，一个人做一件好事不难，难的是一辈子做好事。同样我们学医刚开始入门，坚持三天两头读经典不难，难的是把这习惯当成家常便饭那样，坚持一辈子。这样书读百遍，其义自现。古人说：三日不读书，则面目可憎。又说：书卷多情似故人，晨昏忧乐每相亲。当你长期心系经典、熏修不辍时，你的言语举止自然和经典打成一片，经典就像从你心中出来一样。

　　有人说，这经典很难理解啊，不好读。其实，当你用理解的心态去看经典时，就已经错解了经典，经典不靠理解意会，而靠读诵修持。所以老师说，学中医要少开口说话，多读书。道听途说，议论人物，诚医门大忌也。

　　老师这样说，也是这样做的。他就连到外地参加医学会议，坐火车带的也是中医经典，朝夕勤诵不辍，而且养成从不说任何医家是非的习惯。

　　古今医家都是这样成就的。我们看孙思邈，他在《千金要方》序中说道："青矜之岁，高尚兹典；白首之年，未尝释卷。"这是说他在少年时就好读书，一直到了白头，也没有放下书本。所以史书里称孙思邈"七岁就学，日诵千余言，弱冠善谈庄老及百家之说，兼好释典（佛门经典）"。日诵千余言的孙思邈，读书是靠持诵成就，钻研学问是靠琢磨成就。

　　古人读书可不像现在一样，用眼睛默读，那可都是张开嘴巴，大声朗诵，实实在在地读。《弟子规》说："读书法，有三到，心眼口，信皆要。"

　　我们发现，现在很多国人不好读古书了，只重视一时表面的理解，而轻视长期的熏修，殊不知大学问、大道理都是在长期熏修中出来的。我们小时候在师长指导下，反复读诵的精妙文章，至今依然记忆犹新，好像印在心头、刻在骨里一样。但长大后却随时学习，随时在淡忘。难道这是人变衰老了吗？不是的，而是人们丢失了反复熏陶读诵的习惯。靠急功近利、强心记忆的东西，你考试完后就全忘了，这可是绝大部分学生的共同心声。

　　现在全世界的人都在研究如何记忆，如何取巧，如何联想内在规律，如何走捷径，真可谓花样百出。其实这些都是用心意识去搞的，很容易忘掉，而且学的东西充其量只是短暂记忆而已。久而久之，这些知识反而会打架冲突，让人记忆减退，身心疲惫，压力重重。但如果是靠自己朝夕诵持得来的东西，却是终身牢固的。为什么呢？因为一个是在练花架子，一个是在练真功夫。拳术家有句说法叫"练拳不练功，到老一场空"。这句话适合于所有搞学问的人。浮光掠影，蜻蜓点水，只会增加修学的障碍；朝课暮诵，长期熏修，才是成就的不二法门。故曰：

若不计寒暑，朝夕勤修务。

事业无不成，至终无忧患。

编选者

2021 年 6 月

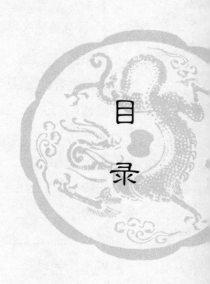

目录

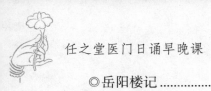

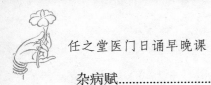

上篇　道德篇

　　宋朝时有位宰相叫范仲淹，他年轻时碰到一个算命先生，便问："先生，你看我将来能不能够做宰相？"算命先生就笑着跟他说："你年纪轻轻，过分自负。"范仲淹随即一想，说："既然我做不了宰相，你再看看我能不能做一个医生。"算命先生不禁奇怪，怎么那么高大的志向，一下子就变为只是一个医生了，起码中个秀才，做个举人，当一方官员，也能慰藉平生。算命先生便问他："为何这样想呢？"范仲淹便说："唯有宰相和医生能够救人，不为良相，便为良医。"算命先生随后跟他说："小娃子，有这种心，真宰相也！"后来范仲淹果然做到了宰相，而且是"先天下之忧而忧，后天下之乐而乐"的真宰相。所以古人言，古代的智者不在朝臣之上，便在医卜之中。因为良医和良相都是可以直接济世救人的职业。

　　可见，人的存心道德是火车头，火车头开往哪里，后面的那些才学技术就跟到哪里。所以学医首重道德，士先器识而后文艺，医先道德而后技术。这道德存心有合天理与纵人欲之分，如果把医道看作济世度人的舟楫，这是合天理，那学业技术自能日渐高明。如果将医道仅看作衣食名利计，这是纵人欲，那知识见闻自然困于庸俗。

大医精诚

唐 · 孙思邈

医术精通

　　张湛曰：夫经方之难精，由来尚矣。今病有内同而外异，亦有内异而外同，故五脏六腑之盈虚，血脉营卫之通塞，固非耳目之所察，必先诊候以审之。而寸口关尺有浮沉弦紧之乱，腧穴流注有高下浅深之差，肌肤筋骨有厚薄刚柔之异，唯用心精微者，始可与言于兹矣。今以至精至微之事，求之于至粗至浅之思，其不殆哉！若盈而益之，虚而损之，通而彻之，塞而壅之，寒而冷之，热而温之，是重加其疾。而望其生，吾见其死矣。故医方卜筮，艺能之难精者也。既非神授，何以得其幽微？世有愚者，读方三年，便谓天下无病可治；及治病三年，乃知天下无方可用。故学者必须博极医源，精勤不倦，不得道听途说，而言医道已了，深自误哉！

诚心救人

凡大医治病，必当安神定志，无欲无求，先发大慈恻隐之心，誓愿普救含灵之苦。若有疾厄来求救者，不得问其贵贱贫富，长幼妍媸，怨亲善友，华夷愚智，普同一等，皆如至亲之想。亦不得瞻前顾后，自虑吉凶，护惜身命。见彼苦恼，若己有之，深心凄怆，勿避险巇、昼夜寒暑、饥渴疲劳，一心赴救，无作功夫形迹之心。如此可为苍生大医，反此则是含灵巨贼。自古名贤治病，多用生命以济危急，虽曰贱畜贵人，至于爱命，人畜一也，损彼益己，物情同患，况于人乎！夫杀生求生，去生更远。吾今此方，所以不用生命为药者，良由此也。其虻虫、水蛭之属，市有先死者，则市而用之，不在此例。只如鸡卵一物，以其混沌未分，必有大段要急之处，不得已隐忍而用之。能不用者，斯为大哲亦所不及也。其有患疮痍下痢，臭秽不可瞻视，人所恶见者，但发惭愧、凄怜、忧恤之意，不得起一念蒂芥之心，是吾之志也。

大医之体

夫大医之体，欲得澄神内视，望之俨然。宽裕汪汪，不皎不昧。省病诊疾，至意深心。详察形候，纤毫勿失。处判针药，无得参差。虽曰病宜速救，要须临事不惑。唯当审谛覃思，不得于性命之上，率尔自逞俊快，邀射名誉，甚不仁矣。又到病家，纵绮罗满目，勿左右顾眄；丝竹凑耳，无得似有所娱；珍馐迭荐，食如无味；醽醁兼陈，看有若无。所以尔者，夫一人向隅，满堂不乐，而况病人苦楚，不离斯须，而医者安然欢娱，傲然自得，兹乃人神之所共耻，至人之所不为，斯盖医之本意也。

为医之法

夫为医之法，不得多语调笑，谈谑喧哗，道说是非，议论人物，炫耀声名，訾毁诸医，自矜己德。偶然治瘥一病，则昂头戴面，而有自许之貌，谓天下无双，此医人之膏肓也。老君曰：人行阳德，人自报之；人行阴德，鬼神报之。人行阳恶，人自报之；人行阴恶，鬼神害之。寻此二途，阴阳报施，岂诬也哉。所以医人不得恃己所长，专心经略财物，但作救苦之心，于冥运道中，自感多福者耳。又不得以彼富贵，处以珍贵之药，令彼难求，自炫功能，谅非忠恕之道。志存救济，故亦曲碎论之，学者不可耻言之鄙俚也。

《伤寒论》序

汉·张仲景

论曰：余每览越人入虢(guó)之诊，望齐侯之色，未尝不慨然叹其才秀也。怪当今居世之士，曾不留神医药，精究方术，上以疗君亲之疾，下以救贫贱之厄，中以保身长全，以养其生，但竞逐荣势，企踵权豪，孜孜汲汲，惟名利是务，崇饰其末，忽弃其本，华其外而悴其内。皮之不存，毛将安附焉。

卒然遭邪风之气，婴非常之疾，患及祸至，而方震栗，降志屈节，钦望巫祝，告穷归天，束手受败，赍百年之寿命，持至贵之重器，委付凡医，恣其所措，咄嗟(duō jiē)呜呼！厥身已毙，神明消灭，变为异物，幽潜重泉，徒为啼泣。

痛夫！举世昏迷，莫能觉悟，不惜其命，若是轻生，彼何荣势之云哉！而进不能爱人知人，退不能爱身知己，遇灾值祸，身居厄地，蒙蒙昧昧，蠢若游魂。哀乎！趋世之士，驰竞浮华，不固根本，忘躯徇物，危若冰谷，至于是也。

余宗族素多，向余二百，建安纪年以来，犹未十年，其死亡者，三分有二，伤寒十居其七。感往昔之沦丧，伤横夭之莫救，乃勤求古训，博采众方，撰用《素问》《九卷》《八十一难》《阴阳大论》《胎胪药录》，并平脉辨证，为《伤寒杂病论》，合十六卷。虽未能尽愈诸病，庶可以见病知源。若能寻余所集，思过半矣。

夫天布五行，以运万类，人禀五常，以有五脏，经络腑俞，阴阳会通，玄冥幽微，变化难极。自非才高识妙，岂能探其理致哉！上古有神农、黄帝、岐伯、伯高、雷公、少俞、少师、仲文，中世有长桑、扁鹊，汉有公乘阳庆及仓公，下此以往，未之闻也。

观今之医，不念思求经旨，以演其所知，各承家技，终始顺旧，省疾问病，务在口给。相对斯须，便处汤药，按寸不及尺，握手不及足，人迎趺阳，三部不参，动数发息，不满五十，短期未知决诊，九候曾无仿佛，明堂阙庭，尽不见察，所谓窥管而已。夫欲视死别生，实为难矣。

孔子云：生而知之者上，学则亚之，多闻博识，知之次也。余宿尚方术，请事斯语。

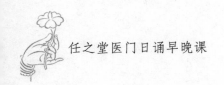

医家座右铭

陈存仁

医乃仁术，良相同功。立志当坚，宅心宜厚。纵有内外妇幼之别，各尽神圣工巧之能。学无常师，择善而事；卷开有益，博览为佳。必读昔贤之书，俾免离经而叛道；参考近人之说，亦使温故而知新。及其成功，尤贵经验；再加修养，方享令名。临证非难，难于变化；处方应慎，慎则周详。认清寒热阴阳，分辨表里虚实。诊察各求精到，举止切戒轻浮。毋炫己之长，勿攻人之短。心欲细而胆欲大，志欲圆而行欲方。逢危急不可因循，竭智挽回以尽天职；遇贫贱不可傲慢，量力施助以减愁怀。聆病者之呻吟，常如己饥己溺；操大权于掌握，时凛我杀我生。三指回春，十全称上。倘能守此，庶无近焉。

清静经

老君曰：大道无形，生育天地。大道无情，运行日月。大道无名，长养万物。吾不知其名，强名曰道。夫道者，有清有浊，有动有静。天清地浊，天动地静。男清女浊，男动女静。降本流末，而生万物。清者浊之源，动者静之基。

人能常清静，天地悉皆归。夫人神好清，而心扰之；人心好静，而欲牵之。常能遣其欲而心自静，澄其心而神自清，自然六欲不生，三毒消灭。所以不能者，为心未澄、欲未遣也。能遣之者，内观其心，心无其心；外观其形，形无其形；远观其物，物无其物。三者既悟，惟见于空。观空亦空，空无所空；所空既无，无无亦无；无无既无，湛然常寂；寂无所寂，欲岂能生？欲既不生，即是真静。真常应物，真常得性；常应常静，常清静矣。如此清静，渐入真道；既入真道，名为得道；虽名得道，实无所得；为化众生，名为得道；能悟之者，可传圣道。

老君曰：上士无争，下士好争。上德不德，下德执德。执着之者，不明道德。众生所以不得真道者，为有妄心。既有妄心，即惊其神；既惊其神，即着万物；既着万物，即生贪求；既生贪求，即是烦恼。烦恼妄想，忧苦身心；便遭浊辱，流浪生死；常沉苦海，永失真道。真常之道，悟者自得。得悟道者，常清静矣。

黄帝阴符经

上篇（神仙抱一演道章）

　　观天之道，执天之行，尽矣。天有五贼，见之者昌。五贼在心，施行于天。宇宙在乎手，万化生乎身。天性人也，人心机也。立天之道，以定人也。天发杀机，移星易宿；地发杀机，龙蛇起陆；人发杀机，天地反覆；天人合发，万化定基。性有巧拙，可以伏藏。九窍之邪，在乎三要，可以动静。火生于木，祸发必克；奸生于国，时动必溃。知之修炼，谓之圣人。

中篇（富国安民演法章）

　　天生天杀，道之理也。天地，万物之盗；万物，人之盗；人，万物之盗。三盗既宜，三才既安。故曰：食其时，百骸理；动其机，万化安。人知其神之神，不知不神之所以神也。日月有数，大小有定，圣功生焉，神明出焉。其盗机也，天下莫能见，莫能知。君子得之固躬，小人得之轻命。

下篇（强兵战胜演术章）

　　瞽者善听，聋者善视。绝利一源，用师十倍。三返昼夜，用师万倍。心生于物，死于物，机在目。天之无恩而大恩生。迅雷烈风，莫不蠢然。至乐性余，至静性廉。天之至私，用之至公。禽之制在炁。生者死之根，死者生之根。恩生于害，害生于恩。愚人以天地文理圣，我以时物文理哲。人以愚虞圣，我以不愚虞圣；人以奇期胜，我以不奇期胜。故曰：沉水入火，自取灭亡。自然之道静，故天地万物生。天地之道浸，故阴阳胜。阴阳相推，而变化顺矣。是故圣人知自然之道不可违，因而制之。至静之道，律历所不能契。爰有奇器，是生万象，八卦甲子，神机鬼藏。阴阳相胜之术，昭昭乎进乎象矣。

道德经

　　1. 道可道，非常道。名可名，非常名。无名天地之始，有名万物之母。故常无欲，以观其妙；常有欲，以观其徼。此两者同出而异名，同谓之玄，玄之又玄，众妙之门。

　　2. 天下皆知美之为美，斯恶已；皆知善之为善，斯不善已。故有无相生，难易相成，长短相较，高下相倾，音声相和，前后相随。是以圣人处无为之事，

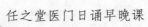

行不言之教。万物作焉而不辞，生而不有，为而不恃，功成而弗居。夫唯弗居，是以不去。

3．不尚贤，使民不争。不贵难得之货，使民不为盗。不见可欲，使民心不乱。是以圣人之治，虚其心，实其腹，弱其志，强其骨，常使民无知无欲，使夫智者不敢为也。为无为，则无不治。

4．道冲而用之或不盈。渊兮似万物之宗。挫其锐，解其纷，和其光，同其尘。湛兮似或存，吾不知其谁之子，象帝之先。

5．天地不仁，以万物为刍狗。圣人不仁，以百姓为刍狗。天地之间，其犹橐^{tuó}籥^{yuè}乎？虚而不屈，动而愈出。多言数穷，不如守中。

6．谷神不死，是谓玄牝^{pìn}。玄牝之门，是谓天地根。绵绵若存，用之不勤。

7．天长地久。天地所以能长且久者，以其不自生，故能长生。是以圣人后其身而身先，外其身而身存。非以其无私邪？故能成其私。

8．上善若水。水善利万物而不争，处众人之所恶，故几于道。居善地，心善渊，与善仁，言善信，正善治，事善能，动善时。夫唯不争，故无尤。

9．持而盈之，不如其已。揣而锐之，不可长保。金玉满堂，莫之能守。富贵而骄，自遗其咎。功遂身退，天之道。

10．载营魄抱一，能无离乎？专气致柔，能婴儿乎？涤除玄览，能无疵乎？爱民治国，能无知乎？天门开阖，能为雌乎？明白四达，能无为乎？生之畜之，生而不有，为而不恃，长而不宰，是谓玄德。

11．三十辐共一毂^{gū}，当其无，有车之用。埏埴^{shānzhí}以为器，当其无，有器之用。凿户牖^{yǒu}以为室，当其无，有室之用。故有之以为利，无之以为用。

12．五色令人目盲，五音令人耳聋，五味令人口爽，驰骋畋^{tián}猎令人心发狂，难得之货令人行妨。是以圣人为腹不为目，故去彼取此。

13．宠辱若惊，贵大患若身。何谓宠辱若惊？宠为下，得之若惊，失之若惊，是谓宠辱若惊。何谓贵大患若身？吾所以有大患者，为吾有身，及吾无身，吾有何患。故贵以身为天下，若可寄天下。爱以身为天下，若可托天下。

14．视之不见名曰夷。听之不闻名曰希。抟^{tuán}之不得名曰微。此三者不可致诘，故混而为一。其上不皦^{jiǎo}，其下不昧，绳绳不可名，复归于无物。是谓无状之状，无物之象，是谓惚恍。迎之不见其首，随之不见其后。执古之道，以御今之有，能知古始，是谓道纪。

15．古之善为士者，微妙玄通，深不可识。夫唯不可识，故强为之容。豫兮若冬涉川，犹兮若畏四邻，俨兮其若客，涣兮若冰之将释，敦兮其若朴，旷兮其若谷，混兮其若浊。孰能浊以静之徐清？孰能安以动之徐生？保此道者不欲盈，夫唯不盈，故能蔽不新成。

16．致虚极，守静笃。万物并作，吾以观复。夫物芸芸，各复归其根。归根曰静，是曰复命。复命曰常，知常曰明，不知常，妄作凶。知常容，容乃公，公乃王，王乃天，天乃道，道乃久，没身不殆。

17．太上，下知有之。其次，亲而誉之。其次，畏之。其次，侮之。信不足焉，有不信焉。悠兮其贵言，功成事遂，百姓皆谓我自然。

18．大道废，有仁义；慧智出，有大伪。六亲不和有孝慈，国家昏乱有忠臣。

19．绝圣弃智，民利百倍；绝仁弃义，民复孝慈；绝巧弃利，盗贼无有。此三者，以为文不足。故令有所属，见素抱朴，少私寡欲。

20．绝学无忧，唯之与阿，相去几何？善之与恶，相去若何？人之所畏，不可不畏。荒兮其未央哉！众人熙熙，如享太牢，如春登台。我独泊兮其未兆，如婴儿之未孩。儽儽兮若无所归。众人皆有余，而我独若遗。我愚人之心也哉！沌沌兮。俗人昭昭，我独昏昏；俗人察察，我独闷闷。澹兮其若海，飂兮若无止。众人皆有以，而我独顽且鄙。我独异于人，而贵食母。

21．孔德之容，惟道是从。道之为物，惟恍惟惚。惚兮恍兮，其中有象。恍兮惚兮，其中有物。窈兮冥兮，其中有精。其精甚真，其中有信。自古及今，其名不去，以阅众甫。吾何以知众甫之状哉？以此。

22．曲则全，枉则直，洼则盈，敝则新，少则得，多则惑。是以圣人抱一，为天下式。不自见故明，不自是故彰，不自伐故有功，不自矜故长。夫唯不争，故天下莫能与之争。古之所谓曲则全者，岂虚言哉！诚全而归之。

23．希言自然。故飘风不终朝，骤雨不终日。孰为此者？天地。天地尚不能久，而况于人乎？故从事于道者，道者同于道，德者同于德，失者同于失。同于道者，道亦乐得之；同于德者，德亦乐得之；同于失者，失于乐得之。信不足焉，有不信焉。

24．企者不立，跨者不行，自见者不明，自是者不彰，自伐者无功，自矜者不长。其在道也，曰余食赘形。物或恶之，故有道者不处。

25．有物混成，先天地生。寂兮寥兮，独立不改，周行而不殆，可以为天下母。吾不知其名，字之曰道，强为之名曰大。大曰逝，逝曰远，远曰反。故道大，天大，地大，王亦大。域中有四大，而王居其一焉。人法地，地法天，天法道，道法自然。

26．重为轻根，静为躁君。是以君子终日行不离辎重。虽有荣观，燕处超然。奈何万乘之主，而以身轻天下，轻则失本，躁则失君。

27．善行无辙迹，善言无瑕谪。善数不用筹策，善闭无关楗而不可开，善结无绳约而不可解。是以圣人常善救人，故无弃人。常善救物，故无弃物，是谓袭明。故善人者，不善人之师；不善人者，善人之资。不贵其师，不爱其资，虽智大迷，是谓要妙。

28．知其雄，守其雌，为天下溪。为天下溪，常德不离，复归于婴儿。知其白，守其黑，为天下式。为天下式，常德不忒，复归于无极。知其荣，守其辱，为天下谷。为天下谷，常德乃足，复归于朴。朴散则为器，圣人用之则为官长。故大制不割。

29．将欲取天下而为之，吾见其不得已。天下神器，不可为也，不可执也，为者败之，执者失之。故物或行或随，或觑或吹，或强或羸，或载或隳。是以圣人去甚，去奢，去泰。

30．以道佐人主者，不以兵强天下。其事好还。师之所处，荆棘生焉。大军之后，必有凶年。善有果而已，不敢以取强。果而勿矜，果而勿伐，果而勿骄，果而不得已，果而勿强。物壮则老，是谓不道，不道早已。

31．夫唯兵者，不祥之器，物或恶之，故有道者不处。君子居则贵左，用兵则贵右。兵者不祥之器，非君子之器，不得已而用之，恬淡为上。胜而不美。而美之者，是乐杀人。夫乐杀人者，则不可以得志于天下矣。吉事尚左，凶事尚右。偏将军居左，上将军居右。言以丧礼处之。杀人之众，以哀悲泣之，战胜，以丧礼处之。

32．道常无名，朴虽小，天下莫能臣也。侯王若能守之，万物将自宾。天地相合以降甘露，民莫之令而自均。始制有名，名亦既有，夫亦将知止，知止可以不殆。譬道之在天下，犹川谷之于江海。

33．知人者智，自知者明。胜人者有力，自胜者强。知足者富，强行者有志，不失其所者久，死而不亡者寿。

34．大道泛兮，其可左右。万物恃之以生而不辞，功成不名有。衣养万物而不为主，常无欲，可名于小。万物归焉，而不为主，可名为大。以其终不自为大，故能成其大。

35. 执大象天下往。往而不害安平太。乐与饵，过客止。道之出口，淡乎其无味，视之不足见，听之不足闻，用之不足既。

36. 将欲歙（xī）之，必固张之；将欲弱之，必固强之；将欲废之，必固兴之；将欲夺之，必固与之，是谓微明。柔弱胜刚强。鱼不可脱于渊，国之利器不可以示人。

37. 道常无为，而无不为。侯王若能守之，万物将自化。化而欲作，吾将镇之以无名之朴。无名之朴，夫亦将无欲。不欲以静，天下将自定。

38. 上德不德，是以有德。下德不失德，是以无德。上德无为而无以为，下德为之而有以为。上仁为之而无以为，上义为之而有以为。上礼为之而莫之应，则攘臂而扔之。故失道而后德，失德而后仁，失仁而后义，失义而后礼。夫礼者，忠信之薄而乱之首。前识者，道之华而愚之始。是以大丈夫处其厚，不居其薄，处其实，不居其华。故去彼取此。

39. 昔之得一者，天得一以清，地得一以宁，神得一以灵，谷得一以盈，万物得一以生，侯王得一以为天下贞。其致之。天无以清将恐裂，地无以宁将恐发，神无以灵将恐歇，谷无以盈将恐竭，万物无以生将恐灭，侯王无以贵高将恐蹶。故贵以贱为本，高以下为基。是以侯王自称孤寡不谷。此非以贱为本邪？非乎？故致数誉乃无誉也。不欲琭琭（lù）如玉，珞珞（luò）如石。

40. 反者，道之动。弱者，道之用。天下万物生于有，有生于无。

41. 上士闻道，勤而行之；中士闻道，若存若亡，下士闻道，大笑之，不笑不足以为道。故建言有之，明道若昧，进道若退，夷道若类。上德若谷，大白若辱，广德若不足，建德若偷，质真若渝，大方无隅，大器晚成，大音希声，大象无形。道隐无名，夫唯道善贷且成。

42. 道生一，一生二，二生三，三生万物。万物负阴而抱阳，冲气以为和。人之所恶，唯孤寡不谷，而王公以为称。故物或损之而益，或益之而损。人之所教，我亦教之。强梁者不得其死，吾将以为教父。

43. 天下之至柔，驰骋天下之至坚，无有入无间，吾是以知无为之有益。不言之教，无为之益，天下希及之。

44. 名与身孰亲，身与货孰多，得与亡孰病。是故甚爱必大费，多藏必厚亡。知足不辱，知止不殆，可以长久。

45．大成若缺，其用不弊。大盈若冲，其用不穷。大直若屈，大巧若拙，大辩若讷。躁胜寒，静胜热，清静为天下正。

46．天下有道，却走马以粪。天下无道，戎马生于郊。祸莫大于不知足，咎莫大于欲得，故知足之足，常足矣。

47．不出户知天下，不窥牖见天道。其出弥远，其知弥少。是以圣人不行而知，不见而名，不为而成。

48．为学日益，为道日损。损之又损，以至于无为。无为而不为。取天下常以无事，及其有事，不足以取天下。

49．圣人无常心，以百姓心为心。善者吾善之，不善者吾亦善之，德善。信者吾信之，不信者吾亦信之，德信。圣人在天下歙歙，为天下浑其心。百姓皆注其耳目，圣人皆孩之。

50．出生入死。生之徒十有三，死之徒十有三。人之生动之死地，亦十有三。夫何故？以其生生之厚。盖闻善摄生者，陆行不遇兕虎，入军不被甲兵。兕无所投其角，虎无所用其爪，兵无所容其刃。夫何故？以其无死地。

51．道生之，德畜之，物形之，势成之。是以万物莫不尊道而贵德。道之尊，德之贵，夫莫之命而常自然。故道生之，德畜之，长之育之，亭之毒之，养之覆之。生而不有，为而不恃，长而不宰，是谓玄德。

52．天下有始，以为天下母。既得其母，以知其子。既知其子，复守其母，没身不殆。塞其兑，闭其门，终身不勤。开其兑，济其事，终身不救。见小曰明，守柔曰强。用其光，复归其明，无遗身殃，是为习常。

53．使我介然有知，行于大道，唯施是畏。大道甚夷，而民好径。朝甚除，田甚芜，仓甚虚。服文彩，带利剑，厌饮食，财货有余，是谓盗夸。非道也哉。

54．善建者不拔，善抱者不脱。子孙以祭祀不辍。修之于身，其德乃真。修之于家，其德乃余。修之于乡，其德乃长。修之于国，其德乃丰。修之于天下，其德乃普。故以身观身，以家观家，以乡观乡，以国观国，以天下观天下。吾何以知天下然哉？以此。

55．含德之厚，比于赤子。蜂虿虺蛇不螫，猛兽不据，攫鸟不抟。骨弱筋柔而握固，未知牝牡之合而全作，精之至也。终日号而不嗄，和之至也。知和曰常，知常曰明，益生曰祥，心使气曰强。物壮则老，谓之不道，不道早已。

56．知者不言，言者不知。塞其兑，闭其门，挫其锐，解其纷，和其光，同其尘，是谓玄同。故不可得而亲，不可得而疏，不可得而利，不可得而害，不可得而贵，不可得而贱，故为天下贵。

57．以正治国，以奇用兵，以无事取天下。吾何以知其然哉？以此。天下多忌讳，而民弥贫。民多利器，国家滋昏。人多伎巧，奇物滋起。法令滋彰，盗贼多有。故圣人云：我无为而民自化，我好静而民自正，我无事而民自富，我无欲而民自朴。

58．其政闷闷，其民淳淳；其政察察，其民缺缺。祸兮福之所倚，福兮祸之所伏。孰知其极，其无正。正复为奇，善复为妖。人之迷，其日固久。是以圣人方而不割，廉而不刿，直而不肆，光而不耀。

59．治人事天莫若啬。夫唯啬，是谓早服。早服谓之重积德，重积德则无不克，无不克则莫知其极，莫知其极，可以有国。有国之母，可以长久。是谓深根固柢，长生久视之道。

60．治大国若烹小鲜。以道莅天下，其鬼不神。非其鬼不神，其神不伤人。非其神不伤人，圣人亦不伤人。夫两不相伤，故德交归焉。

61．大国者下流，天下之交，天下之牝。牝常以静胜牡，以静为下。故大国以下小国，则取小国。小国以下大国，则取大国。故或下以取，或下而取。大国不过欲兼畜人，小国不过欲入事人。夫两者各得所欲，大者宜为下。

62．道者万物之奥，善人之宝，不善人之所保。美言可以市尊，美行可以加人。人之不善，何弃之有。故立天子，置三公，虽有拱璧以先驷马，不如坐进此道。古之所以贵此道者何？不曰以求得，有罪以免邪？故为天下贵。

63．为无为，事无事，味无味。大小多少，报怨以德。图难于其易，为大于其细。天下难事必作于易，天下大事必作于细。是以圣人终不为大，故能成其大。夫轻诺必寡信，多易必多难。是以圣人犹难之，故终无难矣。

64．其安易持，其未兆易谋，其脆易泮，其微易散。为之于未有，治之于未乱。合抱之木，生于毫末；九层之台，起于累土；千里之行，始于足下。为者败之，执者失之。是以圣人无为故无败，无执故无失。民之从事，常于几成而败之。慎终如始，则无败事。是以圣人欲不欲，不贵难得之货。学不学，复众人之所过，以辅万物之自然而不敢为。

65．古之善为道者，非以明民，将以愚之。民之难治，以其智多。故以智治国，国之贼。不以智治国，国之福。知此两者，亦稽式。常知稽式，是谓玄德。

玄德深矣，远矣！与物反矣，然后乃至大顺。

66．江海所以能为百谷王者，以其善下之，故能为百谷王。是以欲上民，必以言下之。欲先民，必以身后之。是以圣人处上而民不重，处前而民不害。是以天下乐推而不厌。以其不争，故天下莫能与之争。

67．天下皆谓我道大，似不肖。夫唯大，故似不肖。若肖，久矣！其细也夫。我有三宝，持而保之，一曰慈，二曰俭，三曰不敢为天下先。慈故能勇，俭故能广，不敢为天下先，故能成器长。今舍慈且勇，舍俭且广，舍后且先，死矣！夫慈，以战则胜，以守则固，天将救之，以慈卫之。

68．善为士者不武，善战者不怒，善胜敌者不与，善用人者为之下。是谓不争之德，是谓用人之力，是谓配天古之极。

69．用兵有言，吾不敢为主而为客，不敢进寸而退尺。是谓行无行，攘无臂，扔无敌，执无兵。祸莫大于轻敌，轻敌几丧吾宝。故抗兵相若，哀者胜矣。

70．吾言甚易知，甚易行，天下莫能知，莫能行。言有宗，事有君。夫唯无知，是以我不知。知我者希，则我者贵，是以圣人被褐怀玉。

71．知不知上，不知知病。夫唯病病，是以不病。圣人不病，以其病病，是以不病。

72．民不畏威，则大威至。无狎其所居，无厌其所生。夫唯不厌，是以不厌。是以圣人自知不自见，自爱不自贵。故去彼取此。

73．勇于敢则杀，勇于不敢则活。此两者或利或害。天之所恶，孰知其故？是以圣人犹难之。天之道，不争而善胜，不言而善应，不召而自来，繟然而善谋。天网恢恢，疏而不漏。

74．民不畏死，奈何以死惧之。若使民常畏死，而为奇者，吾得执而杀之，孰敢？常有司杀者杀。夫代司杀者杀，是谓代大匠斫。夫代大匠斫者，希有不伤其手矣。

75．民之饥，以其上食税之多，是以饥。民之难治，以其上之有为，是以难治。民之轻死，以其求生之厚，是以轻死。夫唯无以生为者，是贤于贵生。

76．人之生也柔弱，其死也坚强。草木之生也柔脆，其死也枯槁。故坚强者死之徒，柔弱者生之徒。是以兵强则不胜，木强则兵。强大处下，柔弱处上。

77．天之道，其犹张弓与。高者抑之，下者举之。有余者损之，不足者补之。天之道，损有余而补不足。人之道则不然，损不足以奉有余。孰能有余以奉天下？

唯有道者。是以圣人为而不恃，功成而不处，其不欲见贤！

78. 天下莫柔弱于水，而攻坚强者莫之能胜，以其无以易之。弱之胜强，柔之胜刚，天下莫不知，莫能行。是以圣人云，受国之垢是谓社稷主，受国不祥是为天下王。正言若反。

79. 和大怨，必有余怨，安可以为善？是以圣人执左契，而不责于人。有德司契，无德司彻。天道无亲，常与善人。

80. 小国寡民，使有什佰之器而不用，使民重死而不远徙。虽有舟舆，无所乘之；虽有甲兵，无所陈之；使民复结，绳而用之。甘其食，美其服，安其居，乐其俗。邻国相望，鸡犬之声相闻，民至老死，不相往来。

81. 信言不美，美言不信。善者不辩，辩者不善。知者不博，博者不知。圣人不积，既以为人己愈有，既以与人己愈多。天之道利而不害，圣人之道，为而不争。

易经易传全文（十翼全文）

《易传》共 7 种 10 篇，分别是《彖传》上下、《象传》上下、《文言传》、《系辞传》上下、《说卦传》、《序卦传》和《杂卦传》。自汉代起，它们又被称为"十翼"。

《易经·系辞上传》第一章

天尊地卑，乾坤定矣。卑高以陈，贵贱位矣。动静有常，刚柔断矣。方以类聚，物以群分，吉凶生矣。在天成象，在地成形，变化见矣。是故刚柔相摩，八卦相荡，鼓之以雷霆，润之以风雨，日月运行，一寒一暑，乾道成男，坤道成女。

乾知大始，坤作成物。乾以易知，坤以简能。

易则易知，简则易从。易知则有亲，易从则有功。有亲则可久，有功则可大。可久则贤人之德，可大则贤人之业。

易简，而天下之理得矣；天下之理得，而成位乎其中矣。

《易经·系辞上传》第二章

圣人设卦观象，系辞焉而明吉凶，刚柔相推而生变化。

是故，吉凶者，失得之象也。悔吝者，忧虞之象也。变化者，进退之象也。刚柔者，昼夜之象也。六爻之动，三极之道也。

是故，君子所居而安者，易之序也。所乐而玩者，爻之辞也。

是故，君子居则观其象，而玩其辞；动则观其变，而玩其占。是以自天佑之，吉无不利。

《易经·系辞上传》第三章

象者，言乎象也。爻者，言乎变者也。吉凶者，言乎其失得也。悔吝者，言乎其小疵也。无咎者，善补过也。

是故，列贵贱者，存乎位。齐小大者，存乎卦。辩吉凶者，存乎辞。忧悔吝者，存乎介。震无咎者，存乎悔。是故，卦有小大，辞有险易。辞也者，各指其所之。

《易经·系辞上传》第四章

易与天地准，故能弥纶天地之道。仰以观于天文，俯以察于地理，是故知幽明之故。原始反终，故知死生之说。精气为物，游魂为变，是故知鬼神之情状。

与天地相似，故不违。知周乎万物，而道济天下，故不过。旁行而不流，乐天知命，故不忧。安土敦乎仁，故能爱。

范围天地之化而不过，曲成万物而不遗，通乎昼夜之道而知，故神无方而易无体。

《易经·系辞上传》第五章

一阴一阳之谓道，继之者善也，成之者性也。

仁者见之谓之仁，知者见之谓之知，百姓日用不知，故君子之道鲜矣！

显诸仁，藏诸用，鼓万物而不与圣人同忧，盛德大业至矣哉！

富有之谓大业，日新之谓盛德。生生之谓易，成象之谓乾，效法之谓坤，极数知来之谓占，通变之谓事，阴阳不测之谓神。

《易经·系辞上传》第六章

夫易，广矣，大矣！以言乎远，则不御；以言乎迩，则静而正；以言乎天地之间，则备矣！

夫乾，其静也专，其动也直，是以大生焉。夫坤，其静也翕，其动也辟，是以广生焉。广大配天地，变通配四时，阴阳之义配日月，易简之善配至德。

《易经·系辞上传》第七章

子曰："易，其至矣乎！"夫易，圣人所以崇德而广业也。知崇礼卑，崇效天，卑法地，天地设位，而易行乎其中矣。成性存存，道义之门。

《易经·系辞上传》第八章

圣人有以见天下之赜，而拟诸其形容，象其物宜；是故谓之象。圣人有以见天下之动，而观其会通，以行其典礼。系辞焉，以断其吉凶；是故谓之爻。

言天下之至赜，而不可恶也。言天下之至动，而不可乱也。拟之而后言，议之而后动，拟议以成其变化。

"鸣鹤在阴，其子和之，我有好爵，吾与尔靡之。"子曰："君子居其室，出其言善，则千里之外应之，况其迩者乎？居其室，出其言不善，千里之外违之，况其迩乎？言出乎身，加乎民；行发乎远。言行，君子之枢机，枢机之发，荣辱之主也。言行，君子之所以动天地也，可不慎乎？"

"同人，先号啕而后笑。"子曰："君子之道，或出或处，或默或语，二人同心，其利断金；同心之言，其臭如兰。"

"初六，藉用白茅，无咎。"子曰："苟错诸地而可矣；藉用白茅，何咎之有？慎之至也。夫茅之为物薄，而用可重也。慎斯术也以往，其无所失矣。"

"劳谦君子，有终吉。"子曰："劳而不伐，有功而不德，厚之至也，语以其功下人者也。德言盛，礼言恭，谦也者，致恭以存其位者也。"

"亢龙有悔。"子曰："贵而无位，高而无民，贤人在下位而无辅，是以动而有悔也。"

"不出户庭，无咎。"子曰："乱之所生也，则言语以为阶。君不密，则失臣；臣不密，则失身；几事不密，则害成；是以君子慎密而不出也。"

子曰："作易者其知盗乎？易曰：'负且乘，致寇至。'负也者，小人之事也；乘也者，君子之器也。小人而乘君子之器，盗思夺之矣！上慢下暴，盗思伐之矣！慢藏诲盗，冶容诲淫，易曰：'负且乘，致寇至。'盗之招也。"

《易经·系辞上传》第九章

天一地二，天三地四，天五地六，天七地八，天九地十。天数五，地数五，五位相得而各有合。天数二十有五，地数三十，凡天地之数，五十有五，此所以成变化而行鬼神也。

大衍之数五十，其用四十有九。分而为二以象两，挂一以象三，揲之以四以象四时，归奇于扐以象闰，五岁再闰，故再扐而后挂。

乾之策，二百一十有六。坤之策，百四十有四。凡三百有六十，当期之日。二篇之策，万有一千五百二十，当万物之数也。

是故，四营而成易，十有八变而成卦，八卦而小成。引而伸之，触类而长之，天下之能事毕矣。

显道神德行，是故可与酬酢，可与佑神矣。子曰："知变化之道者，其知神之所为乎！"

《易经·系辞上传》第十章

易有圣人之道四焉，以言者尚其辞，以动者尚其变，以制器者尚其象，以卜筮者尚其占。

是以君主子将有为也，将有行也，问焉而以言，其受命也如响，无有远近幽深，遂知来物。非天下之至精，其孰能与于此。

参伍以变，错综其数，通其变，遂成天地之文；极其数，遂定天下之象。非天下之至变，其孰能与于此。

易，无思也，无为也，寂然不动，感而遂通天下之故。非天下之至神，其孰能与于此。

夫易，圣人所以极深而研几也。惟深也，故能通天下之志；惟几也，故能成天下之务；惟神也，故不疾而速，不行而至。子曰："易有圣人之道四焉"者，此之谓也。

《易经·系辞上传》第十一章

子曰："夫易何为者也？夫易开物成务，冒天下之道，如斯而已者也。是故，圣人以通天下之志，以定天下之业，以断天下之疑。"

是故，蓍^{shī}之德，圆而神；卦之德，方以知；六爻之义，易以贡。圣人以此洗心，退藏于密，吉凶与民同患。神以知来，知以藏往，其孰能与于此哉！古之聪明睿知神武而不杀者夫？

是以，明于天之道，而察于民之故，是兴神物以前民用。圣人以此斋戒，以神明其德夫！

是故，阖户谓之坤；辟户谓之乾；一阖一辟谓之变；往来不穷谓之通；见乃谓之象；形乃谓之器；制而用之，谓之法；利用出入，民咸用之，谓之神。

是故，易有太极，是生两仪，两仪生四象，四象生八卦，八卦定吉凶，吉凶生大业。

是故，法象莫大乎天地；变通莫大乎四时；悬象著明莫在乎日月；崇高莫大乎富贵；备物致用，立成器以为天下利，莫大乎圣人；探赜索隐，钩深致远，以定天下之吉凶，成天下之亹^{wěi}亹者，莫大乎蓍龟。

是故，天生神物，圣人执之。天地变化，圣人效之。天垂象，见吉凶，圣人象之。河出图，洛出书，圣人则之。易有四象，所以示也。系辞焉，所以告也。

定之以吉凶，所以断也。

《易经·系辞上传》第十二章

易曰："自天佑之，吉无不利。"子曰："佑者，助也。天之所助者，顺也；人之所助者，信也。履信思乎顺，又以尚贤也。是以自天佑之，吉无不利也。"

子曰："书不尽言，言不尽意；然则圣人之意，其不可见乎？"子曰："圣人立象以尽意，设卦以尽情伪，系辞焉以尽其言，变而通之以尽利，鼓之舞之以尽神。"

乾坤，其易之缊邪？乾坤成列，而易立乎其中矣。乾坤毁，则无以见易；易不可见，则乾坤或几乎息矣。

是故，形而上者谓之道；形而下者谓之器；化而裁之谓之变；推而行之谓之通；举而错之天下之民，谓之事业。

是故，夫象，圣人有以见天下之赜（zé），而拟诸其形容，象其物宜，是故谓之象。圣人有以见天下之动，而观其会通，以行其典礼，系辞焉，以断其吉凶，是故谓之爻。极天下之赜者，存乎卦；鼓天下之动者，存乎辞；化而裁之，存乎变；推而行之，存乎通；神而明之，存乎其人；默而成之，不言而信，存乎德行。

《易经·系辞下传》第一章

八卦成列，象在其中矣。因而重之，爻在其中矣。刚柔相推，变在其中矣。系辞焉而命之，动在其中矣。

吉凶悔吝者，生乎动者也。刚柔者，立本者也。变通者，趣时者也。吉凶者，贞胜者也。天地之道，贞观者也。日月之道，贞明者也。天下之动，贞夫一者也。

夫乾，确然示人易矣。夫坤，隤然示人简矣。爻也者，效此者也。象也者，像此者也。爻象动乎内，吉凶见乎外，功业见乎变，圣人之情见乎辞。

天地之大德曰生，圣人之大宝曰位。何以守位曰仁。何以聚人曰财。理财正辞，禁民为非曰义。

《易经·系辞下传》第二章

古者包牺氏之王天下也，仰则观象于天，俯则观法于地，观鸟兽之文，与地之宜，近取诸身，远取诸物，于是始作八卦，以通神明之德，以类万物之情。作结绳而为网罟，以佃以渔，盖取诸离。

包牺氏没，神农氏作，斫（zhuó）木为耜（sì），揉木为耒（lěi），耒耨（nòu）之利，以教天下，盖取诸益。

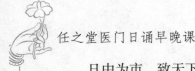

日中为市，致天下之民，聚天下之货，交易而退，各得其所，盖取诸噬嗑。

神农氏没，黄帝、尧、舜氏作，通其变，使民不倦，神而化之，使民宜之。易穷则变，变则通，通则久。是以自天佑之，吉无不利。黄帝、尧、舜，垂衣裳而天下治，盖取诸乾坤。

刳^{kū}木为舟，剡^{yǎn}木为楫，舟楫之利，以济不通，致远以利天下，盖取诸涣。

服牛乘马，引重致远，以利天下，盖取诸随。

重门击柝^{tuò}，以待暴客，盖取诸豫。

断木为杵，掘地为臼，臼杵之利，万民以济，盖取诸小过。

弦木为弧，剡木为矢，弧矢之利，以威天下，盖取诸睽^{kuí}。

上古穴居而野处，后世圣人易之以宫室，上栋下宇，以待风雨，盖取诸大壮。

古之葬者，厚衣之以薪，葬之中野，不封不树，丧期无数，后世圣人易之以棺椁，盖取诸大过。

上古结绳而治，后世圣人易之以书契，百官以治，万民以察，盖取诸夬^{guài}。

《易经·系辞下传》第三章

是故，易者象也。象也者，像也。彖者材也。爻也者，效天下之动也。是故，吉凶生，而悔吝著也。

《易经·系辞下传》第四章

阳卦多阴，阴卦多阳，其故何也？阳卦奇，阴卦耦。其德行何也？阳一君而二民，君子之道也。阴二君而一民，小人之道也。

《易经·系辞下传》第五章

《易》曰："憧憧往来，朋从尔思。"

子曰："天下何思何虑？天下同归而殊途，一致而百虑，天下何思何虑？"

"日往则月来，月往则日来，日月相推而明生焉。寒往则暑来，暑往则寒来，寒暑相推而岁成焉。往者屈也，来者信也，屈信相感而利生焉。"

"尺蠖^{huò}之屈，以求信也。龙蛇之蛰，以存身也。精义入神，以致用也。利用安身，以崇德也。过此以往，未之或知也。穷神知化，德之盛也。"

易曰："困于石，据于蒺藜，入于其宫，不见其妻，凶。"

子曰："非所困而困焉，名必辱。非所据而据焉，身必危。既辱且危，死期将至，妻其可得见邪？"

易曰："公用射隼^{sǔn}，于高墉^{yōng}之上，获之无不利。"

子曰："隼者禽也，弓矢者器也，射之者人也。君子藏器于身，待时而动，何不利之有？动而不括，是以出而不获。语成器而动者也。"

子曰："小人不耻不仁，不畏不义，不见利而不劝，不威不惩；小惩而大诫，此小人之福也。易曰：'履校灭趾，无咎。'此之谓也。"

"善不积，不足以成名；恶不积，不足以灭身。小人以小善为无益，而弗为也，以小恶为无伤，而弗去也，故恶积而不可掩，罪大而不可解。易曰：'履校灭耳，凶。'"

子曰："危者，安其位者也；亡者，保其存者也；乱者，有其治者也。是故，君子安而不忘危，存而不忘亡，治而不忘乱；是以，身安而国家可保也。易曰：'其亡其亡，系于包桑。'"

"天地<ruby>氤氲<rt>yīnyūn</rt></ruby>，万物化醇。男女构精，万物化生。易曰：'三人行，则损一人；一人行，则得其友。'言致一也。"

子曰："君子安其身而后动，易其心而后语，定其交而后求。君子修此三者，故全也。危以动，则民不与也；惧以语，则民不应也；无交而求，则民不与也。莫之与，则伤之者至矣。易曰：'莫益之，或击之，立心勿恒，凶。'"

《易经·系辞下传》第六章

子曰："乾坤其易之门邪？乾阳物也，坤阴物也。阴阳合德，而刚柔有体，以体天地之撰，以通神明之德。其称名也，杂而不越。于稽其类，其衰世之意邪？"

子曰："夫易，彰往而察来，而微显阐幽，开而当名，辨物正言，断辞则备矣。其称名也小，其取类也大，其旨远，其辞文，其言曲而中，其事肆而隐，因贰以济民行，以明失得之报。"

《易经·系辞下传》第七章

易之兴也，其于中古乎？作易者，其有忧患乎？

是故，履，德之基也；谦，德之柄也；复，德之本也；恒，德之固也；损，德之修也；益，德之裕也；困，德之辨也；井，德之地也；<ruby>巽<rt>xùn</rt></ruby>，德之制也。

履，和而至；谦，尊而光；复，小而辨于物；恒，杂而不厌；损，先难而后易；益，长裕而不设；困，穷而通；井，居其所而迁；巽，称而隐。

履，以和行；谦，以制礼；复，以自知；恒，以一德；损，以远害；益，以兴利；困，以寡怨；井，以辨义；巽，以行权。

《易经·系辞下传》第八章

易之为书也，不可远；为道也，屡迁。变动不居，周流六虚，上下无常，刚柔相易，不可为典要，唯变所适。

其出入以度，外内使知惧，又明于忧患与故，无有帅保，如临父母。初率其辞，而揆其方，既有典常。苟非其人，道不虚行。

《易经·系辞下传》第九章

易之为书也，原始要终，以为质也。六爻相杂，唯其时物也。其初难知，其上易知，本末也。初辞拟之，卒成之终。若夫杂物撰德，辨是与非，则非其中爻不备。噫！亦要存亡吉凶，则居可知矣。知者观其彖^{tuàn}辞，则思过半矣。

二与四位，同功而异位，其善不同，二多誉，四多惧，近也。柔之为道，不利远者，其要无咎，其用柔中也。三与五，同功而异位，三多凶，五多功，贵贱之等也。其柔危，其刚胜邪？

《易经·系辞下传》第十章

易之为书也，广大悉备，有天道焉，有人道焉，有地道焉。兼三才而两之，故六；六者非它也，三才之道也。道有变动，故曰爻；爻有等，故曰物；物相杂，故曰文；文不当，故吉凶生焉。

《易经·系辞下传》第十一章

易之兴也，其当殷之末世，周之盛德邪？当文王与纣之事邪？是故其辞危。危者使平，易者使倾，其道甚大，百物不废。惧以终始，其要无咎，此之谓易之道也。

《易经·系辞下传》第十二章

夫乾，天下之至健也，德行恒，易以知险。夫坤，天下之至顺也，德行恒简以知阻。

能说诸心，能研诸侯之虑，定天下之吉凶，成天下之亹亹^{wěi}者。

是故，变化云为，吉事有祥，象事知器，占事知来。

天地设位，圣人成能，人谋鬼谋，百姓与能。

八卦以象告，爻彖以情言，刚柔杂居，而吉凶可见矣！

变动以利言，吉凶以情迁。是故，爱恶相攻而吉凶生；远近相取而悔吝生，情伪相感而利害生。凡易之情，近而不相得则凶；或害之，悔且吝。

将叛者，其辞惭，中心疑者其辞枝，吉人之辞寡，躁人之辞多，诬善之人其辞游，失其守者其辞屈。

《易经·说卦传》第一章

昔者，圣人之作易也，幽赞于神明而生蓍。参天两地而倚数，观变于阴阳，而立卦；发挥于刚柔，而生爻；和顺于道德，而理于义；穷理尽性，以至于命。

《易经·说卦传》第二章

昔者圣人之作易也，将以顺性命之理。是以立天之道，曰阴与阳；立地之道，曰柔与刚；立人之道，曰仁与义。兼三才而两之，故易六画而成卦。分阴分阳，迭用柔刚，故易六位而成章。

《易经·说卦传》第三章

天地定位，山泽通气，雷风相薄，水火不相射，八卦相错，数往者顺，知来者逆；是故，易逆数也。

《易经·说卦传》第四章

雷以动之，风以散之，雨以润之，日以烜之，艮以止之，兑以说之，乾以君之，坤以藏之。

《易经·说卦传》第五章

帝出乎震，齐乎巽，相见乎离，致役乎坤，说言乎兑，战乎乾，劳乎坎，成言乎艮（gèn）。万物出乎震，震东方也。齐乎巽，巽东南也。齐也者，言万物之洁齐也。离也者，明也，万物皆相见，南方之卦也。圣人南面而听天下，向明而治，盖取诸此也。坤也者地也，万物皆致养焉，故曰致役乎坤。兑正秋也，万物之所说也，故曰说言乎兑。战乎乾，乾西北之卦也，言阴阳相薄也。坎者水也，正北方之卦也，劳卦也，万物之所归也，故曰劳乎坎。艮东北之卦也，万物之所成，终而所成始也，故曰成言乎艮。

《易经·说卦传》第六章

神也者，妙万物而为言者也。动万物者，莫疾乎雷；桡万物者，莫疾乎风；燥万物者，莫熯（hàn）乎火；说万物者，莫说乎泽；润万物者，莫润乎水；终万物始万物者，莫盛乎艮。故水火相逮，雷风不相悖，山泽通气，然后能变化，既成万物也。

《易经·说卦传》第七章

乾，健也；坤，顺也；震，动也；巽，入也；坎，陷也；离，丽也；艮，止也；兑，说也。

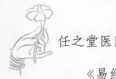

《易经·说卦传》第八章

乾为马，坤为牛，震为龙，巽为鸡，坎为豕(shǐ)，离为雉(zhì)，艮为狗，兑为羊。

《易经·说卦传》第九章

乾为首，坤为腹，震为足，巽为股，坎为耳，离为目，艮为手，兑为口。

《易经·说卦传》第十章

乾天也，故称父，坤地也，故称母；震一索而得男，故谓之长男；巽一索而得女，故谓之长女；坎再索而男，故谓之中男；离再索而得女，故谓之中女；艮三索而得男，故谓之少男；兑三索而得女，故谓之少女。

《易经·说卦传》第十一章

乾为天、为圜(yuán)、为君、为父、为玉、为金、为寒、为冰、为大赤、为良马、为老马、为瘠马、为驳马、为木果。

坤为地、为母、为布、为釜、为吝啬、为均、为子母牛、为大舆、为文、为众、为柄、其于地也为黑。

震为雷、为龙、为玄黄、为敷、为大涂、为长子、为决躁、为苍筤(láng)竹、为萑(huán)苇。其于马也，为善鸣、为馵足、为作足，为的颡(sǎng)。其于稼也，为反生。其究为健，为蕃鲜。

巽为木、为风、为长女、为绳直、为工、为白、为长、为高、为进退、为不果、为臭。其于人也，为寡发、为广颡、为多白眼、为近利市三倍。其究为躁卦。

坎为水、为沟渎、为隐伏、为矫輮、为弓轮。其于人也，为加忧、为心病、为耳痛、为血卦、为赤。其于马也，为美脊、为亟心、为下首、为薄蹄、为曳。其于舆也，为多眚(shěng)。为通、为月、为盗。其于木也，为坚多心。

离为火、为日、为电、为中女、为甲胄、为戈兵。其于人也，为大腹，为乾卦。为鳖、为蟹、为蠃(luǒ)、为蚌、为龟。其于木也，为科上槁。

艮为山、为径路、为小石、为门阙、为果蓏(guǒ)、为阍(hūn)寺、为指、为狗、为鼠、为黔喙之属。其于木也，为坚多节。

兑为泽、为少女、为巫、为口舌、为毁折、为附决。其于地也，为刚卤。为妾、为羊。

《易经·序卦传》

有天地，然后万物生焉。盈天地之间者，唯万物，故受之以屯；屯者盈也，屯者物之始生也。物生必蒙，故受之以蒙；蒙者蒙也，物之稚也。物稚不可不养也，故受之以需；需者饮食之道也。饮食必有讼，故受之以讼。讼必有众起，故受之以师；师者众也。众必有所比，故受之以比；比者比也。比必有所畜，故受之以小畜。物畜然后有礼，故受之以履。履而泰，然后安，故受之以泰；泰者通也。物不可以终通，故受之以否。物不可以终否，故受之以同人。与人同者，物必归焉，故受之以大有。有大者不可以盈，故受之以谦。有大而能谦，必豫，故受之以豫。豫必有随，故受之以随。以喜随人者，必有事，故受之以蛊；蛊者事也。有事而后可大，故受之以临；临者大也。物大然后可观，故受之以观。可观而后有所合，故受之以噬嗑；嗑者合也。物不可以苟合而已，故受之以贲；贲者饰也。致饰然后亨，则尽矣，故受之以剥；剥者剥也。物不可以终尽，剥穷上反下，故受之以复。复则不妄矣，故受之以无妄。有无妄然后可畜，故受之以大畜。物畜然后可养，故受之以颐；颐者养也。不养则不可动，故受之以大过。物不可以终过，故受之以坎；坎者陷也。陷必有所丽，故受之以离；离者丽也。

　　有天地，然后有万物；有万物，然后有男女；有男女，然后有夫妇；有夫妇，然后有父子；有父子然后有君臣；有君臣，然后有上下；有上下，然后礼仪有所错。夫妇之道，不可以不久也，故受之以恒；恒者久也。物不可以久居其所，故受之以遁。遁者退也。物不可终遁，故受之以大壮。物不可以终壮，故受之以晋；晋者进也。进必有所伤，故受之以明夷；夷者伤也。伤于外者，必反其家，故受之以家人。家道穷必乖，故受之以睽；睽者乖也。乖必有难，故受之以蹇；蹇者难也。物不可终难，故受之以解；解者缓也。缓必有所失，故受之以损；损而不已，必益，故受之以益。益而不已，必决，故受之以夬。夬者决也。决必有所遇，故受之以姤；姤者遇也。物相遇而后聚，故受之以萃；萃者聚也。聚而上者，谓之升，故受之以升。升而不已，必困，故受之以困。困乎上者，必反下，故受之以井。井道不可不革，故受之以革。革物者莫若鼎，故受之以鼎。主器者莫若长子，故受之以震；震者动也。物不可以终动，止之，故受之以艮；艮者止也。物不可以终止，故受之以渐；渐者进也。进必有所归，故受之以归妹。得其所归者必大，故受之以丰；丰者大也。穷大者必失其居，故受之以旅。旅而无所容，故受之以巽；巽者入也。入而后说之，故受之以兑；兑者说也。说而后散之，故受之以涣；涣者离也。物不可以终离，故受之以节。节而信之，故受之以中孚。有其信者，必行之，故受之以小过。有过物者，必济，故受之既济。物不可穷也，故受之以未济终焉。

《易经·杂卦传》

乾刚，坤柔，比乐，师忧。临、观之义，或与或求。屯见而不失其居。蒙杂而著。震起也，艮止也；损益盛衰之始也。大畜时也。无妄灾也。萃聚，而升不来也。谦轻，而豫怠也。噬嗑食也，贲无色也。兑见，而巽伏也。随无故也，蛊则饬也。剥烂也，复反也。晋昼也，明夷诛也。井通，而困相遇也。咸速也，恒久也。涣离也，节止也；解缓也，蹇难也；睽外也，家人内也；否泰反其类也。大壮则止，遁则退也。大有众也，同人亲也；革去故也，鼎取新也；小过过也，中孚信也；丰多故，亲寡旅也。离上，而坎下也。小畜寡也，履不处也。需不进也，讼不亲也。大过颠也。姤遇也，柔遇刚也。渐女归，待男行也。颐养正也，既济定也。归妹女之终也。未济男之穷也。夬，决也，刚决柔也，君子道长，小人道忧也。

中篇　传统文化篇

俗话说，识文断字，乃可学医；穷理通辩，乃可学医。所以秀才学医，如笼中抓鸡，为什么呢？因为他们具有深厚的传统国学基础。

老师常说，现在的中医生不好培养，以前培养还容易些，现在不容易，是因为国学传统文化这一板块缺失得太多。像阴阳五行，生克制化，他们一听就茫然了。如果有了一定国学基础再学中医，事通理易融，你再给他讲阴阳升降，他很快就明白了。学起中医来，就轻松很多。

学生们问，传统国学文化这么广泛，医学里的经典都读不过来，怎么有精力再学更多的东西呢？老师说，学医不在于学多少，在于有没有学到本源。文化都有一个传承，传承就有一个本源。你看古代的张景岳、喻嘉言、徐灵胎、黄元御、叶天士他们，没有哪一个不是饱学的秀才，文字理韵俱通，甚至还有的是以状元之才来学医，他们进入医门，自身有顽疾，自己多读书，自己就治好自己的病了。

所以还是要把传统文化提出来，有这个作为根基，以后学什么都容易。不然的话，你刚开始就学《内经》《伤寒》，连文字这一关都有障碍，何况里面的义理和古人的思维模式呢。之所以不能由衷地带着喜悦感去学习，是因为国学根基薄弱。这样的话，刚学时虽然雄心勃勃，激情万丈，但越学就越觉得困难重重，瓶颈多多。文是基础医是楼，就像地基没打好的楼房，当盖到一定程度时，就盖不下去了，乃至最后半途而废。

> 文是基础医是楼，根基需要打坚牢。
>
> 今朝功夫下不少，他日盖楼自然高。

四　书

◎论语（节选）

学而第一

子曰："学而时习之，不亦说乎？有朋自远方来，不亦乐乎？人不知而不愠^{yǔn}，不亦君子乎？"

子曰："巧言令色，鲜矣仁！"

曾子曰："吾日三省吾身，为人谋而不忠乎？与朋友交而不信乎？传不习乎？"

子曰："君子食无求饱，居无求安，敏于事而慎于言，就有道而正焉，可谓好学也已。"

子贡曰："贫而无谄，富而无骄，何如？"子曰："可也。未若贫而乐，富而好礼者也。"

子贡曰："诗云：'如切如磋，如琢如磨。'其斯之谓与？"

子曰："不患人之不己知，患不知人也。"

为政第二

子曰："诗三百，一言以蔽之，曰：'思无邪'。"

子曰："吾十有五而志于学，三十而立，四十而不惑，五十而知天命，六十而耳顺，七十而从心所欲，不逾矩。"

子曰："温故而知新，可以为师矣。"

子曰："学而不思则罔，思而不学则殆。"

八佾第三

孔子谓季氏，"八佾舞于庭，是可忍也，孰不可忍也？"

子夏问曰："巧笑倩兮，美目盼兮，素以为绚兮。何谓也？"

子曰："《关雎》，乐而不淫，哀而不伤。"

里仁第四

子曰："朝闻道，夕死可矣！"

子曰："君子喻于义，小人喻于利。"

子曰："见贤思齐焉；见不贤而内自省也。"

子曰："父母在，不远游，游必有方。"

子曰："德不孤，必有邻。"

公冶长第五

宰予昼寝。子曰："朽木不可雕也，粪土之墙不可杇也。于予与何诛？"子曰："始吾于人也，听其言而信其行；今吾于人也，听其言而观其行。于予与改是。"

子贡问曰："孔文子何以谓之'文'也？"子曰："敏而好学，不耻下问，是以谓之'文'也。"

季文子三思而后行。子闻之，曰："再，斯可矣。"

颜渊、季路侍。子曰："盍各言尔志？"子路曰："愿车马衣轻裘，与朋友共，敝之而无憾。"颜渊曰："愿无伐善，无施劳。"子路曰："愿闻子之志。"子曰："老者安之，朋友信之，少者怀之。"

雍也第六

子曰："贤哉，回也！一箪^{dān}食，一瓢饮，在陋巷，人不堪其忧，回也不改其乐。贤哉，回也！"

子曰："质胜文则野，文胜质则史。文质彬彬，然后君子。"

子曰："知之者不如好之者；好之者不如乐之者。"

子曰："知者乐水，仁者乐山。知者动，仁者静。知者乐，仁者寿。"

述而第七

子曰："默而识之，学而不厌，诲人不倦，何有于我哉？"

子曰："不愤不启，不悱^{fěi}不发。举一隅不以三隅反，则不复也。"

子在齐闻《韶》，三月不知肉味，曰："不图为乐之至于斯也。"

子曰："饭疏食、饮水，曲肱而枕之，乐亦在其中矣。不义而富且贵，于我如浮云。"

叶公问孔子于子路，子路不对。子曰："女奚不曰，其为人也，发愤忘食，乐以忘忧，不知老之将至云尔。"

子曰："我非生而知之者，好古，敏以求之者也。"

子曰："三人行，必有我师焉。择其善者而从之，其不善者而改之。"

子钓而不纲，弋不射宿。

子曰："仁远乎哉？我欲仁，斯仁至矣。"

子曰："君子坦荡荡，小人长戚戚。"

泰伯第八

曾子有疾，孟敬子问之。曾子言曰："鸟之将死，其鸣也哀；人之将死，其言也善。"

曾子曰："士，不可以不弘毅，任重而道远。仁以为己任，不亦重乎。死而后已，不亦远乎？"

子曰："民可使由之，不可使知之。"

子曰："不在其位，不谋其政。"

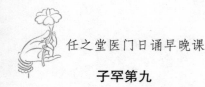

子罕第九

子曰："凤鸟不至，河不出图，吾已矣夫！"

颜渊喟然叹曰："仰之弥高，钻之弥坚，瞻之在前，忽焉在后。夫子循循然善诱人！"

子欲居九夷。或曰："陋，如之何？"子曰："君子居之，何陋之有？"

子在川上曰："逝者如斯夫！不舍昼夜。"

子曰："吾未见好德如好色者也。"

子曰："譬如为山，未成一篑^{kui}；止，吾止也！譬如平地，虽覆一篑，进，吾往也！"

子曰："后生可畏，焉知来者之不如今也？四十、五十而无闻焉，斯亦不足畏也已！"

子曰："三军可夺帅也，匹夫不可夺志也。"

子曰："岁寒，然后知松柏之后凋也。"

子曰："知者不惑，仁者不忧，勇者不惧。"

先进第十一

季路问事鬼神。子曰："未能事人，焉能事鬼？"曰："敢问死？"曰："未知生，焉知死？"

颜渊第十二

颜渊曰："请问其目。"子曰："非礼勿视，非礼勿听，非礼勿言，非礼勿动。"

司马牛忧曰："人皆有兄弟，我独亡！"子夏曰："商闻之矣：'死生有命，富贵在天'。君子敬而无失，与人恭而有礼；四海之内，皆兄弟也。君子何患乎无兄弟也？"

齐景公问政于孔子，孔子对曰："君君，臣臣，父父，子子。"公曰："善哉！信如君不君，臣不臣，父不父，子不子，虽有粟，吾得而食诸？"

子曰："君子成人之美，不成人之恶；小人反是。"

子路第十三

子曰："其身正，不令而行；其身不正，虽令不从。"

叶公问政。子曰："近者说，远者来。"

子曰："无欲速，无见小利。欲速则不达，见小利则大事不成。"

子曰："君子和而不同，小人同而不和。"

子曰："君子泰而不骄，小人骄而不泰。"

宪问第十四

子曰："贫而无怨难，富而无骄易。"

子曰："君子上达，小人下达。"

子曰："古之学者为己；今之学者为人。"

子曰："不患人之不己知，患其不能也。"

卫灵公第十五

子贡问为仁。子曰："工欲善其事，必先利其器。居是邦也，事其大夫之贤者，友其士之仁者。"

子曰："人无远虑，必有近忧。"

子曰："君子求诸己，小人求诸人。"

子曰："君子矜而不争，群而不党。"

子曰："君子不以言举人，不以人废言。"

子贡问曰："有一言而可以终身行之者乎？"子曰："其恕乎！己所不欲，勿施于人。"

子曰："巧言乱德。小不忍则乱大谋。"

子曰："吾尝终日不食，终夜不寝，以思，无益，不如学也。"

子曰："有教无类。"

子曰："道不同，不相为谋。"

子曰："辞达而已矣！"

季氏第十六

鲤趋而过庭。曰："学《诗》乎？"对曰："未也。""不学《诗》，无以言！"鲤退而学《诗》。

阳货第十七

子曰："性相近也，习相远也。"

子曰："唯上知与下愚不移。"

子曰："小子！何莫学夫《诗》？《诗》：可以兴，可以观，可以群，可以怨。迩之事父，远之事君；多识于鸟兽草木之名。"

子曰："饱食终日，无所用心，难矣哉！不有博弈者乎？为之犹贤乎已！"

卫子第十八

楚狂接舆歌而过孔子曰："凤兮！凤兮！何德之衰？往者不可谏，来者犹可追。已而！已而！今之从政者殆而！"

子张第十九

子夏曰："博学而笃志，切问而近思，仁在其中矣。"

子夏曰："仕而优则学，学而优则仕。"

子贡曰："君子之过也，如日月之食焉：过也，人皆见之；更也，人皆仰之。"

◎大学（节选）

大学之道，在明明德，在亲民，在止于至善。知止而后有定，定而后能静，静而后能安，安而后能虑，虑而后能得。物有本末，事有终始，知所先后，则近道矣。

古之欲明明德于天下者，先治其国；欲治其国者，先齐其家；欲齐其家者，先修其身；欲修其身者，先正其心；欲正其心者，先诚其意；欲诚其意者，先致其知，致知在格物。物格而后知至，知至而后意诚，意诚而后心正，心正而后身修，身修而后家齐，家齐而后国治，国治而后天下平。自天子以至于庶人，壹是皆以修身为本。其本乱而末治者否矣。其所厚者薄，而其所薄者厚，未之有也！此谓知本，此谓知之至也。

所谓诚其意者，毋自欺也，如恶恶臭，如好好色，此之谓自谦。故君子必慎其独也。小人闲居为不善，无所不至，见君子而后厌然，掩其不善，而著其善。人之视己，如见其肺肝然，则何益矣。此谓诚于中形于外。故君子必慎其独也。曾子曰："十目所视，十手所指，其严乎！"富润屋，德润身，心广体胖，故君子必诚其意。

所谓修身在正其心者，身有所忿懥，则不得其正，有所恐惧，则不得其正，有所好乐，则不得其正，有所忧患，则不得其正。心不在焉，视而不见，听而不闻，食而不知其味，此谓修身在正其心。

所谓齐其家在修其身者，人之其所亲爱而辟焉，之其所贱恶而辟焉，之其所敬畏而辟焉，之其所哀矜而辟焉，之其所敖惰而辟焉，故好而知其恶，恶而知其美者，天下鲜矣。故谚有之曰："人莫之其子之恶，莫知其苗之硕。"此谓身不修不可以齐其家。

所谓治国必齐其家者，其家不可教，而能教人者，无之。故君子不出家而成教于国：孝者，所以事君也；弟者，所以事长也；慈者，所以使众也。《康诰曰》：

"如保赤子。"心诚求之，虽不中，不远矣。未有学养子而后嫁者也。一家仁，一国兴仁；一家让，一国兴让；一人贪戾，一国作乱，其机如此。此谓一言偾事，一人定国。尧舜率天下以仁，而民从之；桀纣率天下以暴，而民从之。其所令，反其所好，而民不从。是故君子有诸己而后求诸人，无诸己而后非诸人。所藏乎身不恕，而能喻诸人者，未之有也。故治国在齐其家。《诗》云："桃之夭夭，其叶蓁蓁，之子于归，宜其家人。"宜其家人，而后可以教国人。《诗》云："宜兄宜弟。"宜兄宜弟，而后可以教国人。《诗》云："其仪不忒，正是四国。"其为父子兄弟足法，而后民法之也。此谓治国在齐其家。

　　所谓平天下在治其国者，上老老而民兴孝，上长长而民兴弟，上恤孤而民不倍，是以君子有絜矩之道也。所恶于上，毋以使下；所恶于下，毋以事上；所恶于前，毋以先后；所恶于后，毋以从前；所恶于右，毋以交于左；所恶于左，毋以交于右，此之谓絜矩之道。《诗》云："乐只君子，民之父母。"民之所好好之，民之所恶恶之，此之谓民之父母。《诗》云："节彼南山，维石岩岩，赫赫师尹，民具尔瞻。"有国者不可以不慎，辟则为天下僇矣。《诗》云："殷之未丧师，克配上帝，仪监于殷，峻命不易。"道得众则得国，失众则失国。

　　是故君子先慎乎德，有德此有人，有人此有土，有土此有财，有财此有用。**德者本也，财者末也。外本内末，争民施夺，是故财聚则民散，财散则民聚。是故言悖而出者，亦悖而入；货悖而入者，亦悖而出。**《康诰》曰："唯命不于常。"道善则得之，不善则失之矣。楚书曰：**"楚国无以为宝，惟善以为宝。"**舅犯曰："亡人无以为宝，仁亲为宝。"《秦誓》曰："若有一个臣，断断兮，无他技，其心休休焉，其如有容焉。人之有技，若己有之；人之彦圣，其心好之，不啻若自其口出。实能容之，以能保我子孙黎民，尚亦有利哉！人之有技，媢疾以恶之，人之彦圣，而违之俾不通。实不能容，以不能保我子孙黎民，亦曰殆哉！"唯仁人放流之，进诸四夷，不与同中国。此谓唯仁人为能爱人，能恶人。见贤而不能举，举而不能先，命也。见不善而不能退，退而不能远，过也。好人之所恶，恶人之所好，是谓拂人之性，灾必逮夫身。是故君子有大道，必忠信以得之，骄泰以失之。

　　生财有大道，生之者众，食之者寡，为之者疾，用之者舒，则财恒足矣。仁者以财发身，不仁者以身发财。未有上好仁而下不好义者也，未有好义其事不终者也，未有府库财非其财者也。孟献子曰："畜马乘，不察于鸡豚；伐冰之家，不畜牛羊；百乘之家，不畜聚敛之臣。与其有聚敛之臣，宁有盗臣。"此谓国不以利为利，以义为利也。长国家而务财用者，必自小人矣。彼为善之，小人之使为国家，灾害并至，虽有善者，亦无如之何矣。此谓国家不以利为利，以义为利也。

◎中庸（节选）

天命之谓性，率性之谓道，修道之谓教。

道也者，不可须臾离也，可离非道也。是故君子戒慎乎其所不睹，恐惧乎其所不闻。莫见乎隐，莫显乎微。故君子慎其独也。

喜怒哀乐之未发，谓之中；发而皆中节，谓之和。中也者，天下之大本也；和也者，天下之达道也。致中和，天地位焉，万物育焉。

仲尼曰："君子中庸，小人反中庸。君子之中庸也，君子而时中。小人之中庸也，小人而无忌惮也。

子曰："中庸，其至矣乎！民鲜能久矣！"

子曰："道之不行也，我知之矣，知者过之，愚者不及也。道之不明也，我知之矣：贤者过之，不肖者不及也。人莫不饮食也，鲜能知味也。"

子曰："舜其大知也与！舜好问而好察迩言，隐恶而扬善，执其两端，用其中于民。其斯以为舜乎！"

子曰："人皆曰予知，驱而纳诸罟^{gǔ huò}擭陷阱之中，而莫之知辟也。人皆曰予知，择乎中庸，而不能期月守也。"

子曰："回之为人也，择乎中庸，得一善，则拳拳服膺而弗失之矣。"

子曰，"天下国家可均也，爵禄可辞也，白刃可蹈也，中庸不可能也。"

子路问强。子曰："南方之强与？北方之强与？抑而强与？宽柔以教，不报无道，南方之强也，君子居之。衽^{rèn}金革，死而不厌，北方之强也，而强者居之。故君子和而不流，强哉矫！中立而不倚，强哉矫！国有道，不变塞焉，强哉矫！国无道，至死不变，强哉矫！"

子曰："素隐行怪，后世有述焉，吾弗为之矣。君子遵道而行，半途而废，吾弗能已矣。君子依乎中庸，遁世不见知而不悔，唯圣者能之。"

君子之道费而隐。夫妇之愚，可以与知焉，及其至也，虽圣人亦有所不知焉。夫妇之不肖，可以能行焉，及其至也，虽圣人亦有所不能焉。天地之大也，人犹有所憾。故君子语大，天下莫能载焉；语小，天下莫能破焉。《诗》云："鸢飞戾天，鱼跃于渊。"言其上下察也。君子之道，造端乎夫妇，及其至也，察乎天地。

子曰："道不远人。人之为道而远人，不可以为道。"《诗》云：'伐柯伐柯，其则不远。'执柯以伐柯，睨而视之，犹以为远。故君子以人治人。改而止。"

　　"忠恕违道不远，施诸己而不愿，亦勿施于人。"

　　"君子之道四，丘未能一焉：所求乎子以事父，未能也；所求乎臣以事君，未能也；所求乎弟以事兄，未能也；所求乎朋友先施之，未能也。庸德之行，庸言之谨。有所不足，不敢不勉；有余不敢尽。言顾行，行顾言，君子胡不慥慥尔？"（慥zào）

　　君子素其位而行，不愿乎其外。素富贵，行乎富贵；素贫贱，行乎贫贱；素夷狄，行乎夷狄；素患难，行乎患难。君子无入而不自得焉。

　　在上位，不陵下；在下位，不援上。正己而不求于人则无怨。上不怨天，下不尤人。故君子居易以俟命，小人行险以侥幸。

　　子曰："射有似乎君子，失诸正鹄（hú），反求诸其身。"

　　君子之道，辟如行远，必自迩；辟如登高，必自卑。《诗》曰："妻子好合，如鼓瑟琴。兄弟既翕，和乐且耽。宜尔室家，乐尔妻帑（tǎng）。"子曰："父母其顺矣乎！"

　　子曰："鬼神之为德，其盛矣乎！视之而弗见，听之而弗闻，体物而不可遗。使天下之人，齐明盛服，以承祭祀。洋洋乎！如在其上，如在其左右。《诗》曰：'神之格思，不可度思，矧（shěn）可射思。'夫微之显，诚之不可掩如此夫！"

　　子曰："舜其大孝也与？德为圣人，尊为天子，富有四海之内。宗庙飨（xiǎng）之，子孙保之。故大德必得其位，必得其禄，必得其名，必得其寿。故天之生物，必因其材而笃焉。故栽者培之，倾者覆之。《诗》曰：'嘉乐君子，宪宪令德。宜民宜人，受禄于天。保佑命之，自天申之。'故大德者必受命。"

　　哀公问政。子曰："文武之政，布在方策。其人存，则其政举；其人亡，则其政息。人道敏政，地道敏树。夫政也者，蒲卢也。故为政在人，取人以身，修身以道，修道以仁。仁者，人也，亲亲为大。义者，宜也，尊贤为大。亲亲之杀，尊贤之等，礼所生也。在下位不获乎上，民不可得而治矣！故君子不可以不修身。思修身不可以不事亲，思事亲不可以不知人，思知人不可以不知天。"

　　天下之达道五，所以行之者三。曰：君臣也，父子也，夫妇也，昆弟也，朋友之交也；五者，天下之达道也。知、仁、勇三者，天下之达德也。所以行之者一也：或生而知之，或学而知之，或困而知之；及其知之一也。或安而行之，或利而行之，或勉强而行之；及其成功一也。子曰："好学近乎知，力行近乎仁，知耻近乎勇。知斯三者，则知所以修身；知所以修身，则知所以治人；知所以治人，则知所以治天下国家矣。"

凡为天下国家有九经。曰：**修身也，尊贤也，亲亲也，敬大臣也，体群臣也，子庶民也，来百工也，柔远人也，怀诸侯也。**修身则道立；尊贤则不惑；亲亲则诸父昆弟不怨；敬大臣则不眩；体群臣则士之报礼重；子庶民则百姓劝；来百工则财用足；柔远人则四方归之；怀诸侯则天下畏之。齐明盛服，非礼不动，所以修身也；去谗远色，贱货而贵德，所以劝贤也；尊其位，重其禄，同其好恶，所以劝亲亲也；官盛任使，所以劝大臣也；忠信重禄，所以劝士也；时使薄敛，所以劝百姓也；日省月试，既禀称事，所以劝百工也；送往迎来，嘉善而矜不能，所以柔远人也；继绝世，举废国，治乱持危，朝聘以时，厚往而薄来，所以怀诸侯也。凡为天下国家有九经，所以行之者一也。

凡事豫则立，不豫则废。言前定则不跲，事前定则不困，行前定则不疚，道前定则不穷。

在下位不获乎上，民不可得而治矣。获乎上有道：不信乎朋友，不获乎上矣；信乎朋友有道：不顺乎亲，不信乎朋友矣；顺乎亲有道：反诸身不诚，不顺乎亲矣；诚身有道：不明乎善，不诚乎身矣。

诚者，天之道也；诚之者，人之道也。诚者，不勉而中，不思而得，从容中道，圣人也。诚之者，择善而固执之者也。**博学之，审问之，慎思之，明辨之，笃行之。**有弗学，学之弗能弗措也；有弗问，问之弗知弗措也；有弗思，思之弗得弗措也；有弗辨，辨之弗明弗措也；有弗行，行之弗笃弗措也。人一能之，己百之；人十能之，己千之。果能此道矣，虽愚必明，虽柔必强。

自诚明，谓之性；自明诚，谓之教。诚则明矣，明则诚矣。

唯天下至诚，为能尽其性；能尽其性，则能尽人之性；能尽人之性，则能尽物之性；能尽物之性，则可以赞大地之化育；可以赞天地之化育，则可以与天地参矣。

其次致曲，曲能有诚。诚则形，形则著，著则明，明则动，动则变，变则化。唯天下至诚为能化。

至诚之道，可以前知。国家将兴，必有祯祥；国家将亡，必有妖孽。见乎蓍龟，动乎四体。祸福将至，善，必先知之；不善，必先知之。故至诚如神。

诚者，自成也；而道，自道也。诚者，物之终始，不诚无物。是故君于诚之为贵。诚者，非自成己而已也，所以成物也。成己，仁也；成物，知也。性之德也，合外内之道也，故时措之宜也。

　　故至诚无息，不息则久，久则征，征则悠远，悠远则博厚，博厚则高明。博厚，所以载物也；高明，所以覆物也；悠久，所以成物也。博厚配地，高明配天，悠久无疆。如此者，不见而章不动而变，无为而成。

　　天地之道，可一言而尽也：其为物不贰，则其生物不测。天地之道，博也，厚也，高也，明也，悠也，久也。今夫天，斯昭昭之多，及其无穷也，日月星辰系焉，万物覆焉。今夫地，一撮土之多，及其广厚，载华岳而不重，振河海而不泄，万物载焉。今夫山，一卷石之多，及其广大，草木生之，禽兽居之，宝藏兴焉。今夫水，一勺之多，及其不测，鼋鼍、蛟龙、鱼鳖生焉，货财殖焉。《诗》云："维天之命，于穆不已！"盖曰天之所以为天也。"于乎不显，文王之德之纯！"盖曰文王之所以为文也，纯亦不已。

　　大哉圣人之道！洋洋乎！发育万物，峻极于天。优优大哉！礼仪三百，威仪三千。待其人而后行。故曰苟不至德，至道不凝焉。故君子尊德性而道问学，致广大而尽精微，极高明而道中庸。温故而知新，敦厚以崇礼。是故居上不骄，为下不倍。国有道其言足以兴，国无道其默足以容。《诗》曰："既明且哲，以保其身。"其此之谓与？

　　子曰："愚而好自用，贱而好自专，生乎今之世反古之道。如此者，灾及其身者也。"非天子，不议礼，不制度，不考文。今天下车同轨，书同文，行同伦。虽有其位，苟无其德，不敢做礼乐焉，虽有其德，苟无其位，亦不敢作礼乐焉。子曰："吾说夏礼，杞不足征也；吾学殷礼，有宋存焉；吾学周礼，今用之，吾从周。"

　　天下有三重焉，其寡过矣乎！上焉者，虽善无征，无征不信，不信民弗从。下焉者，虽善不尊，不尊不信，不信民弗从。故君子之道，本诸身，征诸庶民，考诸三王而不缪，建诸天地而不悖，质诸鬼神而无疑，百世以俟圣人而不惑。

　　质诸鬼神而无疑，知天也；百世以俟圣人而下惑，知人也。是故君子动而世为天下道，行而世为天下法，言而世为天下则。远之则有望，近之则不厌。《诗》曰："在彼无恶，在此无射。庶几夙夜，以永终誉。"君子未有不如此而蚤有誉于天下者也。

　　仲尼祖述尧舜，宪章文武，上律天时，下袭水土。辟如大地之无不持载，无不覆帱，辟如四时之错行，如日月之代明。万物并育而不相害，道并行而不相悖。小德川流，大德敦化。此天地之所以为大也！

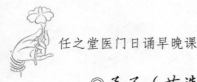

◎孟子（节选）

当今之世，舍我其谁

孟子去齐，充虞路问曰："夫子若有不豫色然。前日虞闻诸夫子曰：'君子不怨天，不尤人。'"

曰："彼一时，此一时也。五百年必有王者兴，其间必有名世者。由周而来，七百有余岁矣。以其数，则过矣；以其时考之，则可矣。夫天未欲平治天下也；如欲平治天下，当今之世，舍我其谁也？吾何为不豫哉？"

富贵不能淫，贫贱不能移

景春曰："公孙衍、张仪，岂不诚大丈夫哉！一怒而诸侯惧，安居而天下熄。"

孟子曰："是焉得为大丈夫乎？子未学礼乎？丈夫之冠也，父命之；女子之嫁也，母命之。往送之门，戒之曰：'往之女家，必敬必戒，无违夫子。'以顺为正者，妾妇之道也。居天下之广居，立天下之正位，行天下之大道；得志与民由之，不得志独行其道；富贵不能淫，贫贱不能移，威武不能屈，此之谓大丈夫。"

生于忧患，死于安乐

舜发于畎（quǎn）亩之中，傅说举于版筑之间，胶鬲举于鱼盐之中，管夷吾举于士，孙叔敖举于海，百里奚举于市。故天将降大任于是人也，必先苦其心志，劳其筋骨，饿其体肤，空乏其身，行拂乱其所为，所以动心忍性，曾益其所不能。人恒过，然后能改。困于心，衡于虑，而后作；征于色，发于声，而后喻。入则无法家拂士，出则无敌国外患者，国恒亡。然后知生于忧患，而死于安乐也。

得道者多助，失道者寡助

孟子曰："天时不如地利，地利不如人和，三里之城，七里之郭，环而攻之而不胜。夫环而攻之，必有得天时者矣，然而不胜者，是天时不如地利也。城非不高也，池非不深也，兵革非不坚利也，米粟非不多也，委而去之，是地利不如人和也。故曰，域民不以封疆之界，固国不以山溪之险，威天下不以兵革之利。得道者多助，失道者寡助。寡助之至，亲戚畔之。多助之至，天下顺之。以天下之所顺，攻亲戚之所畔，故君子有不战，战必胜矣。"

弈秋

孟子曰："无或乎王之不智也。虽有天下易生之物也，一日暴之，十日寒之，未有能生者也。吾见亦罕矣，吾退而寒之者至矣，吾如有萌焉何哉？今夫弈之为数，小数也；不专心致志，则不得也。弈秋，通国之善弈者也。使弈秋诲二人弈，其一人专心致志，惟弈秋之为听；一人虽听之，一心以为有鸿鹄将至，思援弓缴而射之。虽与之俱学，弗若之矣。为是其智弗若与？曰：非然也。"

孟子见梁襄王

孟子见梁襄王。出，语人曰：望之不似人君，就之而不见所畏焉。卒然问曰：天下恶乎定？吾对曰：定于一。孰能一之？对曰：不嗜杀人者能一之。孰能与之？对曰：天下莫不与也。王知夫苗乎？七八月之间旱，则苗槁矣。天油然作云，沛然下雨，则苗浡然兴之矣！其若是，孰能御之？今夫天下之人牧，未有不嗜杀人者也。如有不嗜杀人者，则天下之民皆引领而望之矣。诚如是也，民归之，由水之就下，沛然谁能御之？

庄　子

逍遥游

北冥有鱼，其名为鲲。鲲之大，不知其几千里也。化而为鸟，其名为鹏。鹏之背，不知其几千里也。怒而飞，其翼若垂天之云。是鸟也，海运则将徙于南冥。南冥者，天池也。《齐谐》者，志怪者也。《谐》之言曰："鹏之徙于南冥也，水击三千里，抟扶摇而上者九万里，去以六月息者也。"野马也，尘埃也，生物之以息相吹也。天之苍苍，其正色邪？其远而无所至极邪？其视下也，亦若是则已矣。**且夫水之积也不厚，则其负大舟也无力。**覆杯水于坳堂之上，则芥为之舟；置杯焉则胶，水浅而舟大也。**风之积也不厚，则其负大翼也无力。**故九万里，则风斯在下矣，而后乃今培风；背负青天而莫之夭阏者，而后乃今将图南。

蜩与学鸠笑之曰："我决起而飞，抢榆枋（fāng）而止，时则不至，而控于地而已矣，奚以之九万里而南为？"**适莽苍者，三餐而反，腹犹果然；适百里者，宿舂粮，适千里者，三月聚粮。**之二虫又何知？

小知不及大知，小年不及大年。奚以知其然也？朝菌不知晦朔，蟪蛄（huì）不知春秋，此小年也。楚之南有冥灵者，以五百岁为春，五百岁为秋。上占有大椿者，以八千岁为春，八千岁为秋。而彭祖乃今以久特闻，众人匹之。不亦悲乎！

汤之问棘也是已："穷发之北有冥海者，天池也。有鱼焉，其广数千里，未有知其修者，其名为鲲。有鸟焉，其名为鹏。背若泰山，翼若垂天之云。抟扶摇羊角而上者九万里，绝云气，负青天，然后图南，且适南冥也。斥鴳笑之曰：'彼且奚适也？我腾跃而上，不过数仞而下，翱翔蓬蒿之间，此亦飞之至也。而彼且奚适也？'"此小大之辩也。

　　故夫知效一官，行比一乡，德合一君而征一国者，其自视也，亦若此矣。而宋荣子犹然笑之。且举世而誉之而不加劝，举世而非之而不加沮，定乎内外之分，辩乎荣辱之境，斯已矣。彼其于世，未数数然也。虽然，犹有未树也。夫列子御风而行，泠然善也。旬有五日而后反。彼于致福者，未数数然也。此虽免乎行，犹有所待者也。若夫乘天地之正，而御六气之辩，以游无穷者，彼且恶乎待哉？故曰：至人无己，神人无功，圣人无名。

养生主

吾生也有涯，而知也无涯。以有涯随无涯，殆已！已而为知者，殆而已矣！为善无近名，为恶无近刑。缘督以为经，可以保身，可以全生，可以养亲，可以尽年。

　　庖丁为文惠君解牛，手之所触，肩之所倚，足之所履，膝之所踦，砉然向然，奏刀騞然，莫不中音，合于《桑林》之舞，乃中《经首》之会。

　　文惠君曰："嘻！善哉！技盖至此乎？"庖丁释刀对曰："臣之所好者道也，进乎技矣。始臣之解牛之时，所见无非牛者。三年之后，未尝见全牛也。方今之时，臣以神遇而不以目视，官知止而神欲行。依乎天理，批大郤，导大窾，因其固然。技经肯綮之未尝，而况大軱乎？良庖岁更刀，割也；族庖月更刀，折也。今臣之刀十九年矣，所解数千牛矣，而刀刃若新发于硎。**彼节者有间，而刀刃者无厚。以无厚入有间，恢恢乎其于游刃必有余地矣**，是以十九年而刀刃若新发于硎。虽然，每至于族，吾见其难为，怵然为戒，视为止，行为迟，动刀甚微，謋然已解，土委地，提刀而立，为之四顾，为之踌躇满志，善刀而藏之。"文惠君曰："善哉！吾闻庖丁之言，得养生焉。"

　　公文轩见右师而惊曰："是何人也？恶乎介也？天与，其人与？"曰："天也，非人也。天之生是使独也，人之貌有与也。以是知其天也，非人也"。泽雉十步一啄，百步一饮，不蕲畜乎樊中。**神虽王，不善也。**

　　老聃死，秦失吊之，三号而出。弟子曰："非夫子之友邪？"曰："然"。"然则吊焉若此，可乎？"曰："然。始也吾以为其人也，而今非也。向吾入而吊焉，有老者哭之，如哭其子；少者哭之，如哭其母。彼其所以会之，必有不蕲言而言，不蕲哭而哭者。是遁天倍情，忘其所受，古者谓之遁天之刑。适来，夫子时也；

适去，夫子顺也。安时而处顺，哀乐不能入也，古者谓是帝之县解。"

指穷于为薪，火传也，不知其尽也。

知鱼之乐

庄子与惠子游于濠梁之上。庄子曰："儵^{shū}鱼出游从容，是鱼之乐也。"惠子曰："子非鱼，安知鱼之乐？"庄子曰："子非我，安知我不知鱼之乐？"惠子曰："我非子，固不知子矣；子固非鱼也，子之不知鱼之乐全矣。"庄子曰："请循其本。子曰'汝安知鱼乐'云者，既已知吾知之而问我，我知之濠上也。"

孙子兵法

春秋·孙武

始计第一

孙子曰：兵者，国之大事，死生之地，存亡之道，不可不察也。故经之以五事，校之以计，而索其情：一曰道，二曰天，三曰地，四曰将，五曰法。道者，令民与上同意也，故可与之死，可与之生，而民不畏危；天者，阴阳、寒暑、时制也；地者，远近、险易、广狭、死生也；将者，智、信、仁、勇、严也；法者，曲制、官道、主用也。凡此五者，将莫不闻，知之者胜，不知之者不胜。故校之以计，而索其情，曰：主孰有道？将孰有能？天地孰得？法令孰行？兵众孰强？士卒孰练？赏罚孰明？吾以此知胜负矣。将听吾计，用之必胜，留之；将不听吾计，用之必败，去之。计利以听，乃为之势，以佐其外。势者，因利而制权也。兵者，诡道也。故能而示之不能，用而示之不用，近而示之远，远而示之近。利而诱之，乱而取之，实而备之，强而避之，怒而挠之，卑而骄之，佚而劳之，亲而离之，攻其无备，出其不意。此兵家之胜，不可先传也。夫未战而庙算胜者，得算多也；未战而庙算不胜者，得算少也。多算胜，少算不胜，而况于无算乎！吾以此观之，胜负见矣。

作战第二

孙子曰：凡用兵之法，驰车千驷，革车千乘^{shéng}，带甲十万，千里馈粮。则内外之费，宾客之用，胶漆之材，车甲之奉，日费千金，然后十万之师举矣。其用战也胜，久则钝兵挫锐，攻城则力屈，久暴师则国用不足。夫钝兵挫锐，屈力殚货，则诸侯乘其弊而起，虽有智者不能善其后矣。故兵闻拙速，未睹巧之久也。

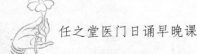

夫兵久而国利者，未之有也。故不尽知用兵之害者，则不能尽知用兵之利也。

善用兵者，役不再籍，粮不三载；取用于国，因粮于敌，故军食可足也。国之贫于师者远输，远输则百姓贫；近师者贵卖，贵卖则百姓财竭，财竭则急于丘役。力屈中原、内虚于家。百姓之费，十去其七；公家之费，破车罢马，甲胄矢弓，戟盾矛橹，丘牛大车，十去其六。故智将务食于敌，食敌一钟，当吾二十钟；萁杆一石，当吾二十石。故杀敌者，怒也；取敌之利者，货也。故车战，得车十乘以上，赏其先得者而更其旌旗。车杂而乘之，卒善而养之，是谓胜敌而益强。故兵贵胜，不贵久。故知兵之将，生民之司命。国家安危之主也。

谋攻第三

孙子曰：夫用兵之法，全国为上，破国次之；全军为上，破军次之；全旅为上，破旅次之；全卒为上，破卒次之；全伍为上，破伍次之。

是故百战百胜，非善之善者也；不战而屈人之兵，善之善者也。故上兵伐谋，其次伐交，其次伐兵，其下攻城。攻城之法为不得已。修橹轒辒，具器械，三月而后成；距堙，又三月而后已。将不胜其忿而蚁附之，杀士卒三分之一，而城不拔者，此攻之灾也。故善用兵者，屈人之兵而非战也，拔人之城而非攻也，毁人之国而非久也，必以全争于天下，故兵不顿而利可全，此谋攻之法也。

故用兵之法，十则围之，五则攻之，倍则分之，敌则能战之，少则能逃之，不若则能避之。故小敌之坚，大敌之擒也。夫将者，国之辅也。辅周则国必强，辅隙则国必弱。故君之所以患于军者三：不知军之不可以进而谓之进，不知军之不可以退而谓之退，是谓縻军；不知三军之事而同三军之政，则军士惑矣；不知三军之权而同三军之任，则军士疑矣。三军既惑且疑，则诸侯之难至矣，是谓乱军引胜。

故知胜有五：知可以战与不可以战者胜，识众寡之用者胜，上下同欲者胜，以虞待不虞者胜，将能而君不御者胜。此五者，知胜之道也。故曰：知己知彼，百战不殆；不知彼而知己，一胜一负；不知彼不知己，每战必败。

军形第四

孙子曰：昔之善战者，先为不可胜，以待敌之可胜。不可胜在己，可胜在敌。故善战者，能为不可胜，不能使敌之必可胜。故曰：胜可知，而不可为。不可胜者，守也；可胜者，攻也。守则不足，攻则有余。**善守者藏于九地之下，善攻者动于九天之上，故能自保而全胜也。**见胜不过众人之所知，非善之善者也；战胜而天下曰善，非善之善者也。故举秋毫不为多力，见日月不为明目，闻雷霆不为聪耳。古之所谓善战者，胜于易胜者也。故善战者之胜也，无智名，无勇功，故其战胜不忒。不忒者，其所措胜，胜已败者也。故善战者，立于不败之地，而不失敌之败也。是故胜兵先胜而后求战，败兵先战而后求胜。善用兵者，修道而保法，故能为胜败之政。兵法：一曰度，二曰量，三曰数，四曰称，五曰胜。地生度，度生量，量生数，数生称，称生胜。故胜兵若以镒称铢，败兵若以铢称镒。胜者之战民也，若决积水于千仞之溪者，形也。

兵势第五

孙子曰：凡治众如治寡，分数是也；斗众如斗寡，形名是也；三军之众，可使必受敌而无败者，奇正是也；兵之所加，如以碫投卵者，虚实是也。**凡战者，以正合，以奇胜。故善出奇者，无穷如天地，不竭如江河。**终而复始，日月是也。死而复生，四时是也。声不过五，五声之变，不可胜听也；色不过五，五色之变，不可胜观也；味不过五，五味之变，不可胜尝也；战势不过奇正，奇正之变，不可胜穷也。奇正相生，如循环之无端，孰能穷之哉！激水之疾，至于漂石者，势也；鸷鸟之疾，至于毁折者，节也。是故善战者，其势险，其节短。势如扩弩，节如发机。纷纷纭纭，斗乱而不可乱；浑浑沌沌，形圆而不可败。乱生于治，怯生于勇，弱生于强。治乱，数也；勇怯，势也；强弱，形也。故善动敌者，形之，敌必从之；予之，敌必取之；以利动之，以卒待之。故善战者，求之于势，不责于人，故能择人而任势。任势者，其战人也，如转木石。木石之性，安则静，危则动，方则止，圆则行。**故善战人之势，如转圆石于千仞之山者，势也。**

虚实第六

孙子曰：凡先处战地而待敌者佚，后处战地而趋战者劳。故善战者，致人而不致于人。能使敌人自至者，利之也；能使敌人不得至者，害之也。故敌佚能劳之，饱能饥之，安能动之。出其所必趋，趋其所不意。行千里而不劳者，行于无人之地也。攻而必取者，攻其所不守也。守而必固者，守其所必攻也。故善攻者，敌不知其所守；善守者，敌不知其所攻。微乎微乎，至于无形；神乎神乎，至于无声，故能为敌之司命。进而不可御者，冲其虚也；退而不可追者，速而不可及也。故我欲战，敌虽高垒深沟，不得不与我战者，攻其所必救；我不欲战，虽划地而守之，敌不得与我战者，乖其所之也。故形人而我无形，则我专而敌分。我专为一，敌分为十，是以十攻其一也。则我众敌寡，能以众击寡者，则吾之所与战者约矣。吾所与战之地不可知，不可知则敌所备者多，敌所备者多，则吾所与战者寡矣。故备前则后寡，备后则前寡，备左则右寡，备右则左寡，无所不备，则无所不寡。寡者，备人者也；众者，使人备己者也。故知战之地，知战之日，则可千里而会战。不知战之地，不知战日，则左不能救右，右不能救左，前不能救后，后不能救前，而况远者数十里，近者数里乎！以吾度之，越人之兵虽多，亦奚益于胜败哉！故曰：胜可为也。敌虽众，可使无斗。故策之而知得失之计，候之而知动静之理，形之而知死生之地，角之而知有余不足之处。故形兵之极，至于无形。无形则深间不能窥，智者不能谋。因形而措胜于众，众不能知。人皆知我所以胜之形，而莫知吾所以制胜之形。故其战胜不复，而应形于无穷。**夫兵形象水，水之形避高而趋下，兵之形避实而击虚。水因地而制流，兵因敌而制胜。故兵无常势，水无常形。能因敌变化而取胜者，谓之神。**故五行无常胜，四时无常位，日有短长，月有死生。

军争第七

孙子曰：凡用兵之法，将受命于君，合军聚众，交和而舍，莫难于军争。军争之难者，以迂为直，以患为利。故迂其途，而诱之以利，后人发，先人至，此知迂直之计者也。故军争为利，军争为危。举军而争利则不及，委军而争利则辎重捐。是故卷甲而趋，日夜不处，倍道兼行，百里而争利，则擒三将军，劲者先，疲者后，其法十一而至；五十里而争利，则蹶上将军，其法半至；三十里而争利，则三分之二至。是故军无辎重则亡，无粮食则亡，无委积则亡。故不知诸侯之谋者，不能豫交；不知山林、险阻、沮泽之形者，不能行军；不用乡导者，不能得地利。故兵以诈立，以利动，以分和为变者也。故其疾如风，其徐如林，侵掠如火，不动如山，难知如阴，动如雷震。掠乡分众，廓地分利，悬权而动。先知迂直之计者胜，此军争之法也。《军政》曰："言不相闻，故为之金鼓；视不相见，故为之旌旗。"夫金鼓旌旗者，所以一民之耳目也。民既专一，则勇者不得独进，怯者不得独退，此用众之法也。故夜战多金鼓，昼战多旌旗，所以变人之耳目也。三军可夺气，将军可夺心。**是故朝气锐，昼气惰，暮气归。善用兵者，避其锐气，击其惰归，此治气者也。**以治待乱，以静待哗，此治心者也。以近待远，以逸待劳，以饱待饥，此治力者也。无邀正正之旗，无击堂堂之阵，此治变者也。故用兵之法，高陵勿向，背丘勿逆，佯北勿从，锐卒勿攻，饵兵勿食，归师勿遏，围师遗阙，穷寇勿迫，此用兵之法也。

九变第八

孙子曰：凡用兵之法，将受命于君，合军聚众。圮地无舍，衢地合交，绝地无留，围地则谋，死地则战，途有所不由，军有所不击，城有所不攻，地有所不争，君命有所不受。故将通于九变之利者，知用兵矣；将不通九变之利，虽知地形，不能得地之利矣；治兵不知九变之术，虽知五利，不能得人之用矣。**是故智者之虑，必杂于利害，杂于利而务可信也，杂于害而患可解也。**是故屈诸侯者以害，役诸侯者以业，趋诸侯者以利。故用兵之法，无恃其不来，恃吾有以待之；无恃其不攻，恃吾有所不可攻也。故将有五危，必死可杀，必生可虏，忿速可侮，廉洁可辱，爱民可烦。凡此五者，将之过也，用兵之灾也。覆军杀将，必以五危，不可不察也。

行军第九

孙子曰：凡处军相敌，绝山依谷，视生处高，战隆无登，此处山之军也。绝水必远水，客绝水而来，勿迎之于水内，令半渡而击之利，欲战者，无附于水而迎客，视生处高，无迎水流，此处水上之军也。绝斥泽，唯亟去无留，若交军于斥泽之中，必依水草而背众树，此处斥泽之军也。平陆处易，右背高，前死后生，此处平陆之军也。凡此四军之利，黄帝之所以胜四帝也。凡军好高而恶下，贵阳而贱阴，养生而处实，军无百疾，是谓必胜。丘陵堤防，必处其阳而右背之，此兵之利，地之助也。上雨水沫至，欲涉者，待其定也。凡地有绝涧、天井、天牢、天罗、天陷、天隙，必亟去之，勿近也。吾远之，敌近之；吾迎之，敌背之。军旁有险阻、潢井、蒹葭、小林、蘙荟者，必谨覆索之，此伏奸之所处也。敌近而静者，恃其险也；远而挑战者，欲人之进也；其所居易者，利也；众树动者，来也；众草多障者，疑也；鸟起者，伏也；兽骇者，覆也；尘高而锐者，车来也；卑而广者，徒来也；散而条达者，樵采也；少而往来者，营军也；辞卑而备益者，进也；辞强而进驱者，退也；轻车先出居其侧者，阵也；无约而请和者，谋也；奔走而陈兵者，期也；半进半退者，诱也；杖而立者，饥也；汲而先饮者，渴也；见利而不进者，劳也；鸟集者，虚也；夜呼者，恐也；军扰者，将不重也；旌旗动者，乱也；吏怒者，倦也；杀马肉食者，军无粮也；悬瓿不返其舍者，穷寇也；谆谆翕翕，徐与人言者，失众也；数赏者，窘也；数罚者，困也；先暴而后畏其众者，不精之至也；来委谢者，欲休息也。兵怒而相迎，久而不合，又不相去，必谨察之。兵非贵益多也，惟无武进，足以并力、料敌、取人而已。夫惟无虑而易敌者，必擒于人。卒未亲附而罚之，则不服，不服则难用。卒已亲附而罚不行，则不可用。故令之以文，齐之以武，是谓必取。令素行以教其民，则民服；令素不行以教其民，则民不服。令素行者，与众相得也。

地形第十

孙子曰：地形有通者、有挂者、有支者、有隘者、有险者、有远者。我可以往，彼可以来，曰通。通形者，先居高阳，利粮道，以战则利。可以往，难以返，曰挂。挂形者，敌无备，出而胜之，敌若有备，出而不胜，难以返，不利。我出而不利，彼出而不利，曰支。支形者，敌虽利我，我无出也，引而去之，令敌半出而击之利。隘形者，我先居之，必盈以待敌。若敌先居之，盈而勿从，不盈而从之。险形者，我先居之，必居高阳以待敌；若敌先居之，引而去之，勿从也。远形者，势均难以挑战，战而不利。凡此六者，地之道也，将之至任，不可不察也。凡兵有走者、有驰者、有陷者、有崩者、有乱者、有北者。凡此六者，非天地之灾，将之过也。夫势均，以一击十，曰走；卒强吏弱，曰驰；吏强卒弱，曰陷；大吏怒而不服，遇敌怼而自战，将不知其能，曰崩；将弱不严，教道不明，吏卒无常，陈兵纵横，曰乱；将不能料敌，以少合众，以弱击强，兵无选锋，曰北。凡此六者，败之道也，将之至任，不可不察也。夫地形者，兵之助也。料敌制胜，计险隘远近，上将之道也。知此而用战者必胜，不知此而用战者必败。故战道必胜，主曰无战，必战可也；战道不胜，主曰必战，无战可也。故进不求名，退不避罪，唯民是保，而利于主，国之宝也。视卒如婴儿，故可以与之赴深溪；视卒如爱子，故可与之俱死。厚而不能使，爱而不能令，乱而不能治，譬若骄子，不可用也。知吾卒之可以击，而不知敌之不可击，胜之半也；知敌之可击，而不知吾卒之不可以击，胜之半也；知敌之可击，知吾卒之可以击，而不知地形之不可以战，胜之半也。故知兵者，动而不迷，举而不穷。故曰：**知彼知己，胜乃不殆；知天知地，胜乃可全。**

九地第十一

孙子曰：用兵之法，有散地，有轻地，有争地，有交地，有衢地，有重地，有圮地，有围地，有死地。诸侯自战其地者，为散地；入人之地不深者，为轻地；我得亦利，彼得亦利者，为争地；我可以往，彼可以来者，为交地；诸侯之地三属，先至而得天下众者，为衢地；入人之地深，背城邑多者，为重地；山林、险阻、沮泽，凡难行之道者，为圮地；所由入者隘，所从归者迂，彼寡可以击吾之众者，为围地；疾战则存，不疾战则亡者，为死地。是故散地则无战，轻地则无止，争地则无攻，交地则无绝，衢地则合交，重地则掠，圮地则行，围地则谋，死地则战。古之善用兵者，能使敌人前后不相及，众寡不相恃，贵贱不相救，上下不相收，卒离而不集，兵合而不齐。合于利而动，不合于利而止。敢问敌众而整将来，待之若何，曰：先夺其所爱，则听矣。兵之情主速，乘人之不及。由不虞之道，攻其所不戒也。

凡为客之道，深入则专。主人不克，掠于饶野，三军足食。谨养而勿劳，并气积力，运兵计谋，为不可测。投之无所往，死且不北。死焉不得，士人尽力。兵士甚陷则不惧，无所往则固，深入则拘，不得已则斗。是故其兵不修而戒，不求而得，不约而亲，不令而信，禁祥去疑，至死无所之。吾士无余财，非恶货也；无余命，非恶寿也。令发之日，士卒坐者涕沾襟，偃卧者涕交颐，投之无所往，诸刿^{guì}之勇也。

故善用兵者，譬如率然。率然者，常山之蛇也。击其首则尾至，击其尾则首至，击其中则首尾俱至。敢问兵可使如率然乎？曰可。夫吴人与越人相恶也，当其同舟而济而遇风，其相救也如左右手。是故方马埋轮，未足恃也；齐勇如一，政之道也；刚柔皆得，地之理也。故善用兵者，携手若使一人，不得已也。

将军之事，静以幽，正以治，能愚士卒之耳目，使之无知；易其事，革其谋，使人无识；易其居，迂其途，使民不得虑。帅与之期，如登高而去其梯；帅与之深入诸侯之地，而发其机。若驱群羊，驱而往，驱而来，莫知所之。聚三军之众，投之于险，此谓将军之事也。九地之变，屈伸之力，人情之理，不可不察也。

凡为客之道，深则专，浅则散。去国越境而师者，绝地也；四通者，衢地也；入深者，重地也；入浅者，轻地也；背固前隘者，围地也；无所往者，死地也。是故散地吾将一其志，轻地吾将使之属，争地吾将趋其后，交地吾将谨其守，交地吾将固其结，衢地吾将谨其恃，重地吾将继其食，圮地吾将进其途，围地吾将塞其阙，死地吾将示之以不活。故兵之情：围则御，不得已则斗，过则从。

是故不知诸侯之谋者，不能预交；不知山林、险阻、沮泽之形者，不能行军；不用乡导，不能得地利。四五者，一不知，非霸王之兵也。夫霸王之兵，伐大国，则其众不得聚；威加于敌，则其交不得合。是故不争天下之交，不养天下之权，信己之私，威加于敌，则其城可拔，其国可隳^{huī}。施无法之赏，悬无政之令。犯三军之众，若使一人。犯之以事，勿告以言；犯之以害，勿告以利。**投之亡地然后存，陷之死地然后生。**夫众陷于害，然后能为胜败。故为兵之事，在顺详敌之意，并敌一向，千里杀将，是谓巧能成事。是故政举之日，夷关折符，无通其使，励于廊庙之上，以诛其事。敌人开阖，必亟入之，先其所爱，微与之期，践墨随敌，以决战事。是故，始如处女，敌人开户；后如脱兔，敌不及拒。

火攻第十二

孙子曰：凡火攻有五：一曰火人，二曰火积，三曰火辎，四曰火库，五曰火队。行火必有因，烟火必素具。发火有时，起火有日。时者，天之燥也。日者，月在箕、壁、翼、轸也。凡此四宿者，风起之日也。凡火攻，必因五火之变而应之：火发于内，则早应之于外；火发而其兵静者，待而勿攻，极其火力，可从而从之，不可从则止。火可发于外，无待于内，以时发之，火发上风，无攻下风，昼风久，夜风止。凡军必知五火之变，以数守之。故以火佐攻者明，以水佐攻者强。水可以绝，不可以夺。夫战胜攻取而不惰其功者凶，命曰"费留"。故曰：**明主虑之，良将惰之，非利不动，非得不用，非危不战。主不可以怒而兴师，将不可以愠而攻战。合于利而动，不合于利而止。怒可以复喜，愠可以复悦，亡国不可以复存，死者不可以复生。故明主慎之，良将警之。此安国全军之道也。**

用间第十三

孙子曰：凡兴师十万，出征千里，百姓之费，公家之奉，日费千金，内外骚动，怠于道路，不得操事者，七十万家。相守数年，以争一日之胜，而爱爵禄百金，不知敌之情者，不仁之至也，非民之将也，非主之佐也，非胜之主也。故**明君贤将所以动而胜人，成功出于众者，先知也。先知者，不可取于鬼神，不可象于事，不可验于度，必取于人，知敌之情者也。**

故用间有五：有因间，有内间，有反间，有死间，有生间。五间俱起，莫知其道，是谓神纪，人君之宝也。因间者，因其乡人而用之；内间者，因其官人而用之；反间者，因其敌间而用之；死间者，为诳事于外，令吾闻知之而传于敌也；生间者，反报也。故三军之事，莫亲于间，赏莫厚于间，事莫密于间，非圣贤不能用间，非仁义不能使间，非微妙不能得间之实。微哉微哉！无所不用间也。间事未发而先闻者，间与所告者兼死。凡军之所欲击，城之所欲攻，人之所欲杀，必先知其守将、左右、谒^{ye}者、门者、舍人之姓名，令吾间必索知之。必索敌间之来间我者，因而利之，导而舍之，故反间可得而用也；因是而知之，故乡间、内间可得而使也；因是而知之，故死间为诳事，可使告敌；因是而知之，故生间可使如期。五间之事，主必知之，知之必在于反间，故反间不可不厚也。

昔殷之兴也，伊挚在夏；周之兴也，吕牙在殷。故明君贤将，能以上智为间者，必成大功。此兵之要，三军之所恃而动也。

大发心

◎岳阳楼记（宋·范仲淹）

庆历四年春，滕子京谪守巴陵郡。越明年，政通人和，百废具兴，乃重修岳阳楼，增其旧制，刻唐贤今人诗赋于其上。属予作文以记之。

予观夫巴陵胜状，在洞庭一湖。衔远山，吞长江，浩浩汤汤，横无际涯；朝晖夕阴，气象万千。此则岳阳楼之大观也，前人之述备矣。然则北通巫峡，南极潇湘，迁客骚人，多会于此，览物之情，得无异乎？

若夫淫雨霏霏，连月不开，阴风怒号，浊浪排空；日星隐曜，山岳潜形；商旅不行，樯倾楫摧；薄暮冥冥，虎啸猿啼。登斯楼也，则有去国怀乡，忧谗畏讥，满目萧然，感极而悲者矣。

至若春和景明，波澜不惊，上下天光，一碧万顷；沙鸥翔集，锦鳞游泳；岸芷汀兰，郁郁青青。而或长烟一空，皓月千里，浮光跃金，静影沉璧，渔歌互答，此乐何极！登斯楼也，则有心旷神怡，宠辱偕忘，把酒临风，其喜洋洋者矣。

嗟夫！予尝求古仁人之心，或异二者之为，何哉？**不以物喜，不以己悲。居庙堂之高则忧其民，处江湖之远则忧其君。**是进亦忧，退亦忧。然则何时而乐耶？其必曰"**先天下之忧而忧，后天下之乐而乐**"乎？噫！微斯人，吾谁与归？

时六年九月十五日。

◎大道之行也（汉·戴圣《礼记·礼运》）

大道之行也，天下为公，选贤与能，讲信修睦。故人不独亲其亲，不独子其子，使老有所终，壮有所用，幼有所长，鳏寡孤独废疾者皆有所养，男有分，女有归。货恶其弃于地也，不必藏于己；力恶其不出于身也，不必为己。是故谋闭而不兴，盗窃乱贼而不作，故外户而不闭，是谓大同。

◎爱莲说（宋·周敦颐）

水陆草木之花，可爱者甚蕃。晋陶渊明独爱菊。自李唐来，世人甚爱牡丹。

予独爱莲之出淤泥而不染，濯清涟而不妖，中通外直，不蔓不枝，香远益清，亭亭净植，可远观而不可亵玩焉。

予谓菊，花之隐逸者也；牡丹，花之富贵者也；莲，花之君子者也。噫！菊之爱，陶后鲜有闻。莲之爱，同予者何人？牡丹之爱，宜乎众矣！

◎ 陋室铭（唐·刘禹锡）

山不在高，有仙则名。水不在深，有龙则灵。斯是陋室，惟吾德馨。苔痕上阶绿，草色入帘青。谈笑有鸿儒，往来无白丁。可以调素琴，阅金经。无丝竹之乱耳，无案牍之劳形。南阳诸葛庐，西蜀子云亭。孔子云：何陋之有？

◎ 留侯论（宋·苏轼）

古之所谓豪杰之士者，必有过人之节，人情有所不能忍者。匹夫见辱，拔剑而起，挺身而斗，此不足为勇也。天下有大勇者，卒然临之而不惊，无故加之而不怒，此其所挟持者甚大，而其志甚远也。

夫子房受书于圯上之老人也，其事甚怪。然亦安知其非秦之世，有隐君子者出而试之。观其所以微见其意者，皆圣贤相与警戒之义。而世不察，以为鬼物，亦已过矣。且其意不在书。

当韩之亡，秦之方盛也，以刀锯鼎镬待天下之士，其平居无罪夷灭者，不可胜数。虽有贲、育，无所复施。夫持法太急者，其锋不可犯，而其势未可乘。子房不忍忿忿之心，以匹夫之力，而逞于一击之间。当此之时，子房之不死者，其间不能容发，盖亦危矣！千金之子，不死于盗贼。何哉？其身之可爱，而盗贼之不足以死也。子房以盖世之材，不为伊尹、太公之谋，而特出于荆轲、聂政之计，以侥幸于不死，此固圯上之老人所为深惜者也。是故倨傲鲜腆而深折之，彼其能有所忍也，然后可以就大事，故曰："孺子可教也。"

楚庄王伐郑，郑伯肉袒牵羊以逆。庄王曰："其君能下人，必能信用其民矣。"遂舍之。勾践之困于会稽，而归臣妾于吴者，三年而不倦。且夫有报人之志，而不能下人者，是匹夫之刚也。夫老人者，以为子房才有余，而忧其度量之不足，故深折其少年刚锐之气，使之忍小忿而就大谋。何则？非有平生之素，卒然相遇于草野之间，而命以仆妾之役，油然而不怪者，此固秦皇帝之所不能惊，而项籍之所不能怒也。

观夫高祖之所以胜，而项籍之所以败者，在能忍与不能忍之间而已矣。项籍惟不能忍，是以百战百胜，而轻用其锋。高祖忍之，养其全锋，而待其弊，此子房教之也。当淮阴破齐而欲自王，高祖发怒，见于词色。由此观之，犹有刚强不忍之气，非子房其谁全之？

太史公疑子房以为魁梧奇伟，而其状貌乃是妇人女子，不称其志气，呜呼！此其所以为子房欤？

◎ 出师表（三国·诸葛亮）

先帝创业未半而中道崩殂，今天下三分，益州疲敝，此诚危急存亡之秋也。然侍卫之臣不懈于内，忠志之士忘身于外者，盖追先帝之殊遇，欲报之于陛下也。诚宜开张圣听，以光先帝遗德，恢弘志士之气；不宜妄自菲薄，引喻失义，以塞忠谏之路也。

宫中府中，俱为一体；陟罚臧否，不宜异同。若有作奸犯科及为忠善者，宜付有司，论其刑赏，以昭陛下平明之治；不宜偏私，使内外异法也。

侍中、侍郎郭攸之、费祎、董允等，此皆良实，志虑忠纯，是以先帝简拔以遗陛下。愚以为宫中之事，事无大小，悉以咨之，然后施行，必得裨补阙漏，有所广益。

将军向宠，性行淑均，晓畅军事，试用之于昔日，先帝称之曰能，是以众议举宠为督。愚以为营中之事，悉以咨之，必能使行阵和睦，优劣得所。

亲贤臣，远小人，此先汉所以兴隆也；亲小人，远贤臣，此后汉所以倾颓也。先帝在时，每与臣论此事，未尝不叹息痛恨于桓、灵也！侍中、尚书、长史、参军，此悉贞亮死节之臣也，愿陛下亲之、信之，则汉室之隆，可计日而待也。

臣本布衣，躬耕南阳，苟全性命于乱世，不求闻达于诸侯。先帝不以臣卑鄙，猥自枉屈，三顾臣于草庐之中，咨臣以当世之事，由是感激，遂许先帝以驱驰。后值倾覆，受任于败军之际，奉命于危难之间，尔来二十有一年矣。

先帝知臣谨慎，故临崩寄臣以大事也。受命以来，夙夜忧虑，恐付托不效，以伤先帝之明；故五月渡泸，深入不毛。今南方已定，兵甲已足，当奖率三军，北定中原，庶竭驽钝，攘除奸凶，兴复汉室，还于旧都。此臣所以报先帝而忠陛下之职分也。至于斟酌损益，进尽忠言，则攸之、祎、允等之任也。

愿陛下托臣以讨贼兴复之效，不效，则治臣之罪，以告先帝之灵；若无兴德

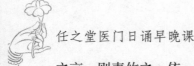
之言，则责攸之、依、允等之咎，以彰其咎。陛下亦宜自谋，以谘诹善道，察纳雅言，深追先帝遗诏。臣不胜受恩感激！

今当远离，临表涕零，不知所云。

修学精神

◎学弈（《孟子》）

孟子曰：无或乎王之不智也。虽有天下易生之物也，一日暴之，十日寒之，未有能生者也。吾见亦罕矣，吾退而寒之者至矣，吾如有萌焉何哉？**今夫弈之为数，小数也，不专心致志，则不得也。**

弈秋，通国之善弈者也。使弈秋诲二人弈，其一人专心致志，惟弈秋之为听；一人虽听之，一心以为有鸿鹄将至，思援弓缴而射之。虽与之俱学，弗若之矣。为是其智弗若与？曰：非然也。

◎邴原泣学（明·李贽《初潭集》）

邴原少孤，数岁时，过书舍而泣。师曰："童子何泣？"原曰："孤者易伤，贫者易感。夫书者，凡得学者，有亲也。一则愿其不孤，二则羡其得学，中心感伤，故泣耳。"师恻然曰："欲书可耳！"原曰："无钱资。"师曰："**童子苟有志，吾徒相教，不求资也。**"于是遂就书。一冬之间，诵《孝经》《论语》。

◎为学（清·彭端淑《白鹤堂集》）

天下事有难易乎？为之，则难者亦易矣；不为，则易者亦难矣。人之为学有难易乎？学之，则难者亦易矣；不学，则易者亦难矣。

蜀之鄙有二僧，其一贫，其一富。贫者语于富者曰："吾欲之南海，何如？"富者曰："子何恃而往？"曰："吾一瓶一钵足矣。"富者曰："吾数年来欲买舟而下，犹未能也。子何恃而往！"越明年，贫者自南海还，以告富者。富者有惭色。西蜀之去南海，不知几千里也，僧富者不能至而贫者至焉。人之立志，顾不如蜀鄙之僧哉？

◎卖油翁 （宋·欧阳修）

陈康肃公尧咨善射，当世无双，公亦以此自矜。尝射于家圃，有卖油翁释担而立，睨之，久而不去。见其发矢十中八九，但微颔之。康肃问曰："汝亦知射乎？吾射不亦精乎？"翁曰："无他，但手熟尔。"康肃忿然曰："尔安敢轻吾射！"翁曰："以我酌油知之。"乃取一葫芦置于地，以钱覆其口，徐以杓酌油沥之，自钱孔入，而钱不湿。因曰：**"我亦无他，惟手熟尔。"**康肃笑而遣之。

◎画地学书 （《宋史·欧阳修传》）

欧阳修，字永叔，庐陵人。四岁而孤，母郑，守节自誓，亲诲之学。家贫，至以荻画地学书。幼敏悟过人，读书辄成诵。及冠，嶷然有声。

修始在滁州，号醉翁，晚更号六一居士。天资刚劲，见义勇为，虽机阱在前，触发之不顾。放逐流离，至于再三，志气自若也。

◎铁杵磨针 （宋·祝穆《方舆胜览》）

磨针溪，在眉州象耳山下。世传李太白读书山中，未成，弃去。过小溪，逢老媪方磨铁杵，问之，曰："欲作针。"太白感其意，还卒业。媪自言姓武。今溪旁有武氏岩。

◎读书有三到 （宋·朱熹《训学斋规》）

大抵观书先须熟读，使其言皆若出于吾之口。继以精思，使其义皆若出于吾之心，然后可以有得尔。至于文义有疑，众说纷错，则亦虚心静虑，勿遽取舍于其间。先使一说自为一说，而随其意之所之，以验其通塞，则其尤无义理者，不待观于他说而先自屈矣。复以众说互相诘难，而求其理之所安，以考其是非，则似是而非者，亦将夺于公论而无以立矣。大率徐行却立，处静观动，如攻坚木，先其易者而后其节目；如解乱绳，有所不通则姑置而徐理之。此观书之法也。

凡读书，须整顿几案，令洁净端正，将书册齐整顿放，正身体，对书册，详缓看字，子细分明读之。须要读得字字响亮，不可误一字，不可少一字，不可多一字，不可倒一字，不可牵强暗记，只是要多诵遍数，自然上口，久远不忘。古人云，"读书千遍，其义自见"。谓读得熟，则不待解说，自晓其义也。余尝谓，读书有三到，谓心到，眼到，口到。心不在此，则眼不看子细，心眼既不专一，却只漫浪诵读，决不能记，记亦不能久也。三到之中，心到最急。心既到矣，眼口岂不到乎？

◎ **承宫樵薪苦学**（《后汉书·承宫传》）

承宫，琅邪姑幕人。少孤，年八岁，为人牧猪。乡里徐子盛明《春秋》经，授诸生数百人。宫过其庐下，见诸生讲诵，好之，因忘其猪而听经。猪主怪其不还，寻之。见而欲笞之。门下生共禁，乃止，因留宫门下。樵薪执苦，数十年间，遂通其经。

◎ **孙权劝学**（宋·司马光《资治通鉴》）

初，权谓吕蒙曰："卿今当涂掌事，不可不学！"蒙辞以军中多务。权曰："孤岂欲卿治经为博士邪！但当涉猎，见往事耳。卿言多务，孰若孤？孤常读书，自以为大有所益。"蒙乃始就学。及鲁肃过寻阳，与蒙论议，大惊曰："卿今者才略，非复吴下阿蒙！"蒙曰："士别三日，**即更刮目相待**，大兄何见事之晚乎！"肃遂拜蒙母，结友而别。

◎ **欧阳询观古碑**（马宗霍《书林记事》）

欧阳询尝行，见古碑，晋索靖所书。驻马观之，良久乃去。数百步复反，下马伫立，及疲，乃布裘坐观，因宿其旁，三日方去。

◎ **师说**（唐·韩愈）

古之学者必有师。师者，所以传道受业解惑也。人非生而知之者，孰能无惑？惑而不从师，其为惑也，终不解矣。生乎吾前，其闻道也固先乎吾，吾从而师之；生乎吾后，其闻道也亦先乎吾，吾从而师之。吾师道也，夫庸知其年之先后生于吾乎？是故无贵无贱，无长无少，道之所存，师之所存也。

嗟乎！师道之不传也久矣！欲人之无惑也难矣！古之圣人，其出人也远矣，犹且从师而问焉；今之众人，其下圣人也亦远矣，而耻学于师。是故圣益圣，愚益愚。圣人之所以为圣，愚人之所以为愚，其皆出于此乎？爱其子，择师而教之；于其身也，则耻师焉，惑矣。彼童子之师，授之书而习其句读者，非吾所谓传其道解其惑者也。句读之不知，惑之不解，或师焉，或不焉，小学而大遗，吾未见其明也。巫医乐师百工之人，不耻相师。士大夫之族，曰师曰弟子云者，则群聚而笑之。问之，则曰："彼与彼年相若也，道相似也。位卑则足羞，官盛则近谀。"呜呼！师道之不复可知矣。巫医乐师百工之人，君子不齿，今其智乃反不能及，其可怪也欤！

圣人无常师。孔子师郯子、苌^{cháng}弘、师襄、老聃。郯子之徒，其贤不及孔子。孔子曰：三人行，则必有我师。是故弟子不必不如师，师不必贤于弟子，闻道有先后，术业有专攻，如是而已。

李氏子蟠，年十七，好古文，六艺经传皆通习之，不拘于时，学于余。余嘉其能行古道，作《师说》以贻之。

◎ **劝学**（《荀子》）

君子曰：学不可以已。青，取之于蓝，而青于蓝；冰，水为之，而寒于水。木直中绳，𫐓以为轮，其曲中规。虽有槁暴，不复挺者，𫐓使之然也。故木受绳则直，金就砺则利，**君子博学而日参省乎己，则知明而行无过矣。**

故不登高山，不知天之高也；不临深溪，不知地之厚也；不闻先王之遗言，不知学问之大也。干、越、夷、貉之子，生而同声，长而异俗，教使之然也。诗曰："嗟尔君子，无恒安息。靖共尔位，好是正直。神之听之，介尔景福。"神莫大于化道，福莫长于无祸。

吾尝终日而思矣，不如须臾之所学也；吾尝跂而望矣，不如登高之博见也。登高而招，臂非加长也，而见者远；顺风而呼，声非加疾也，而闻者彰。假舆马者，非利足也，而致千里；假舟楫者，非能水也，而绝江河。君子生非异也，善假于物也。

南方有鸟焉，名曰蒙鸠，以羽为巢，而编之以发，系之苇苕^{tiáo}，风至苕折，卵破子死。巢非不完也，所系者然也。西方有木焉，名曰射干，茎长四寸，生于高山之上，而临百仞之渊，木茎非能长也，所立者然也。蓬生麻中，不扶而直；白沙在涅，与之俱黑。兰槐之根是为芷，其渐之滫^{xiǔ}，君子不近，庶人不服。其质非不美也，所渐者然也。故君子居必择乡，游必就士，所以防邪辟而近中正也。

物类之起，必有所始。荣辱之来，必象其德。肉腐出虫，鱼枯生蠹^{dù}。怠慢忘身，祸灾乃作。强自取柱，柔自取束。邪秽在身，怨之所构。施薪若一，火就燥也，平地若一，水就湿也。草木畴生，禽兽群焉，物各从其类也。是故质的张，而弓矢至焉；林木茂，而斧斤至焉；树成荫，而众鸟息焉。醯酸，而蚋聚焉。故言有招祸也，行有招辱也，君子慎其所立乎！

积土成山，风雨兴焉；积水成渊，蛟龙生焉；积善成德，而神明自得，圣心备焉。故不积跬步，无以至千里；不积小流，无以成江海。骐骥一跃，不能十步；驽马十驾，功在不舍。锲而舍之，朽木不折；锲而不舍，金石可镂。蚓无爪牙之利，筋骨之强，上食埃土，下饮黄泉，用心一也。蟹六跪而二螯，非蛇鳝之穴无可寄托者，用心躁也。

是故无冥冥之志者，无昭昭之明；无惛(hūn)惛之事者，无赫赫之功。行衢道者不至，事两君者不容。目不能两视而明，耳不能两听而聪。螣(téng)蛇无足而飞，鼫(shí)鼠五技而穷。《诗》曰："尸鸠在桑，其子七兮。淑人君子，其仪一兮。其仪一兮，心如结兮！"故君子结于一也。

昔者瓠巴(hù)鼓瑟，而流鱼出听；伯牙鼓琴，而六马仰秣(mò)。故声无小而不闻，行无隐而不形。玉在山而草润，渊生珠而崖不枯。为善不积邪，安有不闻者乎？

学恶乎始？恶乎终？曰：其数则始乎诵经，终乎读礼；其义则始乎为士，终乎为圣人，真积力久则入，学至乎没而后止也。故学数有终，若其义则不可须臾舍也。为之，人也；舍之，禽兽也。故书者，政事之纪也；诗者，中声之所止也；礼者，法之大分，类之纲纪也。故学至乎礼而止矣。夫是之谓道德之极。礼之敬文也，乐之中和也，诗书之博也，春秋之微也，在天地之间者毕矣。

君子之学也，入乎耳，着乎心，布乎四体，形乎动静。端而言，蝡(rú)而动，一可以为法则。小人之学也，入乎耳，出乎口；口耳之间，则四寸耳，曷足以美七尺之躯哉！古之学者为己，今之学者为人。君子之学也，以美其身；小人之学也，以为禽犊。故不问而告谓之傲，问一而告二谓之囋(zá)。傲，非也，囋，非也。君子如向矣。

学莫便乎近其人。礼乐法而不说，诗书故而不切，春秋约而不速。方其人之习君子之说，则尊以遍矣，周于世矣。故曰：学莫便乎近其人。

学之经莫速乎好其人，隆礼次之。上不能好其人，下不能隆礼，安特将学杂识志，顺诗书而已耳。则末世穷年，不免为陋儒而已。将原先王，本仁义，则礼正其经纬蹊径也。若挈裘领，诎五指而顿之，顺者不可胜数也。不道礼宪，以诗书为之，譬之犹以指测河也，以戈春黍也，以锥餐壶也，不可以得之矣。故隆礼，虽未明，法士也；不隆礼，虽察辩，散儒也。

问楛（kǔ）者，勿告也；告楛者，勿问也；说楛者，勿听也。有争气者，勿与辩也。故必由其道至，然后接之；非其道则避之。故礼恭，而后可与言道之方；辞顺，而后可与言道之理；色从而后可与言道之致。故未可与言而言，谓之傲；可与言而不言，谓之隐；不观气色而言，谓瞽（gǔ）。故君子不傲、不隐、不瞽，谨顺其身。诗曰："匪交匪舒，天子所予。"此之谓也。

百发失一，不足谓善射；千里跬步不至，不足谓善御；伦类不通，仁义不一，不足谓善学。学也者，固学一之也。一出焉，一入焉，涂巷之人也；其善者少，不善者多，桀纣盗跖也；全之尽之，然后学者也。

君子知夫不全不粹之不足以为美也，故诵数以贯之，思索以通之，为其人以处之，除其害者以持养之。使目非是无欲见也，使耳非是无欲闻也，使口非是无欲言也，使心非是无欲虑也。及至其致好之也，目好之五色，耳好之五声，口好之五味，心利之有天下。是故权利不能倾也，群众不能移也，天下不能荡也。生乎由是，死乎由是，夫是之谓德操。德操然后能定，能定然后能应。能定能应，夫是之谓成人。天见其明，地见其光，君子贵其全也。

◎诫子书（三国·诸葛亮）

夫君子之行，静以修身，俭以养德。非淡泊无以明志，非宁静无以致远。夫学须静也，才须学也。非学无以广才，非志无以成学。淫慢则不能励精，险躁则不能治性。年与时驰，意与日去，遂成枯落，多不接世，悲守穷庐，将复何及！

◎一箧磨穴砚（宋·佚名《砚谱》）

古人有学书于人者，自以为艺成，辞而去。师曰："吾有一箧（qiè）物，不欲付他人，愿托置于某山下。"其人受之，因其封题不甚密，乃启而视之，皆磨穴之砚也，数十枚，方知师凤用者。顿觉羞愧，乃返而学，至精其艺。

◎二翁登泰山

昔有二翁，同邑而居。甲翁之妻子去乡，唯叟一人而已。一日，叟携酒至乙翁第，二人对酌，不亦乐乎！乙翁曰："向吾远游冀、雍，然未尝登泰山，君有意同行乎？"甲翁曰："是山余亦未登，然老矣，恐力不胜。"乙翁曰："差矣，汝之言！曩^{nǎng}者愚公年且九十而移山，今吾辈方逾六旬，何老之有！"甲翁曰："甚善！"翌日，二翁偕往，越钱塘，绝长江，而至泰阴。夜宿，凌晨上山。乙翁欲扶之，甲翁曰："吾力尚可，无需相扶。"自日出至薄暮，已至半山矣。

养生防病

◎ 扁鹊见蔡桓公 （《韩非子》）

扁鹊见蔡桓公，立有间，扁鹊曰："君有疾在腠^{còu}理，不治将恐深。"桓侯曰："寡人无疾。"扁鹊出，桓侯曰："医之好治不病以为功。"居十日，扁鹊复见曰："君之病在肌肤，不治将益深。"桓侯不应。扁鹊出，桓侯又不悦。居十日，扁鹊复见曰："君之病在肠胃，不治将益深。"桓侯又不应。扁鹊出，桓侯又不悦。居十日，扁鹊望桓侯而还走。桓侯故使人问之，扁鹊曰："疾在腠理，汤熨之所及也；在肌肤，针石之所及也；在肠胃，火齐之所及也；在骨髓，司命之所属，无奈何也。今在骨髓，臣是以无请矣。"居五日，桓公体痛，使人索扁鹊，已逃秦矣。桓侯遂死。

◎ 病梅馆记 （清·龚自珍）

江宁之龙蟠，苏州之邓尉，杭州之西溪，皆产梅。或曰："梅以曲为美，直则无姿；以欹^{qī}为美，正则无景；以疏为美，密则无态。"固也。此文人画士，心知其意，未可明诏大号以绳天下之梅也；又不可以使天下之民斫^{zhuó}直，删密，锄正，以夭梅病梅为业以求钱也。梅之欹、之疏、之曲，又非蠢蠢求钱之民能以其智力为也。有以文人画士孤癖之隐明告鬻^{yù}梅者，斫其正，养其旁条，删其密，夭其稚枝，锄其直，遏其生气，以求重价，而江浙之梅皆病。文人画士之祸之烈至此哉！予购三百盆，皆病者，无一完者。既泣之三日，乃誓疗之：纵之顺之，毁其盆，悉埋于地，解其棕缚；以五年为期，必复之全之。予本非文人画士，甘受诟厉，辟病梅之馆以贮之。呜呼！安得使予多暇日，又多闲田，以广贮江宁、杭州、苏州之病梅，穷予生之光阴以疗梅也哉！

◎ 宋太初老人谈养生 （清·毛对山《对山医话》）

昔在京邸，遇东鲁宋老人太初，年九十有四，须发皓然，颜如童子。下榻福清道院，日惟静坐一室，三餐之外无所嗜好。余曾叩其摄生之术，曰："**饮食但取**

益人，毋求爽口，弗食与体相妨之物。"自言幼时脾胃素弱，故生平不食瓜果油腻炙爆。虽佳品罗列，未尝朵颐，故能保此残年。**纵口腹而不自惜其身，不可为智**，此言胜药石，余尝记之。

◎ 种树郭橐驼传（唐·柳宗元）

郭橐（tuó）驼，不知始何名。病偻，隆然伏行，有类橐驼者，故乡人号之驼。驼闻之，曰："甚善！名我固当。"因舍其名，亦自谓橐驼云。其乡曰丰乐乡，在长安西。驼业种树，凡长安豪富人为观游及卖果者，皆争迎取养。视驼所种树，或移徙，无不活，且硕茂，蚤实以蕃。他植者虽窥伺效慕，莫能如也。有问之，对曰："**橐驼非能使木寿且孳也，能顺木之天，以致其性焉尔。凡植木之性，其本欲舒，其培欲平，其土欲故，其筑欲密。既然已，勿动勿虑，去不复顾**。其莳（shì）也若子，其置也若弃，则其天者全，而其性得矣。故吾不害其长而已，非有能硕而茂之也。不抑耗其实而已，非有能蚤而蕃之也。他植者则不然，根拳而土易。其培之也，若不过焉则不及。苟有能反是者，则又爱之太殷，忧之太勤。旦视而暮抚，已去而复顾，甚者爪其肤以验其生枯，摇其本以观其疏密，而木之性日以离矣。虽曰爱之，其实害之；虽曰忧之，其实仇之，故不我若也，吾又何能为哉？"

问者曰："以子之道，移之官理，可乎？"驼曰："我知种树而已，官理非吾业也。然吾居乡，见长人者好烦其令，若甚怜焉，而卒以祸。旦暮，吏来而呼曰：'官命促尔耕，勖尔植，督尔获，蚤缫（zǎo）而绪，蚤织而缕，字而幼孩，遂尔鸡豚！'鸣鼓而聚之，击木而召之。吾小人辍飧饔（yōng）以劳吏，且不得暇，又何以蕃吾生而安吾性耶？故病且殆。若是，则与吾业者，其亦有类乎？"

问者嘻曰："不亦善夫！吾问养树，得养人术。"传其事以为官戒也。

◎ 七发（汉·枚乘）

楚太子有疾，而吴客往问之曰："伏闻太子玉体不安，亦少间乎？"太子曰："惫！谨谢客。"客因称曰："今时天下安宁，四宇和平，太子方富于年。意者久耽安乐，日夜无极，邪气袭逆，中若节辖。纷屯澹淡，嘘唏烦酲，惕惕怵怵，卧不得瞑。虚中重听，恶闻人声，精神越渫（xiè），百病咸生。聪明眩曜，悦怒不平。久执不废，大命乃倾。太子岂有是乎？"太子曰："谨谢客。赖君之力，时时有之，然未至于是也。"客曰："今夫贵人之子，必宫居而闺处，内有保母，外有傅父，欲交无所。饮食则温淳甘脆，腥<ruby>醲<rt>chéng</rt></ruby>肥厚；衣裳则杂遝曼<ruby>煖<rt>nuǎn</rt></ruby>，<ruby>燀<rt>tán</rt></ruby>烁热暑。虽有金石之坚，犹将销铄而挺解也，况其在筋骨之间乎哉？故曰：纵耳目之欲，恣支体之安者，伤血脉之和。**且夫出舆入辇，命曰蹷痿之机；洞房清宫，命曰寒热之媒；皓齿蛾眉，命曰伐性之斧；甘脆肥脓，命曰腐肠之药。**今太子肤色靡曼，四支委随，筋骨挺解，血脉淫濯，手足堕<ruby>窳<rt>yǔ</rt></ruby>；越女侍前，齐姬奉后；往来游宴，纵恣于曲房隐间之中。此甘餐毒药，戏猛兽之爪牙也。所从来者至深远，淹滞永久而不废，虽令扁鹊治内，巫咸治外，尚何及哉！今如太子之病者，独宜世之君子，博见强识，承间语事，变度易意，常无离侧，以为羽翼。淹沉之乐，浩唐之心，遁佚之志，其奚由至哉！"

传世美文

◎滕王阁序（唐·王勃）

豫章故郡，洪都新府。星分翼<ruby>轸<rt>zhěn</rt></ruby>，地接衡庐。襟三江而带五湖，控蛮荆而引<ruby>瓯<rt>ōu</rt></ruby>越。物华天宝，龙光射牛斗之墟；人杰地灵，徐孺下陈蕃之榻。雄州雾列，俊彩星驰。台隍枕夷夏之交，宾主尽东南之美。都督阎公之雅望，<ruby>棨<rt>qǐ</rt></ruby>戟遥临；宇文新州之懿范，<ruby>襜<rt>chān</rt></ruby>帷暂驻。十旬休暇，胜友如云。千里逢迎，高朋满座。腾蛟起凤，孟学士之词宗；紫电青霜，王将军之武库。家君作宰，路出名区。童子何知？躬逢胜饯。

时维九月，序属三秋。潦水尽而寒潭清，烟光凝而暮山紫。俨<ruby>骖<rt>cān</rt></ruby>騑于上路，访风景于崇阿。临帝子之长洲，得仙人之旧馆。层台耸翠，上出重霄；飞阁流丹，下临无地。鹤汀凫<ruby>渚<rt>zhǔ</rt></ruby>，穷岛屿之萦回；桂殿兰宫，即冈峦之体势。披绣闼，俯雕<ruby>甍<rt>méng</rt></ruby>，山原旷其盈视，川泽纡其骇瞩。闾阎扑地，钟鸣鼎食之家；舸舰迷津，青雀黄龙之舳。云销雨霁，彩彻区明。**落霞与孤鹜齐飞，秋水共长天一色。渔舟唱晚，响穷彭<ruby>蠡<rt>lǐ</rt></ruby>之滨，雁阵惊寒，声断衡阳之浦。**

遥襟甫畅，逸兴遄飞。爽籁发而清风生，纤歌凝而白云遏。睢园绿竹，气凌彭泽之<ruby>樽<rt>zūn</rt></ruby>；<ruby>邺<rt>yè</rt></ruby>水朱华，光照临川之笔。四美具，二难并。穷睇<ruby>眄<rt>dì miǎn</rt></ruby>于中天，极娱游于暇日。天高地迥，觉宇宙之无穷；兴尽悲来，识盈虚之有数。望长安于日下，指吴会于云间。地势极而南溟深，天柱高而北辰远。关山难越，谁悲失路之人；萍水相逢，尽是他乡之客。怀帝阍而不见，奉宣室以何年？嗟乎！时运不齐，命途多舛。冯唐易老，李广难封。屈贾谊于长沙，非无圣主；窜梁鸿于海曲，岂乏明时？**所赖君子见机，达人知命。老当益壮，宁移白首之心；穷且益坚，不坠青云之志**。酌贪泉而觉爽，处涸辙而相欢。北海虽赊，扶摇可接；东隅已逝，桑榆非晚。孟尝高洁，空余报国之情；阮籍猖狂，岂效穷途之哭？

勃三尺微命，一介书生。无路请缨，等终军之弱冠；有怀投笔，慕宗悫（què）之长风。舍簪笏于百龄，奉晨昏于万里。非谢家之宝树，接孟氏之芳邻。他日趋庭，叨陪鲤对；今兹捧袂，喜托龙门。杨意不逢，抚凌云而自惜；钟期既遇，奏流水以何惭？呜呼！胜地不常，盛筵难再。兰亭已矣，梓泽丘墟。临别赠言，幸承恩于伟饯；登高作赋，是所望于群公！敢竭鄙怀，恭疏短引。一言均赋，四韵俱成。请洒潘江，各倾陆海云尔。

　　附滕王阁诗（王勃）

滕王高阁临江渚，佩玉鸣鸾罢歌舞。

画栋朝飞南浦云，珠帘暮卷西山雨。

闲云潭影日悠悠，物换星移几度秋。

阁中帝子今何在？槛外长江空自流。

◎前赤壁赋（宋·苏东坡）

壬戌之秋，七月既望，苏子与客泛舟游于赤壁之下。清风徐来，水波不兴。举酒属客，诵明月之诗，歌窈窕之章。少焉，月出于东山之上，徘徊于斗牛之间。白露横江，水光接天。纵一苇之所如，凌万顷之茫然。浩浩乎如冯虚御风，而不知其所止；飘飘乎如遗世独立，羽化而登仙。于是饮酒乐甚，扣舷而歌之。歌曰："桂棹兮兰桨，击空明兮溯流光。渺渺兮予怀，望美人兮天一方。"客有吹洞箫者，倚歌而和之，其声呜呜然，如怨如慕，如泣如诉；余音袅袅，不绝如缕；舞幽壑之潜蛟，泣孤舟之嫠（lí）妇。

苏子愀（qiǎo）然，正襟危坐，而问客曰："何为其然也？"客曰："月明星稀，乌鹊南飞，此非曹孟德之诗乎？西望夏口，东望武昌。山川相缪，郁乎苍苍；此非孟德之困于周郎者乎？方其破荆州，下江陵，顺流而东也，舳舻千里，旌旗蔽空，酾酒临江，横槊（shuò）赋诗；固一世之雄也，而今安在哉？况吾与子，渔樵于江渚之上，侣鱼虾而友麋鹿，驾一叶之扁舟，举匏（páo）樽以相属；寄蜉蝣（fú yóu）与天地，渺沧海之一粟。哀吾生之须臾，羡长江之无穷；挟飞仙以遨游，抱明月而长终；知不可乎骤得，

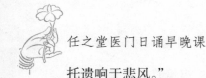

托遗响于悲风。"

苏子曰："客亦知夫水与月乎？逝者如斯，而未尝往也；盈虚者如彼，而卒莫消长也。盖将自其变者而观之，而天地曾不能一瞬；自其不变者而观之，则物与我皆无尽也。而又何羡乎？**且夫天地之间，物各有主。苟非吾之所有，虽一毫而莫取。惟江上之清风，与山间之明月，耳得之而为声，目遇之而成色。取之无禁，用之不竭。是造物者之无尽藏也，而吾与子之所共适。**"客喜而笑，洗盏更酌，肴核既尽，杯盘狼藉。相与枕藉乎舟中，不知东方之既白。

◎桃花源记（晋·陶渊明）

晋太元中，武陵人捕鱼为业。缘溪行，忘路之远近。忽逢桃花林，夹岸数百步，中无杂树，芳草鲜美，落英缤纷。渔人甚异之。复前行，欲穷其林。林尽水源，便得一山，山有小口，仿佛若有光。便舍船，从口入。初极狭，才通人。复行数十步，豁然开朗。土地平旷，屋舍俨然，有良田美池桑竹之属。阡陌交通，鸡犬相闻。其中往来种作，男女衣着，悉如外人。黄发垂髫，并怡然自乐。

见渔人，乃大惊，问所从来。具答之。便要还家，设酒杀鸡作食。村中闻有此人，咸来问讯。自云先世避秦时乱，率妻子邑人来此绝境，不复出焉，遂与外人间隔。问今是何世，乃不知有汉，无论魏晋。此人一一为具言所闻，皆叹惋。余人各复延至其家，皆出酒食。停数日，辞去。此中人语云："不足为外人道也。"

既出，得其船，便扶向路，处处志之。及郡下，诣太守，说如此。太守即遣人随其往，寻向所志，遂迷，不复得路。

南阳刘子骥，高尚士也，闻之，欣然规往。未果，寻病终。后遂无问津者。

◎归去来兮辞并序（晋·陶渊明）

余家贫，耕植不足以自给。幼稚盈室，瓶无储粟，生生所资，未见其术。亲故多劝余为长吏，脱然有怀，求之靡途。会有四方之事，诸侯以惠爱为德，家叔以余贫苦，遂见用为小邑。于时风波未静，心惮远役，彭泽去家百里，公田之利，足以为酒，故便求之。及少日，眷然有归欤之情。何则？质性自然，非矫励所得。饥冻虽切，违己交病。尝从人事，皆口腹自役。于是怅然慷慨，深愧平生之志。犹望一稔，当敛裳宵逝。寻程氏妹丧于武昌，情在骏奔，自免去职。仲秋至冬，在官八十余日。因事顺心，命篇曰《归去来兮》。乙巳岁十一月也。

归去来兮，田园将芜，胡不归？既自以心为形役，奚惆怅而独悲！**悟已往之不谏，知来者之可追。实迷途其未远，觉今是而昨非。**舟遥遥以轻飏（yáng），风飘飘而吹衣。问征夫以前路，恨晨光之熹微。乃瞻衡宇，载欣载奔。僮仆欢迎，稚子候门。三径就荒，松菊犹存。携幼入室，有酒盈樽。引壶觞（shāng）以自酌，眄（miǎn）庭柯以怡颜。倚南窗以寄傲，审容膝之易安。园日涉以成趣，门虽设而常关。策扶老以流憩，时矫首而遐观。云无心以出岫，鸟倦飞而知还。景翳翳以将入，扶孤松而盘桓。

归去来兮，请息交以绝游。世与我而相违，复驾言兮焉求？悦亲戚之情话，乐琴书以消忧。农人告余以春及，将有事于西畴。或命巾车，或棹（zhào）孤舟。既窈窕以寻壑，亦崎岖而经丘。木欣欣以向荣，泉涓涓而始流。善万物之得时，感吾生之行休。已矣乎！寓形宇内复几时，曷不委心任去留？胡为乎遑遑欲何之？富贵非吾愿，帝乡不可期。怀良辰以孤往，或植杖而耘耔。登东皋以舒啸，临清流而赋诗。聊乘化以归尽，乐夫天命复奚疑！

◎兰亭集序（晋·王羲之）

永和九年，岁在癸丑，暮春之初，会于会稽山阴之兰亭，修禊（xì）事也。群贤毕至，少长咸集。此地有崇山峻岭，茂林修竹，又有清流激湍，映带左右。引以为流觞曲水，列坐其次，虽无丝竹管弦之盛，一觞一咏，亦足以畅叙幽情。是日也，天朗气清，惠风和畅。仰观宇宙之大，俯察品类之盛，所以游目骋怀，足以极视听之娱，信可乐也。

夫人之相与，俯仰一世。或取诸怀抱，晤言一室之内；或因寄所托，放浪形骸之外。虽取舍万殊，静躁不同，当其欣于所遇，暂得于己，快然自足，曾不知老之将至；及其所之既倦，情随事迁，感慨系之矣。向之所欣，俯仰之间，已为陈迹，犹不能不以之兴怀，况修短随化，终期于尽！古人云："死生亦大矣。"岂不痛哉！

每览昔人兴感之由，若合一契，未尝不临文嗟悼，不能喻之于怀。固知一死生为虚诞，齐彭殇为妄作。后之视今，亦犹今之视昔。悲夫！故列叙时人，录其所述。虽世殊事异，所以兴怀，其致一也。后之览者，亦将有感于斯文。

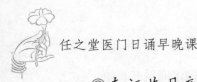

◎春江花月夜 (唐·张若虚)

春江潮水连海平，海上明月共潮生。
滟滟随波千万里，何处春江无月明。
江流宛转绕芳甸，月照花林皆似霰。
空里流霜不觉飞，汀上白沙看不见。
江天一色无纤尘，皎皎空中孤月轮。
江畔何人初见月？江月何年初照人？
人生代代无穷已，江月年年只相似。
不知江月待何人，但见长江送流水。
白云一片去悠悠，青枫浦上不胜愁。
谁家今夜扁舟子，何处相思明月楼？
可怜楼上月徘徊，应照离人妆镜台。
玉户帘中卷不去，捣衣砧上拂还来。
此时相望不相闻，愿逐月华流照君。
鸿雁长飞光不度，鱼龙潜跃水成纹。
昨夜闲潭梦落花，可怜春半不还家。
江水流春去欲尽，江潭落月复西斜。
斜月沉沉藏海雾，碣石潇湘无限路。
不知乘月几人归，落月摇情满江树。

◎桃花庵歌 (唐·唐伯虎)

桃花坞里桃花庵，桃花庵里桃花仙，
桃花仙人种桃树，又摘桃花换酒钱，
酒醒只在花前坐，酒醉还来花下眠，
半醉半醒日复日，花落花开年复年。
但愿老死花酒间，不愿鞠躬车马前，
车尘马足富者趣，酒盏花枝贫者缘，
若将富贵比贫者，一在平地一在天。
若将贫贱比车马，他得驱驰我得闲，

别人笑我忒疯癫，我笑他人看不穿，

不见五陵豪杰墓，无花无酒锄作田。

◎重广补注黄帝内经素问序（唐·王冰《重广补注黄帝内经素问》）

夫释缚脱艰，全真导气，拯黎元于仁寿，济羸劣以获安者，非三圣道，则不能致之矣。孔安国序《尚书》曰："伏羲、神农、黄帝之书，谓之三坟，言大道也。"班固《汉书·艺文志》曰："《黄帝内经》十八卷。"《素问》即其经之九卷也，兼《灵枢》九卷，乃其数焉。

虽复年移代革，而授学犹存，惧其非人，而时有所隐，故第七一卷，师氏藏之，今之奉行，惟八卷尔。然而其文简，其意博，其理奥，其趣深，天地之象分，阴阳之候列，变化之由表，死生之兆彰，不谋而遐迩自同，勿约而幽明斯契，稽其言有徵，验之事不忒，诚可谓至道之宗，奉生之始矣。

假若天机迅发，妙识玄通，蒇谋虽属乎生知，标格亦资于诂训，未尝有行不由径，出不由户者也。然刻意研精，探微索隐，或识契真要，则目牛无全。故动则有成，犹鬼神幽赞，而命世奇杰，时时间出焉。则周有秦公，汉有淳于公，魏有张公、华公，皆得斯妙道者也。咸日新其用，大济蒸人，华叶递荣，声实相副，盖教之著矣，亦天之假也。

冰弱龄慕道，夙好养生，幸遇真经，式为龟镜。而世本纰缪，篇目重叠，前后不伦，文义悬隔，施行不易，披会亦难，岁月既淹，袭以成弊。或一篇重出，而别立二名；或两论并吞，而都为一目；或问答未已，别树篇题；或脱简不书，而云世阙。重《经合》而冠《针服》，并《方宜》而为《咳篇》，隔《虚实》而为《逆从》，合《经络》而为《论要》，节《皮部》为《经络》，退《至教》以《先针》，诸如此流，不可胜数。且将升岱岳，非径奚为；欲诣扶桑，无舟莫适。乃精勤博访，而并有其人，历十二年，方臻理要，询谋得失，深遂夙心。

时于先生郭子斋堂，受得先师张公秘本，文字昭晰，义理环周，一以参详，群疑冰释。恐散于末学，绝彼师资，因而撰注，用传不朽，兼旧藏之卷，合八十一篇，二十四卷，勒成一部。冀乎究尾明首，寻注会经，开发童蒙，宣扬至理而已。其中简脱文断，义不相接者，搜求经论所有，迁移以补其处；篇目坠缺，指事不明者，量其意趣，加字以昭其义；篇论吞并，义不相涉，阙漏名目者，区分事类，别目以冠篇首；君臣请问，礼仪乖失者，考校尊卑，增益以光其意；错简碎文，前后重叠者，详其指趣，削去繁杂，以存其要；辞理秘密，难粗论述者，别撰《玄珠》，以陈其道。凡所加字，皆朱书其文，使今古必分，字不杂糅。庶厥昭彰圣旨，敷畅玄言，有如列宿高悬，奎张不乱，深泉净莹，鳞介咸分，君臣无夭枉之期，夷夏有延龄之望。俾工徒勿误，学者惟明，至道流行，徽音累属，千载之后，方知大圣之慈惠无穷。

时大唐宝应元年岁次壬寅序

◎ 扁鹊传 （汉·司马迁《史记·扁鹊仓公列传》）

扁鹊者，勃海郡郑人也，姓秦氏，名越人。少时为人舍长，舍客长桑君过，扁鹊独奇之，常谨遇之，长桑君亦知扁鹊非常人也。出入十余年，乃呼扁鹊私坐，间与语曰："我有禁方，年老，欲传与公，公毋泄。"扁鹊曰："敬诺。"乃出其怀中药与扁鹊："饮是以上池之水三十日，当知物矣。"乃悉取其禁方书尽与扁鹊，忽然不见，殆非人也。扁鹊以其言饮药三十日，视见垣一方人。以此视病，尽见五脏症结，特以诊脉为名耳。为医或在齐，或在赵，在赵者名扁鹊。

当晋昭公时，诸大夫强而公族弱。赵简子为大夫，专国事。简子疾，五日不知人，大夫皆惧，于是召扁鹊。扁鹊入视病，出。董安于问扁鹊，扁鹊曰："血脉治也，而何怪！昔秦穆公尝如此，七日而寤。今主君之病与之同，不出三日必间，间必有言也。"居二日半，简子寤。

其后扁鹊过虢，虢太子死。扁鹊至虢宫门下，问中庶子喜方者曰："太子何病，国中治穰过于众事？"中庶子曰："太子病血气不时，交错而不得泄，暴发于外，则为中害。精神不能止邪气，邪气蓄积而不得泄，是以阳缓而阴急，故暴厥而死。"扁鹊曰："其死何如时？"曰："鸡鸣至今。"曰："收乎？"曰："未也，其死未能半日也。""言臣齐勃海秦越人也，家在于郑，未尝得望精光，侍谒于前也。闻太子不幸而死，臣能生之。"中庶子曰："先生得无诞之乎？何以言太子可生也？臣闻上古之时，医有俞跗，治病不以汤液醴洒、镵石挢引、案扤毒熨，一拨见病之应，因五脏之输，乃割皮解肌，诀脉结筋，搦髓脑，揲荒爪幕，湔浣肠胃，漱涤五脏，练精易形。先生之方能若是，则太子可生也；不能若是，而欲生之，曾不可以告咳婴之儿。"终日，扁鹊仰天叹曰："夫子之为方也，若以管窥天，以郄视文。越人之为方也，不待切脉、望色、听声、写形，言病之所在。闻病之阳，论得其阴；闻病之阴，论得其阳。病应见于大表，不出千里，决者至众，不可曲止也。子以吾言为不诚，试入诊太子，当闻其耳鸣而鼻张，循其两股，以至于阴，当尚温也。"中庶子闻扁鹊言，目眩然而不瞚，舌挢然而不下，乃以扁鹊言入报虢君。

虢君闻之大惊，出见扁鹊于中阙，曰："窃闻高义之日久矣，然未尝得拜谒于前也。先生过小国，幸而举之，偏国寡臣幸甚。有先生则活，无先生则弃捐填沟壑，长终而不得反。"言未卒，因嘘唏服臆，魂精泄横，流涕长潸，忽忽承睫，悲不能自止，容貌变更。扁鹊曰："若太子病，所谓尸厥者也。夫以阳入阴中，动胃缠缘，中经维络，别下于三焦、膀胱，是以阳脉下遂，阴脉上争，会气闭而不通，阴上而阳内行，下内鼓而不起，上外绝而不为使，上有绝阳之络，下有破阴之纽，破阴绝阳，色废脉乱，故形静如死状。太子未死也。夫以阳入阴支兰脏者生，以阴入阳支兰脏者死。凡此数事，皆五脏厥中之时暴作也。良公取之，拙者疑殆。"扁鹊乃使弟子子阳砺针砥石，以取外三阳五会。有间太子苏。乃使子豹为五分之熨，以八减之剂和煮之，以更熨两胁下。太子起坐。更适阴阳，但服汤二旬而复故。故天下尽以扁鹊为能生死人。扁鹊曰："**越人非能生死人也。此自当生者，越人能使之起耳。**"

扁鹊过齐，齐桓侯客之。入朝见，曰："君有疾在腠理，不治将深。"桓侯曰："寡人无疾。"扁鹊出，桓侯谓左右曰："医之好利也，欲以不疾者为功。"后五日，扁鹊复见，曰："君有疾在血脉，不治恐深。"桓侯曰："寡人无疾。"扁鹊出，桓侯不悦。后五日，扁鹊复见，曰："君有疾在肠胃间，不治将深。"桓侯不应。扁鹊出，桓侯不悦。后五日，扁鹊复见，望见桓侯而退走。桓侯使人问其故。扁鹊曰："疾之居腠理也，汤熨之所及也；在血脉，针石之所及也；其在肠胃，酒醪之所及也；其在骨髓，虽司命无奈之何！今在骨髓，臣是以无请也。"后五日，桓侯体病，使人召扁鹊，扁鹊已逃去，桓侯遂死。

使圣人预知微，能使良医得早从事，则疾可已，身可活也。人之所病，病疾多；而医之所病，病道少。**故病有六不治：骄恣不论于理，一不治也；轻身重财，二不治也；衣食不能适，三不治也；阴阳并，脏气不定，四不治也；形羸不能服药，五不治也；信巫不信医，六不治也。有此一者，则重难治也。**

扁鹊名闻天下。过邯郸，闻贵妇人，即为带下医；过雒阳，闻周人爱老人，即为耳目痹医；来入咸阳，闻秦人爱小儿，即为小儿医。随俗为变。秦太医令李醯自知技不如扁鹊也，使人刺杀之。至今天下言脉者，由扁鹊也。

◎华佗传（《三国志》）

华佗，字元化，沛国谯人也，一名旉。游学徐土，兼通数经。沛相陈珪举孝廉，太尉黄琬辟，皆不就。晓养性之术，时人以为年且百岁，而貌有壮容。又精方药，其疗疾，合汤不过数种，心解分剂，不复称量，煮熟便饮，语其节度，舍去辄愈。若当灸，不过一两处，每处不过七八壮，病亦应除。若当针，亦不过一两处，下针言"当引某许，若至，语人"。病者言"已到"，应便拔针，病亦行瘥。若病结积在内，针药所不能及，当须刳割者，便饮其麻沸散，须臾便如醉死，无所知，因破取。病若在肠中，便断肠湔洗，缝腹膏摩，四五日瘥，不痛，人亦不自寤，一月之间，即平复矣。

故甘陵相夫人有娠六月，腹痛不安，佗视脉，曰："胎已死矣。"使人手摸知所在，在左则男，在右则女。人云"在左"，于是为汤下之，果下男形，即愈。

县吏尹世苦四肢烦，口中干，不欲闻人声，小便不利。佗曰："试作热食，得汗则愈。不汗，后三日死。"即作热食，而不汗出，佗曰："脏气已绝于内，当嚏泣而绝。"果如佗言。

府吏倪寻、李延共止，俱头痛身热，所苦正同。佗曰："寻当下之，延当发汗。"或难其异，佗曰："寻外实，延内实，故治之宜殊。"即各与药，明旦并起。

盐渎严昕与数人共候佗，适至，佗谓昕曰："君身中佳否？"昕曰："自如常。"佗曰："君有急病见于面，莫多饮酒。"坐毕归，行数里，昕卒头眩堕车，人扶将还，载归家，中宿死。

故督邮顿子献得病已瘥，诣佗视脉，曰："尚虚，未得复，勿为劳事，御内即死。临死，当吐舌数寸。"其妻闻其病除，从百余里来省之，止宿交接，中间三日发病，一如佗言。

督邮徐毅得病，佗往省之。毅谓佗曰："昨使医曹吏刘租针胃管讫，便苦咳嗽，欲卧不安。"佗曰："刺不得胃管，误中肝也，食当日减，五日不救。"遂如佗言。

东阳陈叔山小男二岁得疾，下利，常先啼，日以羸困。问佗，佗曰："其母怀躯，阳气内养，乳中虚冷，儿得母寒，故令不时愈。"佗与四物女宛丸，十日即除。

彭城夫人夜之厕，虿螫其手，呻呼无赖。佗令温汤近热，渍手其中，卒可得寐，但旁人数为易汤，汤令暖之，其旦即愈。

军吏梅平得病，除名还家，家居广陵，未至二百里，止亲人舍。有顷，佗偶至主人许，主人令佗视平，佗谓平曰："君早见我，可不至此。今疾已结，促去可得与家相见，五日卒。"应时归，如佗所刻。

佗行道，见一人病咽塞，嗜食而不得下，家人车载欲往就医。佗闻其呻吟，驻车往视，语之曰："向来道边有卖饼家，蒜齑大酢，从取三升饮之，病自当去。"即如佗言，立吐蛇一枚，悬车边，欲造佗。佗尚未还，小儿戏门前，逆见，自相谓曰："似逢我公，车边病是也。"疾者前入坐，见佗北壁悬此蛇辈约以十数。

又有一郡守病，佗以为其人盛怒则瘥，乃多受其货而不加治，无何弃去，留书骂之。郡守果大怒，令人追捉杀佗。郡守子知之，属使勿逐。守瞋恚既甚，吐黑血数升而愈。

又有一士大夫不快，佗云："君病深，当破腹取。然君寿亦不过十年，病不能杀君，忍病十岁，寿俱当尽，不足故自刳裂。"士大夫不耐痛痒，必欲除之。佗遂下手，所患寻瘥，十年竟死。

广陵太守陈登得病，胸中烦懑，面赤不食。佗脉之曰："府君胃中有虫数升，欲成内疽，食腥物所为也。"即作汤二升，先服一升，斯须尽服之。食顷，吐出三升许虫，赤头皆动，半身是生鱼脍也，所苦便愈。佗曰："此病后三期当发，遇良医乃可济救。"依期果发动，时佗不在，如言而死。

太祖闻而召佗，佗常在左右。太祖苦头风，每发，心乱目眩。佗针鬲，随手而瘥。

李将军妻病甚，呼佗视脉。曰："伤娠而胎不去。"将军言："闻实伤娠，胎已去矣。"佗曰："案脉，胎未去也。"将军以为不然。佗舍去，妇稍小瘥。百余日复动，更呼佗。佗曰："此脉故事有胎。前当生两儿，一儿先出，血出甚多，后儿不及生。母不自觉，旁人亦不寤，不复迎，遂不得生。胎死，血脉不复归，必燥着母脊，故使多脊痛。今当与汤，并针一处，此死胎必出。"汤针既加，妇痛急如欲生者。佗曰："此死胎久枯，不能自出，宜使人探之。"果得一死男，手足完具，色黑，长可尺所。

佗之绝技，凡此类也。然本作士人，以医见业，意常自悔。后太祖亲理，得病笃重，使佗专视。佗曰："此近难济，恒事攻治，可延岁月。"佗久远家思归，因曰："当得家书，方欲暂还耳。"到家，辞以妻病，数乞期不反。太祖累书呼，又敕郡县发遣，佗恃能厌食事，犹不上道。太祖大怒，使人往检：若妻信病，赐

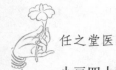

小豆四十斛，宽假限日；若其虚诈，便收送之。于是传付许狱，考验首服。荀彧请曰："佗术实工，人命所悬，宜含宥（yòu）之。"太祖曰："不忧，天下当无此鼠辈耶？"遂考竟佗。佗临死，出一卷书与狱吏，曰："此可以活人。"吏畏法不受，佗亦不强，索火烧之。佗死后，太祖头风未除。太祖曰："佗能愈此。小人养吾病，欲以自重，然吾不杀此子，亦终当不为我断此根原耳。"及后爱子仓舒病困，太祖叹曰："吾悔杀华佗，令此儿强死也。"

初，军吏李成苦咳嗽，昼夜不寐，时吐脓血，以问佗。佗言："君病肠痈，咳之所吐，非从肺来也。与君散两钱，当吐二升余脓血，讫，快自养，一月可小起，好自将爱，一年便健。十八岁当一小发，服此散，亦行复瘥。若不得此药，故当死。"复与两钱散，成得药去。五六岁，亲中人有病如成者，谓成曰："卿今强健，我欲死，何忍无急去药，以待不祥？先持贷我，我瘥，为卿从华佗更索。"成与之。已故到谯，适值佗见收，匆匆不忍从求。后十八岁，成病竟发，无药可服，以至于死。

广陵吴普、彭城樊阿皆从佗学。普依准佗治，多所全济。佗语普曰："**人体欲得劳动，但不当使极尔。动摇则谷气得消，血脉流通，病不得生，**譬犹户枢不朽是也。是以古之仙者为导引之事，熊颈鸱顾，引挽腰体，动诸关节，以求难老。吾有一术，名五禽之戏，一曰虎，二曰鹿，三曰熊，四曰猿，五曰鸟。亦以除疾，并利蹄足，以当导引。**体中不快，起作一禽之戏，沾濡汗出，因上着粉，身体轻便，腹中欲食。**"普施行之，年九十余，耳目聪明，齿牙完坚。阿善针术。凡医咸言背及胸脏之间不可妄针，针之不过四分，而阿针背入一二寸，巨阙胸脏针下五六寸，而病辄皆瘳。阿从佗求可服食益于人者，佗授以漆叶青黏散。漆叶屑一升，青黏屑十四两，以是为率，言久服去三虫，利五脏，轻体，使人头不白。阿从其言，寿百余岁。漆叶处所而有，青黏生于丰、沛、彭城及朝歌云。

◎汗下吐三法该尽治病诠（金·张从正《儒门事亲》）

人身不过表里，气血不过虚实。表实者里必虚，里实者表必虚，经实者络必虚，络实者经必虚，病之常也。良工之治病，先治其实，后治其虚，亦有不治其虚时。粗工之治病，或治其虚，或治其实，有时而幸中，有时而不中。谬工之治病，实实虚虚，其误人之迹常著，故可得而罪之也。惟庸工之治病，纯补其虚，不敢治其实，举世皆曰平稳，误人而不见其迹。渠亦不自省其过，虽终老而不悔，且曰："吾用补药也，何罪焉？"病人亦曰："彼以补药补我，彼何罪焉？"虽死而亦不知觉。夫粗工之与谬工，非不误人，惟庸工误人最深，如鲧^{gǔn}湮洪水，不知五行之道。

夫补者人所喜，攻者人所恶，医者与其逆病人之心而不见用，不若顺病人之心而获利也，岂复计病者之死生乎？呜呼！世无真实，谁能别之？今余著此吐汗下三法之诠，所以该治病之法也，庶几来者有所凭藉耳。

夫病之一物，非人身素有之也。或自外而入，或由内而生，皆邪气也。邪气加诸身，速攻之可也，速去之可也，揽而留之可乎？虽愚夫愚妇，皆知其不可也。及其闻攻则不悦，闻补则乐之。今之医者曰："当先固其元气，元气实，邪自去。"世间如此妄人，何其多也！夫邪之中人，轻则传久而自尽，颇甚则传久而难已，更甚则暴死。若先论固其元气，以补剂补之，真气未胜，而邪已交驰横骛而不可制矣。惟脉脱下虚，无邪无积之人，始可议补，其余有邪积之人而议补者，皆鲧^{gǔn}湮洪水之徒也。

今余论吐、汗、下三法，先论攻其邪，邪去而元气自复也。况予所论之三法，谙练日久，至精至熟，有得无失，所以敢为来者言也。

天之六气，风、暑、火、湿、燥、寒；地之六气，雾、露、雨、雹、冰、泥；人之六味，酸、苦、甘、辛、咸、淡。故天邪发病，多在乎上；地邪发病，多在乎下；人邪发病，多在乎中。此为发病之三也。处之者三，出之者亦三也。诸风寒之邪，结搏皮肤之间，藏于经络之内，留而不去，或发疼痛走注，麻痹不仁，及四肢肿痒拘挛，可汗而出之。风痰宿食，在膈或上脘，可涌而出之。寒湿固冷，热客下焦，在下治病，可泄而出之。《内经》散论诸病，非一状也，流言治法，非一阶也。《至真要大论》等数篇言运气所生诸病，各断以酸苦甘辛咸淡以总括之。其言补，时见一二，然其补非今之所谓补也，文具于《补论》条下，如辛补肝，咸补心，甘补肾，酸补脾，苦补肺。若此之补，乃所以发腠理，致津液，通血气。至其统论诸药，则曰辛甘淡三味为阳，酸苦咸三味为阴。辛甘发散，淡渗泄，酸苦咸涌泄。发散者归于汗，涌者归于吐，泄者归于下。渗为解表，归于汗；泄为利小溲，归于下。殊不言补。乃知圣人止有三法，无第四法也。

然则圣人不言补乎？曰：盖汗下吐，以若草木治病者也。补者，以谷肉果菜养口体者也。夫谷肉果菜之属，犹君之德教也；汗下吐之属，犹君之刑罚也。故曰：德教，兴平之粱肉；刑罚，治乱之药石。若人无病，粱肉而已；及其有病，

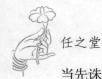

当先诛伐有过。病之去也，粱肉补之，如世已治矣，刑措而不用。岂可以药石为补哉？必欲去大病大瘵^{zhài}，非吐汗下未由也已。

　　然今之医者，不得尽汗下吐法，各立门墙，谁肯屈己之高而一问哉？且予之三法，能兼众法，用药之时，有按有蹺^{jiǎn}，有撮有导，有减有增，有续有止。今之医者，不得予之法，皆仰面傲笑曰："吐者，瓜蒂而已矣；汗者，麻黄、升麻而已矣；下者，巴豆、牵牛、朴硝、大黄、甘遂、芫花而已矣。"既不得其术，从而诬之，予固难与之苦辩，故作此诠。

　　所谓三法可以兼众法者，如引涎、漉^{lù}涎、嚏气、追泪，凡上行者，皆吐法也；炙、蒸、熏、渫^{xiè}、洗、熨、烙、针刺、导引、按摩，凡解表者，皆汗法也；催生下乳，磨积逐水，破经泄气，凡下行者，皆下法也。以余之法，所以该众法也。然予亦未尝以此三法，遂弃众法，各相其病之所宜而用之。以十分率之，此三法居其八九，而众法所当才一二也。

　　或言《内经》多论针而少论药者，盖圣人欲明经络，岂知针之理，即所谓药之理。即今著吐汗下三篇，各条药之轻重寒温于左。仍于三法之外，别著《原补》一篇，使不预三法。恐后之医泥于补，故置之三篇之末，使用药者知吐中有汗，下中有补，止有三法。《内经》曰："知其要者，一言而终。"是之谓也！

◎不失人情论（明·李中梓《医宗必读》）

　　尝读《内经》至《方盛衰论》，而殿之曰"不失人情"，未曾不瞿然起，喟^{kuì}然叹轩岐之入人深也！夫不失人情，医家所甚亟，然戛戛^{jiá jiá}乎难之矣。大约人情之类有三：一曰病人之情，二曰旁人之情，三曰医人之情。

　　所谓病人之情者，五脏各有所偏，七情各有所胜。阳脏者宜凉，阴脏者宜热；耐毒者缓剂无功，不耐毒者峻剂有害。此脏气之不同也。动静各有欣厌，饮食各有爱憎；性好吉者危言见非，意多忧者慰安云伪；未信者忠告难行，善疑者深言则忌。此好恶之不同也。富者多任性而禁戒勿遵，贵者多自尊而骄恣悖理。此交际之不同也。贫者衣食不周，况乎药饵？贱者焦劳不适，怀抱可知。此调治之不同也。有良言甫信，谬说更新，多歧亡羊，终成画饼。此无主之为害也。有最畏出奇，惟求稳当，车薪杯水，难免败亡。此过慎之为害也。有境遇不偶，营求未遂，深情牵挂，良药难医。此得失之为害也。有性急者遭迟病，更医而致杂投；有性缓者遭急病，濡滞而成难挽。此缓急之为害也。有参、术沾唇惧补，心先痞塞；硝、黄入口畏攻，神即飘扬。此成心之为害也。有讳疾不言，有隐情难告，甚而故隐病状，试医以脉。不知自古神圣，未有舍望、闻、问，而独凭一脉者。且如气口脉盛，则知伤食，至于何日受伤，所伤何物，岂能以脉知哉？此皆病人之情，不可不察者也。

所谓旁人之情者，或执有据之论，而病情未必相符；或兴无本之言，而医理何曾梦见？或操是非之柄，同我者是之，异己者非之，而真是真非莫辨；或执肤浅之见，头痛者救头，脚痛者救脚，而孰本孰标谁知？或尊贵执言难抗，或密戚偏见难回。又若荐医，动关生死。有意气之私厚而荐者，有庸浅之偶效而荐者，有信其利口而荐者，有食其酬报而荐者，甚至薰莸不辨，妄肆品评，誉之则跖可为舜，毁之则凤可作鸮，致怀奇之士拂衣而去，使深危之病坐而待亡。此皆旁人之情，不可不察者也。

所谓医人之情者，或巧语诳人，或甘言悦听，或强辩相欺，或危言相恐。此便佞之流也。或结纳亲知，或修好僮仆，或求营上荐，或不邀自赴。此阿谄之流也。有腹无藏墨，诡言神授，目不识丁，假托秘传。此欺诈之流也。有望、闻、问、切，漫不关心，枳、朴、归、芩，到手便撮，妄谓人愚我明，人生我熟。此孟浪之流也。有嫉妒性成，排挤为事，阳若同心，阴为浸润，是非颠倒，朱紫混淆。此谗妒之流也。有贪得无知，轻忽人命。如病在危疑，良医难必，极其详慎，犹冀回春；若辈贪功，妄轻投剂，至于败坏，嫁谤自文。此贪幸之流也。有意见各持，异同不决，**曲高者和寡，道高者谤多。**一齐之傅几何？众楚之咻易乱。此肤浅之流也。有素所相知，苟且图功，有素不相识，遇延辨症，病家既不识医，则倏赵倏钱，医家莫肯任怨，则惟苓惟梗。或延医众多，互为观望；或利害攸系，彼此避嫌。惟求免怨，诚然得矣；坐失机宜，谁之咎乎？此由知医不真，任医不专也。

凡若此者，孰非人情？而人情之详，尚多难尽。圣人以不失人情为戒，欲令学者思之慎之，勿为陋习所中耳。虽然必期不失，未免迁就。但迁就既碍于病情，不迁就又碍于人情，有必不可迁就之病情，而复有不得不迁就之人情，且奈之何哉！故曰忧忧乎难之矣！

◎ 元气存亡论（清·徐大椿《医学源流论》）

养生者之言曰：天下之人，皆可以无死。斯言妄也，何则？人生自免乳哺以后，始而孩，既而长，既而壮，日胜一日。何以四十以后，饮食奉养如昔，而日且就衰？或者曰：嗜欲戕之也。则绝嗜欲，可以无死乎？或者曰：劳动贼之也。则戒劳动，可以无死乎？或者曰：思虑扰之也，则屏思虑，可以无死乎？果能绝嗜欲，戒劳动，减思虑，免于疾病夭札则有之。其老而眊，眊而死，犹然也。况乎四十以前，未尝无嗜欲、劳苦、思虑，然而日生日长。四十以后，虽无嗜欲、劳苦、思虑，然而日减日消，此其故何欤？

盖人之生也，顾夏虫而却笑，以为是物之生死，何其促也，而不知我实犹是耳。当其受生之时，已有定分焉。所谓定分者，元气也。视之不见，求之不得，附于气血之内，宰乎气血之先。其成形之时，已有定数。譬如置薪于火，始燃尚微，渐久则烈，薪力既尽，而火熄矣。其有久暂之殊者，则薪之坚脆异质也。故终身无病者，待元气之自尽而死，此所谓终其天年者也。至于疾病之人，若元气不伤，虽病甚不死；元气或伤，虽病轻亦死，而其中又有辨焉。

有先伤元气而病者，此不可治者也；有因病而伤元气者，此不可不预防者也。亦有因误治而伤及元气者，亦有元气虽伤未甚，尚可保全之者，其等不一。故诊病决死生者，不视病之轻重，而视元气之存亡，则百不失一矣。至所谓元气者，何所寄耶？五脏有五脏之真精，此元气之分体者也。而其根本所在，即《道经》所谓丹田，《难经》所谓命门，《内经》所谓七节之旁，中有小心，阴阳阖辟存乎此，呼吸出入系乎此。无火而能令百体皆温，无水而能令五脏皆润。此中一线未绝，则生气一线未亡，皆赖此也。

若夫有疾病而保全之法何如？盖元气虽自有所在，然实与脏腑相连属者也。寒热攻补不得其道，则实其实而虚其虚，必有一脏大受其害。邪入于中，而精不能续，则元气无所附而伤矣。故人之一身，无处不宜谨护，而药不可轻试也。若夫预防之道，惟上工能虑在病前，不使其势已横而莫救，使元气克全，则自能托邪于外。若邪盛为害，则乘元气未动，与之背城而一决，勿使后事生悔，此神而明之之术也。若欲与造化争权，而令天下之人终不死，则无是理矣。

◎ 用药如用兵论 （清·徐大椿《医学源流论》）

圣人之所以全民生也，五谷为养，五果为助，五畜为益，五菜为充。而毒药则以之攻邪，故虽甘草、人参，误用致害，皆毒药之类也。古人好服食者，必生奇疾，犹之好战胜者，必有奇殃。是故兵之设也以除暴，不得已而后兴；药之设也以攻疾，亦不得已而后用，其道同也。故病之为患也，小则耗精，大则伤命，隐然一敌国也。以草木偏性，攻脏腑之偏胜，必能知彼知己，多方以制之，而后无丧身殒命之忧。是故传经之邪，而先夺其未至，则所以断敌之要道也。横暴之疾，而急保其未病，则所以守我之岩疆也。挟宿食而病者，先除其食，则敌之资粮已焚；合旧疾而发者，必防其并，则敌之内应既绝。辨经络而无泛用之药，此之谓向导之师；因寒热而有反用之方，此之谓行间之术。一病而分治之，则用寡可以胜众，使前后不相救，而势自衰；数病而合治之，则并力捣其中坚，使离散无所统，而众悉溃。病方进，则不治其太甚，固守元气，所以老其师；病方衰，则必穷其所之，更益精锐，所以捣其穴。若夫虚邪之体，攻不可过，本和平之药，而以峻药补之，衰敝之日不可穷民力也；实邪之伤，攻不可缓，用峻厉之药，而以常药和之，富强之国可以振威武也。然而选材必当，器械必良，克期不愆，布阵有方，此又不可更仆数也。**孙武子十三篇，治病之法尽之矣。**

◎ 养生论（三国·嵇康）

世或有谓神仙可以学得，不死可以力致者。或云上寿百二十，古今所同，过此以往，莫非妖妄者。此皆两失其情，请试粗论之。

夫神仙虽不目见，然记籍所载，前史所传，较而论之，其有必矣。似特受异气，禀之自然，非积学所能致也。至于导养得理，以尽性命，上获千余岁，下可数百年，可有之耳。而世皆不精，故莫能得之。何以言之？夫服药求汗，或有弗获，而愧情一集，涣然流离。终朝未餐则嚣然思食，而曾子衔哀七日不饥。夜分而坐则低迷思寝，内怀殷忧则达旦不瞑。劲刷理鬓，醇醴发颜，仅乃得之；壮士之怒，赫然殊观，植发冲冠。由此言之，精神之于形骸，犹国之有君也。神躁于中，而形丧于外，犹君昏于上，国乱于下也。

夫为稼于汤之世，偏有一溉之功者，虽终归于燋烂，必一溉者后枯。然则一溉之益，固不可诬也。而世常谓一怒不足以侵性，一哀不足以伤身，轻而肆之，是犹不识一溉之益，而望嘉谷于旱苗者也。是以君子知形恃神以立，神须形以存，悟生理之易失，知一过之害生。故修性以保神，安心以全身，爱憎不栖于情，忧喜不留于意，泊然无感，而体气和平。又呼吸吐纳，服食养身，使形神相亲，表里俱济也。

夫田种者，一亩十斛，谓之良田，此天下之通称也。不知区种可百余斛。田种一也，至于树养不同，则功收相悬。谓商无十倍之价，农无百斛之望，此守常而不变者也。且豆令人重，榆令人瞑，合欢蠲忿，萱草忘忧，愚智所共知也。薰辛害目，豚鱼不养，常世所识也。虱处头而黑，麝食柏而香；颈处险而瘿，齿居晋而黄。推此而言，凡所食之气，蒸性染身，莫不相应。岂惟蒸之使重而无使轻，害之使暗而无使明，薰之使黄而无使坚，芬之使香而无使延哉？故神农曰"上药养命，中药养性"者，诚知性命之理，因辅养以通也。而世人不察，惟五谷是见，声色是耽。目惑玄黄，耳务淫哇。滋味煎其腑脏，醴醪鬻其肠胃。香芳腐其骨髓，喜怒悖其正气。思虑销其精神，哀乐殃其平粹。

夫以蕞尔之躯，攻之者非一途，易竭之身，而外内受敌，身非木石，其能久乎？其自用甚者，饮食不节，以生百病；好色不倦，以致乏绝；风寒所灾，百毒所伤，中道夭于众难。世皆知笑悼，谓之不善持生也。至于措身失理，亡之于微，积微成损，积损成衰，从衰得白，从白得老，从老得终，闷若无端。中智以下，谓之自然。纵少觉悟，咸叹恨于所遇之初，而不知慎众险于未兆。是由桓侯抱将死之疾，而怒扁鹊之先见，以觉痛之日，为受病之始也。害成于微而救之于著，故有无功之治；驰骋常人之域，故有一切之寿。仰观俯察，莫不皆然。以多自证，以同自慰，谓天地之理尽此而已矣。纵闻养生之事，则断以所见，谓之不然。其次狐疑，虽少庶几，莫知其由。其次，自力服药，半年一年，劳而未验，志以厌衰，中路复废。或益之以畎浍，而泄之以尾闾。欲坐望显报者，或抑情忍欲，割弃荣愿，而嗜好常在耳目之前，所希在数十年之后，又恐两失，内怀犹豫，心战于内，物诱于外，交赊相倾，如此复败者。

夫至物微妙，可以理知，难以目识，譬犹豫章，生七年然后可觉耳。今以躁竞之心，涉希静之途，意速而事迟，望近而应远，故莫能相终。夫悠悠者既以未效不求，而求者以不专丧业，偏恃者以不兼无功，追术者以小道自溺，凡若此类，故欲之者万无一能成也。

善养生者则不然矣。清虚静泰，少私寡欲。知名位之伤德，故忽而不营，非欲而强禁也。识厚味之害性，故弃而弗顾，非贪而后抑也。外物以累心不存，神气以醇白独著，旷然无忧患，寂然无思虑。又守之以一，养之以和，和理日济，同乎大顺。然后蒸以灵芝，润以醴泉，晞以朝阳，绥以五弦，无为自得，体妙心玄，忘欢而后乐足，遗生而后身存。若此以往，恕可与羡门比寿，王乔争年，何为其无有哉？

◎答难养生论（三国·嵇康）

答曰：所以贵智而尚动者，以其能益生而厚身也。然欲动则悔吝生，智行则前识立；前识立则志开而物遂，悔吝生则患积而身危，二者不藏之于内，而接于外，只足以灾身，非所以厚生也。夫嗜欲虽出于人，而非道之正，犹木之有蝎，虽木之所生，而非木之宜也。故蝎盛则木朽，欲胜则身枯。然则欲与生不并立，名与身不俱存，略可知矣。而世未之悟，以顺欲为得生，虽有厚生之情，而不识生生之理，故动之死地也。是以古之人知酒肉为甘鸩^{zhèn}，弃之如遗；识名位为香饵，逝而不顾。使动足资生，不滥于物；知正其身，不营于外；背其所凶，向其所吉。此所以用智遂生之道也。故智之为美，美其益生而不羡；生之为贵，贵其乐知而不交，岂可疾智而轻身、勤欲而贱生哉？且圣人宝位，以富贵为崇高者，盖谓人君贵为天子，富有四海，民不可无主而存，主不能无尊而立；故为天下而尊君位，不为一人而重富贵也。又曰：富与贵是人之所欲者，盖为季世恶贫贱而好富贵也。未能外荣华而安贫贱，且抑使由其道而不争，不可令其力争，故许其心竞；中庸不可得，故与其狂狷^{juàn}。此俗谈耳。不言至人当今贪富贵也。圣人不得已而临天下，以万物为心，在宥^{yòu}群生，由身以道，与天下同于自得；穆然以无事为业，坦尔以天下为公，虽居君位，飨^{xiǎng}万国，恬若素士接宾客也。虽建龙旗，服华衮^{gǔn}，忽若布衣之在身。故君臣相忘于上，烝民家足于下。岂劝百姓之尊己，割天下以自私，以富贵为崇高，心欲之而不已哉？且子文三显，色不加悦；柳惠三黜^{chù}，容不加戚。何者？令尹之尊，不若德义之贵；三黜之贱，不伤冲粹之美。二子尝得富贵于其身，终不以人爵婴心，故视荣辱如一。由此言之，岂云欲富贵之情哉？请问锦衣绣裳，不陈于暗室者，何必顾众而动以毁誉为欢戚也？夫然，则欲之患其得，得之惧其失，苟患失之，无所不至矣。在上何得不骄？持满何得不溢？求之何得不苟？得之何得不失邪？且君子出其言善，则千里之外应之，岂在于多欲以贵得哉？奉法循理，不缀世网，以无罪自尊，以不仕为逸；游心乎道义，偃息乎卑室，恬愉无遌，而神气条达，岂须荣华然后乃贵哉？耕而为食，蚕而为衣，衣食周身，则余天下之财，犹渴者饮河，快然以足，不羡洪流，岂待积敛然后乃富哉？君子之用心若此，盖将以名位为赘瘤，资财为尘垢也，安用富贵乎？故世之难得者，非财也，非荣也，患意之不足耳！意足者，虽耦^{ǒu}耕甽^{quǎn}亩，被褐啜菽^{shū}，岂不自得？不足者，虽养以天下，委以万物，犹未惬^{qiè}然。则足者不须外，不足者无外之不须也。无不须，故无往而不乏；无所须，故无适而不足。不以荣华肆志，不以隐约趋俗，混乎与万物并行，不可宠辱，此真有富贵也。故遗贵欲贵者，贱及之；故忘富欲富者，贫得之。理之然也。今居荣华而忧，虽与荣华偕老，亦所以终身长愁耳。故老子曰："乐莫大于无忧，富莫大于知足。"此之谓也。

难曰：感而思室，饥而求食，自然之理也。诚哉是言！今不使不室不食，但欲令室食得理耳。夫不虑而欲，性之动也；识而后感，智之用也。性动者，遇物而当，足则无余；智用者，从感而求，倦而不已。故世之所患，祸之所由，常在于智用，不在于性动。今使瞽者遇室，则西施与嫫（mó）母同情；聩者忘味，则糟糠（zāokāng）与精粺（bài）等甘。岂识贤愚好丑，以爱憎乱心哉？君子识智以无恒伤生，欲以逐物害性。故智用则收之以恬，性动则纠之以和。使智止于恬，性足于和，然后神以默醇，体以和成，去累除害，与彼更生。所谓不见可欲，使心不乱者也。纵令滋味常染于口，声色已开于心，则可以至理遣之，多算胜之。何以言之也？夫欲官不识君位，思室不拟亲戚，何者？知其所不得，则不当生心也。故嗜酒者自抑于鸩醴，贪食者忍饥于漏脯，知吉凶之理，故背之不惑，弃之不疑也，岂恨不得醋饮与大嚼哉？且逆旅之妾，恶者以自恶为贵，美者以自美得贱。美恶之形在目，而贵贱不同；是非之情先著，故美恶不能移也。苟云理足于内，乘一以御外，何物之能默哉？由此言之，性气自和，则无所困于防闲；情志自平，则无郁而不通。世之多累，由见之不明耳。又常人之情，远虽大，莫不忽之；近虽小，莫不存之。夫何故哉？诚以交赊相夺，识见异情也。三年丧不内御，礼之禁也。莫有犯者。酒色乃身之仇也，莫能弃之。由此言之，礼禁交虽小不犯，身仇赊虽大不弃；然使左手据天下之图，右手旋害其身，虽愚夫不为：明天下之轻于其身，酒色之轻于天下，又可知矣。而世人以身殉之，毙而不悔，此以所重而要所轻，岂非背赊而趣交邪？智者则不然矣，审轻重然后动，量得失以居身。交赊之理同，故备远如近，慎微如著，独行众妙之门，故终始无虞。此与夫耽欲而快意者，何殊间哉？

难曰：圣人穷理尽性，宜享遐期，而尧、孔上获百年，下者七十，岂复疏于导养乎？案论尧、孔虽禀命有限，故导养以尽其寿。此则穷理之致，不为不养生得百年也。且仲尼穷理尽性，以至七十；田父以六弊蠢愚，有百二十者。若以仲尼之至妙，资田父之至拙，则千岁之论奚所怪哉？且凡圣人，有损己为世，表行显功，使天下慕之，三徙成都者，或菲食勤躬，经营四方，心劳形困，趣步失节者；或奇谋潜称，爰及干戈，威武杀伐，功利争夺者；或修身以明污，显智以惊愚，藉名高于一世，取准的于天下，又勤诲善诱，聚徒三千，口倦谈议，身疲磬折，形若救孺子，视若营四海，神驰于利害之端，心骛于荣辱之途，俯仰之间，已再抚宇宙之外者。若比之于内视反听，爱气啬精，明白四达，而无执无为，遗世坐忘，以宝性全真，吾所不能同也。今不言松柏，不殊于榆柳也，然松柏之生各以良植遂性，若养松于灰壤则中年枯陨，树之于重崖则荣茂日新，此亦毓形之一观也。窦公无所服御，而致百八十，岂非鼓琴和其心哉？此亦养神之一征也。火蚕十八日，寒蚕三十日余，以不得逾时之命，而将养有过倍之隆。温肥者早终，凉瘦者迟竭，断可识矣。圉马养而不乘，用皆六十岁。体疲者速凋，形全者难毙，又可知矣。富贵多残，伐之者众也；野人多寿，伤之者寡也。亦可见矣。今能使目与瞽者同功，口与聩者等味，远害生之具，御益性之物，则始可与言养性命矣。

　　难曰：神农唱粒食之始，鸟兽以之飞走，生民以之视息。今不言五谷，非神农所唱也。既言上药，又唱五谷者，以上药希寡，艰而难致，五谷易殖，农而可久，所以济百姓而继夭阏也。故并而存之。唯贤者志其大，不肖者志其小耳，此同出一人。至当归止痛，用之不已；耒耜垦辟，从之不辍。何至养命蔑而不议？此殆玩所先习，怪于所未知。且平原则有枣栗之属，池沼则有菱芡之类，虽非上药，犹胜于黍稷之笃恭也。岂云视息之具，唯立五谷哉？又曰：黍稷惟馨，实降神祇。苹蘩蕴藻，非丰肴之匹；潢污行潦，非重酎之对。荐之宗庙，感灵降祉。是知神飨德之与信，不以所养为生。犹九土述职，各贡方物，以效诚耳。又曰：看粮入体，益不逾旬，以明宜生之验，此所以困其体也。今不言看粮无充体之益，但谓延生非上药之偶耳。请借以为难：夫所知麦之善于菽，稻之胜于稷，由有效而识之；假无稻稷之域，必以菽麦为珍养，谓不可尚矣。然则世人不知上药良于稻稷，犹守菽麦之贤于蓬蒿，而必天下之无稻稷也。若能仗药以自永，则稻稷之贱，居然可知。君子知其若此，故准性理之所宜，资妙物以养身，植玄根于初九，吸朝霞以济神。今若以春酒为寿，则未闻高阳有黄发之叟也；若以充悦为贤，则未闻鼎食有百年之宾也。且冉生婴疾，颜子短折，穰岁多病，饥年少疾。故狄食米而生癫，疮得谷而血浮，马秣粟而足重，雁食粒而身留。从此言之，鸟兽不足报功于五谷，生民不足受德于田畴也；而人竭力以营之，杀身以争之。养亲献尊，则唯菊蓏粱稻；聘享嘉会，则肴馔旨酒。而不知皆淖溺筋液，易糜速腐。初虽甘香，入身臭腐，竭辱精神，染污六腑。郁秽气蒸，自生灾蠹。饕淫所阶，百疾所附。味之者口爽，服之者短祚。岂若流泉甘醴，琼蕊玉英。金丹石菌，紫芝黄精。皆众灵含英，独发奇生。贞香难歇，和气充盈。澡雪五脏，疏彻开明，呒之者体轻。又练骸易气，染骨柔筋。涤垢泽秽，志凌青云。若此以往，何五谷之养哉？且螟蛉有子，果蠃负之，性之变也。橘渡江为枳，易土而变，形之异也。纳所食之气，还质易性，岂不然哉？故赤斧以练丹赪发，涓子以术精久延。偓佺以松实方目，赤松以水玉乘烟。务光以蒲韭长耳，邛疏以石髓驻年，方回以云母变化，昌容以蓬蔂易颜。若此之类，不可详载也。孰云五谷为最，而上药无益哉？

又责千岁以来，目未之见，谓无其人。即问谈者，见千岁人，何以别之？欲校之以形，则与人不异；欲验之以年，则朝菌无以知晦朔，蜉蝣无以识灵龟。然而千岁虽在市朝，固非小年之所辨矣。彭祖七百，安期千年，则狭见者谓书籍妄记。刘根遐寝不食，或谓偶能忍饥；仲都冬裸而体温，夏裘而身凉，桓谭谓偶耐寒暑；李少君识桓公玉椀，则阮生谓之逢占而知；尧以天下禅许由，而扬雄谓好大为之。凡若此类，上以周孔为关键，毕志一诚；下以嗜欲为鞭策，欲罢不能。驰骤于世教之内，争巧于荣辱之间，以多同自灭，思不出位，使奇事绝于所见，妙理断于常论，以言变通达微，未之闻也。久殒闲居，谓之无欢，深恨无肴，谓之自愁。以酒色为供养，谓长生为无聊。然则子之所以为欢者，必结驷连骑，食方丈于前也。夫俟此而后为足，谓之天理自然者，皆役身以物，丧志于欲，原性命之情，有累于所论矣。夫渴者唯水之是见，酌者唯酒之是求，人皆知乎生于有疾也。今昔以从欲为得性，则渴酌者非病，淫湎者非过，桀跖之徒皆得自然，非本论所以明至理之意也。

夫至理诚微，善溺于世，然或可求诸身而后悟，校外物以知之者。人从少至长，降杀好恶有盛衰。或稚年所乐，壮而弃之；始之所薄，终而重之。当其所悦，谓不可夺；值其所丑，谓不可欢；然还城易地，则情变于初也。苟嗜欲有变，安知今之所耽，不为臭腐？曩之所贱，不为奇美邪？假令厮养暴登卿尹，则监门之类蔑而遗之。由此言之，凡所区区，一域之情耳，岂必不易哉？又饥飧者，于将获所欲，则悦情注心。饱满之后，释然疏之，或有厌恶。然则荣华酒色，有可疏之时。蚺蛇珍于越土，中国遇而恶之；黼黻贵于华夏，裸国得而弃之。当其无用，皆中国之蚺蛇，裸国之黼黻也。以大和为至乐，则荣华不足顾也；以恬澹为至味，则酒色不足钦也。苟得意有地，俗之所乐，皆粪土耳，何足恋哉？今谈者不睹至乐之情，甘减年残生，以从所愿，此则李斯背儒，以殉一朝之欲，主父发愤，思调五鼎之味耳。且鲍肆自玩而贱兰茝，犹海鸟对太牢而长愁，文侯闻雅乐而塞耳。

故以荣华为生具，谓济万世不足以喜耳。此皆无主于内，借外物以乐之；外物虽丰，哀亦备矣。有主于中，以内乐外，虽无钟鼓，乐已具矣。故得志者，非轩冕也；有至乐者，非充屈也；得失无以累之耳。且父母有疾，在困而瘳，则忧喜并用矣。由此言之，不若无喜可知也。然则乐岂非至乐邪？故顺天和以自然，以道德为师友，玩阴阳之变化，得长生之永久，任自然以托身，并天地而不朽者，孰享之哉？

养生有五难，名利不灭，此一难也；喜怒不除，此二难也；声色不去，此三难也；滋味不绝，此四难也；神虑消散，此五难也。五者必存，虽心希难老，口诵至言，咀嚼英华，呼吸太阳，不能不回其操，不夭其年也。五者无于胸中，则信顺日济，玄德日全。不祈喜而有福，不求寿而自延，此养生大理之所效也。然或有行逾曾闵，服膺（yīng）仁义，动由中和，无甚大之累，便谓仁理已毕，以此自臧，而不荡喜怒、平神气，而欲却老延年者，未之闻也。或抗志希古，不荣名位，因自高于驰骛（wù）；或运智御世，不婴祸故，以此自贵。此于用身，甫与乡党龀齿耆年同耳，以言存生，盖阙如也。或弃世不群，志气和粹，不绝谷茹芝，无益于短期矣。或琼粮既储，六气并御，而能含光内观，凝神复朴，栖心于玄冥之崖，含气于莫大之溪（hóu）者，则有老可却，有年可延也。凡此数者，合而为用，不可相无，犹辕轴轮辖，不可一乏于舆也。然人若偏见，各备所患，单豹以营内致毙，张毅以趣外失中，齐以戒济西取败，秦以备戎狄自穷。此皆不兼之祸也。积善履信，世屡闻之。慎言语，节饮食，学者识之。过此以往，莫之或知。请以先觉，语将来之觉者。

◎记方通律（宋·周密《癸辛杂识》）

《石林避暑录》载蔡州道士杨大均善医，能默诵《素问》《本草》《千金方》，其间药名分两皆不遗一字。因问其此有何义理而可记乎？大均曰："苟通其义，其文理有甚于章句偶俪，一见何可忘也。"余向登紫霞翁门，翁妙于琴律，时有画鱼周大夫者善歌，每令写谱参订，虽一字之误，翁必随证其非。余尝扣之，云："五凡工尺，有何义理？而能暗通默记如此，既未按管色，又安知其误耶？"翁叹曰："君特未深究此事耳！其间义理之妙，又有甚于文章，不然安能强记之乎？"其说正与前合。盖天下之事，虽承蜩履稀（tiáo）之微，亦各有道也。

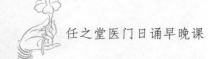

◎ 书方宜人共识说（清·顾文烜撰，摘于《吴医汇讲》）

国家征赋，单曰易知。良将用兵，法云贵速。我侪之治病亦然。尝见一医，方开小草，市人不知为远志之苗，而用甘草之细小者。又有一医，方开蜀漆，市人不知为常山之苗，而令加干漆者。凡此之类，如写玉竹为萎蕤，乳香为熏陆，天麻为独摇草，人乳为蟠桃酒，鸽粪为左蟠龙，灶心土为伏龙肝者，不胜枚举。但方书原有古名，而取用宜乎通俗，若图立异矜奇，致人眼生不解，危急之际，保无误事？

又有医人工于草书者，医案人或不识，所系尚无轻重；至于药名，则药铺中人岂能尽识草书乎？孟浪者约略撮之而贻误，小心者往返询问而羁延。可否相约同人，凡书方案，字期清爽，药期共晓。

再如药引中生姜常写几片，灯心常写几根，竹叶、橘叶常写几瓣，葱管、荷梗常写几寸，余谓片有厚薄，根有短长，瓣有大小，寸有粗细，诸如此类，皆须以分两为准。又煎药宜嘱病家，各药各罐，勿与他人共享，恐彼煎攻克，此煎补益，彼煎寒凉，此煎温热，譬如酒壶泡茶，虽不醉人，难免酒气。此说偶见于《愿体集》中，窃以为先得我心，故亦摘而赘之。

◎ 医不可急于财利（明·王绍隆、清·潘楫《医灯续焰》）

《泊宅编》云：王居安秀才久苦痔疾，闻萧山有善工，力不能招致，遂命舟自乌程走钱塘，舍于静邸中，使人迎医。医绝江至杭。既见，欣然为治药饵，且云：请以五日为期，可以除根本。初以一药，放下大肠数寸。又以一药洗之，徐用药线结痔。信宿痔脱，其大如桃。复以药饵调养，数日遂安。此工初无难色，但放下大肠了，方议报谢之物。病者知命悬其手，尽许行囊所有为酬，方许治疗。又玉山周仅，调官京师。旧患膀胱气，外肾偏坠。有货药人云：只立谈间，可使之正。约以万钱及三缣之报。相次入室中，施一针，所苦果平。周大喜，即如数酬金帛而去。后半月，其疾如故。使人访医者，已不见矣。古之贤人，或在医卜之中。今之医者，急于声利，率用诡道以劫流俗，殆与穴坏挟刀之徒无异。予目击二事，今书之以为世警。

《巳志》载宜兴段承务，医术精高。然贪顾财贿，非大势力者不能屈致。翟忠惠公居常熟，欲见之不可。诿平江守梁尚书邀之始来。既回平江，适一富人病，来谒医。段曰：此病不过汤药数剂可疗，然非五百千为谢不可。其家始许半酬，拂衣去。竟从其请，别奉银五十两为药资。段求益至百两，乃出药为治。数日愈，挟所获西归。中途夜梦一朱衣曰：上帝以尔为医，而厚取贿赂，殊无济物之心。命杖脊二十，遂敕左右捽而鞭之。既寤，觉脊痛，呼仆视之，捶痕宛然，还家未几而死。

宣城符里镇人符助教治痈疽，操心亡状。病者疮不毒，先以药发之。忽一黄衣卒来，持片纸示之云：阴司追汝，以藤杖点其背。符大叫痛。黄衣曰：汝原来也知痛。随手成大疽而死。

《名医录》云：京师有一妇人，姓白，有美容，京人皆称为白牡丹。货下胎药为生。忽患脑疼，日增其肿，名医治之皆不愈。日久溃烂，臭秽不可闻。每夜声唤，远近皆闻之。一日遂与家中云：我所蓄下胎方，尽为我焚之。戒子弟曰：誓不可传此业。其子告母云：我母因此起家，何弃之有？其母曰：我夜夜梦数百小儿咂我脑袋，所以疼痛叫唤。此皆是我以毒药坏胎，获此果报。言讫遂死。

◎医善用心（明·黎澄《南翁梦录》）

澄先人之外祖曰：范公讳彬，家世业医，事陈英王为判太医令。常竭家资以蓄良药，积米谷，人有孤苦疾病者，寓之于家，以给饘^{zhān}粥救疗，虽脓血淋漓，不少嫌避。如此来者，待健而去，床不绝人。忽连年饥馑，疫疬大作，乃筑房屋宿困穷饥者、病者，活千余人，名重当世。后尝有人扣门急请曰："家有妇人卒暴血崩如注，面色稍青。"公闻之遽^{jù}往，出门而王使人至，曰："宫中贵人有发寒热者，召公看之。"曰："此病不急，今人家命在顷刻，我且救彼，不久便来。"中使怒曰："人臣之礼，安得如此？君欲救他命，不救尔命耶？"公曰："我固有罪，亦无奈何。人若不救，死在顷刻，无所望也。小臣之命，望在主上，幸得免死，余罪甘当。"遂去救治，其人果活。少顷来见，王责之，免冠谢罪，敷析真心。王喜曰："汝真良医，既有善艺，又有仁心，以恤我赤子，诚副予望也。"后之子孙为良医，官四五品者二三人，世皆称誉其不坠家业也。

◎读书病目（宋·葛立方《韵语阳秋》）

山谷平生为目所苦，故和东坡诗有"请天还我读书眼，欲载轩辕讫鼎湖"之句。其摄养禁忌之法，论之详矣。故《次韵元实病目诗》云："道人常恨未灰心，儒士苦爱读书眼。要须玄览照镜空，莫作白鱼钻蠹简。"病者苟能知此，其贤于金篦刮膜远矣。大抵书生牵于习气，不能割爱于书册，故为目害尤甚。唐张籍好学，业文之士也，中年病目失明，议者谓不能损读之过。孟郊尝赠之诗云："西明寺后穷瞎张太祝，纵尔有眼谁能珍。天子咫尺不得见，不如闭眼且养真。"盖非特伤籍，而郊亦自伤，虽有眼而不得见君也。

◎ 医须周察（清·陆以湉《冷庐医话》）

太平崔默庵，医多神验，有一少年新娶，未几出痘，遍身皆肿，头面如斗。诸医束手，延默庵诊之。默庵诊症，苟不得其情，必相对数日沉思，反复诊视，必得其因而后已。诊此少年时，六脉平和，惟稍虚耳，骤不得其故。时因肩舆道远腹饿，即在病者榻前进食。见病者以手擘目，观其饮啖，盖目眶尽肿，不可开合也。问：思食否？曰：甚思之，奈为医者戒余勿食何？崔曰：此症何碍于食？遂命之食，饮啖甚健，愈不解。久之，视其室中床榻桌椅漆器熏人，忽大悟曰：余得之矣！亟命别迁一室，以螃蟹数斤生捣，遍敷其身，不一二日肿消痘现，则极顺之症也。盖其人为漆所咬，他医皆不识云。

◎ 医中百误歌（清·程钟龄《医学心悟》）

医中之误有百端，漫说肘后尽金丹，先将医误从头数，指点分明见一斑。
医家误，辨证难，三因分证似三山，三山别出千条脉，病有根源仔细看。
医家误，脉不真，浮沉迟数不分清，却到分清浑又变，胸中了了指难明。
医家误，失时宜，寒热温凉要相时，时中消息团团转，惟在沉潜观化机。
医家误，不明经，十二经中好问因，经中不辨循环理，管教阳证入三阴。
医家误，药不中，攻补寒温不对证，实实虚虚误非轻，举手须知严且慎。
医家误，伐无过，药有专司切莫错，引经报使本殊途，投剂差讹事辄复。
医家误，药不称，重病药轻轻反重，轻重不均皆误人，此道微乎危亦甚。
医家误，药过剂，疗寒未已热又至，疗热未已寒更生，劝君举笔须留意。
医家误，失标本，缓急得宜方是稳，先病为本后为标，纤悉几微要中肯。
医家误，舍正路，治病不识求其属，壮水益火究根源，太仆之言要诵读。
医家误，昧阴阳，阴阳极处没抓拿，亢则害兮承乃制，灵兰秘旨最神良。
医家误，昧寒热，显然寒热易分别，寒中有热热中寒，须得长沙真秘诀。

医家误，昧虚实，显然虚实何难治，虚中有实实中虚，用药东垣有次第。

医家误，药姑息，症属外邪须克治，痞满燥实病坚牢，茶果汤丸何所济。

医家误，药轻试，攻病不知顾元气，病若祛时元气伤，似此何劳君算计。

医家误，不知几，脉动症变只几希，病在未形先着力，明察秋毫乃得之。

医家误，鲜定见，见理真时莫改变，恍似乘舟破浪涛，把舵良工却不眩。

医家误，强识病，病不识时莫强认，谦躬退位让贤能，务俾他人全性命。

医家误，在刀针，针有时宜并浅深，百毒总应先艾灸，头面之上用神灯。

医家误，薄愚蒙，先王矜恤是孤穷，病笃必施真救济，好生之念合苍穹。

医家误，不克己，见人开口便不喜，岂知刍荛有一能，何况同人说道理。

医家误未已，病家误方兴，与君还细数，请君为我听。

病家误，早失计，初始抱恙不介意，人日虚兮病日增，总有良工也费气。

病家误，不直说，讳疾试医工与拙，所伤所作只君知，纵有名家猜不出。

病家误，性躁急，病有回机药须吃，药既相宜病自除，朝夕更医也不必。

病家误，不相势，病势沉沉急变计，若在蹉跎时日深，恐怕回春无妙剂。

病家误，在服药，服药之中有窍妙，或冷或热要分明，食后食前皆有道。

病家误，最善怒，气逆冲胸仍不悟，岂知肝木克脾元，愿君养性须回护。

病家误，苦忧思，忧思抑郁欲何之，常将不如己者比，知得雄来且守雌。

病家误，好多言，多言伤气最难痊，劝君默口存神坐，好将真气养真元。

病家误，染风寒，风寒散去又复还，譬如城郭未完固，那堪盗贼更摧残。

病家误，不戒口，口腹伤人处处有，食饮相宜中气和，鼓腹含哺天地久。

病家误，不戒慎，闺房衽席不知命，命有颠危可若何，愿将好色人为镜。

病家误，救绝气，救气闭口莫闭鼻，若连鼻子一齐扪，譬如入井复下石。

两者有误误未歇，有恐旁人误重迭，还须屈指与君陈，好把旁人观一切。

傍人误，代惊惶，不知理路乱忙忙，用药之时偏做主，平时可是学岐黄。

傍人误，引邪路，妄把师巫当仙佛，有病之家易着魔，到底昏迷永不悟。

更有大误药中寻，与君细说好留神。

药中误，药不真，药材真致力方深，有名无实何能效，徒使医家枉用心。

药中误，失炮制，炮制不工非善剂，市中之药未蒸炒，劝君审度才堪试。

药中误，丑人参，或用粗枝枯小参，蒸过取汤兼灌饧，方中用下却无功。

药中误，秤不均，贱药多兮贵药轻，君臣佐使交相失，偾事由来最恼人。

仍有药中误，好向水中寻，劝君煎药务得人。

煎药误，水不洁，油汤入药必呕哕，呕哕之时病转增，任是名医审不决。

煎药误，水频添，药炉沸起又加些，气轻力减何能效，枉怪医家主见偏。

此系医中百种误，说与君家记得熟，记得熟时病易瘳，与君共享大春秋。

下篇 医术篇

读书临证就像磨刀砍柴一样，磨刀不误砍柴功，读书才有利于临证。临证不能治，皆因少读书，砍柴不顺手，多因刀斧没磨够，所以《论语》说，工欲善其事，必先利其器。想要砍柴砍得好，就要先把刀磨利，天天砍柴，天天也要磨刀。一天离不开临证，一天就离不开读书。

人皆知读书重要，但往往方法不对，耐性不够。投机取巧，用心意识，急于技艺，并不是学医的好方法。大道至简，返璞归真，像孩童时期读书那样，心无杂念，读书百遍，其义自现。所以这些经典名文，你要培养它们就像培养庄稼树苗一样，只需勤于做早晚课，朝课暮诵，读诵到朗朗上口，自然流露，其中义理便豁然开朗了。

如果想要一口气吃成个胖子，或者浇一次水，施一次肥，就成就大树庄稼，这都是不合天地自然的。何况是学医呢？急于求成，在学医精神上就落于下乘了。

学医不看聪明才智，而看日日精进，不看世智聪辩，而看耕耘不断，就像老农种庄稼，天天拔草松土，天天浇水。这做早晚课，朝课暮诵，就是天天为我们这棵医学之树不断地注入营养，不断地拔草松土。学医者还要用于求问，要知非改过，要勤学上进。如果不能知非改过，就安于现状。如果一日不能勤学上进，一日就没有进步可言。天底下聪明机智的人不少，往往因为不知道反省过失，天天熏修上进，得过且过，而把自己的才智禀赋给浪费了。而那些辛勤的修学者，虽然起步晚，资质不算上乘，却因为勤修不辍，朝课暮诵，最终成就医业。

经论总抄

（明·皇甫中《明医指掌》）

此篇总揭天地阴阳，人身造化，脉病治法，昭然可考，为初学之一鉴云。

三才，天地人也。天者，轻清而上浮也。地者，重浊而下凝也。阳之精为日，东升而西坠也。阴之精为月，夜见而昼隐也。天不足西北，故西北方阴也，而人右耳目不如左明也。地不满东南，故东南方阳也，而人左手足不如右强也。天气下降，地气上升也。阴中有阳，阳中有阴也。平旦至日中，天之阳，阳中之阳也。日中至黄昏，天之阳，阳中之阴也。合夜至鸡鸣，天之阴，阴中之阴也。鸡鸣至平旦，天之阴，阴中之阳也。故人亦应之。

天地者，万物之上下也。阴阳者，血气之男女也。左右者，阴阳之道路也。水火者，阴阳之征兆也。金木者，生成之始终也。玄气凝空，水始生也。赤气炫空，火始生也。苍气浮空，木始生也。素气横空，金始生也。黄气际空，土始生也。

天地氤氲（yīnyūn），万物化醇。男女媾（gòu）精，万物化生。人者，得天地之正气，灵于万物者也。命者，天之赋也。精者，身之本也。形者，生之舍也。气者，生之元也。神者，生之制也。

心者，君主之官，神明出焉。肺者，相傅之官，治节出焉。胆者，中正之官，决断出焉。膻中者，臣使之官，喜乐出焉。肝者，将军之官，谋虑出焉。脾胃者，仓廪之官，五味出焉。大肠者，传导之官，变化出焉。小肠者，受盛之官，化物出焉。肾者，作强之官，伎巧出焉。三焦者，决渎之官，水道出焉。膀胱者，州都之官，津液藏焉，气化则能出矣。命门者，精神之所舍也，男子以藏精，女子以系胞。

三阳者，太阳、阳明、少阳也。三阴者，太阴、少阴、厥阴也。阳明者，两阳合明也。厥阴者，两阴交尽也。手太阳，小肠经也。手阳明，大肠经也。手少阳，三焦经也。手太阴，肺经也。手少阴，心经也。手厥阴，心包络也。足太阳，膀胱经也。足阳明，胃经也。足少阳，胆经也。足太阴，脾经也。足少阴，肾经也。足厥阴，肝经也。

头者，诸阳之所会。面者，五脏六腑之荣。鼻属肺，肺和则鼻知香臭矣。目属肝，肝和则目辨黑白矣。口属脾，脾和则口知五谷矣。舌属心，心和则舌知五味矣。耳属肾，肾和则耳闻五音矣。

头者，精神之府，头倾视深，精神将脱矣。背者，胸中心府，背曲肩垂，府将坏矣。腰者，肾之府，转摇不能，肾将惫矣。骨者，髓之府，不能久立，立则振掉，骨将惫矣。膝者，筋之府，屈伸不能，行则偻俯，筋将惫矣。

九窍者，肝补之于目，心开窍于耳，肺开窍于鼻，脾开窍于口，肾开窍于二阴也。

发者，属心，禀火气也。眉者，属肝，禀木气也。须者，属肾，禀水气也。咽者，咽物，纳水谷，接三脘，以通胃气也。喉者，喉气，有九节，通五脏，以系肺也。发者，血之余也。神者，气之余也。爪者，筋之余也。齿者，骨之余也。魂者，神明之辅弼也。魄者，精气之匡佐也。血为荣，荣者，水谷之精气也。气为卫，卫者，水谷之悍气也。直行者，谓之经。旁行者，谓之络也。

脉者，天真委和之气也。三部，寸、关、尺也。九候，浮、中、沉也。五脏，心、肝、脾、肺、肾也。六腑，胆、胃、大肠、小肠、膀胱、三焦也。

左手寸口，心与小肠之脉所出，君火也。左手关部，肝与胆之脉所出，风木也。左手尺部，肾与膀胱之脉所出，寒水也。右手寸口，肺与大肠之脉所出，燥金也。右手关部，脾与胃之脉所出，湿土也。右手尺部，命门与三焦之脉所出，相火也。

每部中客有浮、中、沉三候，三而三之，为九候也。浮者，主皮肤，候表及腑也。中者，主肌肉，以候胃气也。沉者，主筋骨，候里及脏也。寸为阳，为上部，法天，主心胸以上至头之有疾也。关为阴阳之中，为中部，法人，主膈以下至脐之有疾也。尺为阴，为下部，法地，主脐以下至足之有疾也。

四时之脉者，弦、钩、毛、石也。春脉弦，肝，东方木也。夏脉钩，心，南方火也。秋脉毛，肺，西方金也。冬脉石，肾，北方水也。四季脉迟缓，脾，中央土也。四时平脉，六脉俱带和缓也，谓有胃气，有胃气曰生，无胃气曰死。

五行者，金、木、水、火、土也。相生者，谓金生水，水生木，木生火，火生土，土生金也。相克者，谓金克木，木克土，土克水，水克火，火克金也。相生者吉，相克者凶。（如心见沉细，肝见短涩，肾见迟缓，肺见洪大，脾见弦长，皆遇克也。心见缓，肝见洪，肺见沉，脾见涩，肾见弦，皆遇我之所生也。）

左手属阳，右手属阴也。关前为阳，关后为阴也。男子左手脉常大于右手者，为顺也。女子右手脉常大于左手者，为顺也。男子尺脉常弱，寸脉常盛，是其常也。女子尺脉常盛，寸脉常弱，是其常也。反者，女得男脉，男得女脉。男得女脉为不及，女得男脉为太过。不及固病，太过亦病，所谓过犹不及也。

人迎者，左手关前一分是也。气口者，右手关前一分是也。人迎以候天之六气，风、寒、暑、湿、燥、火之外感也。气口以候人之七情，喜、怒、忧、思、悲、恐、惊之内伤也。人迎脉紧盛，大于气口一倍，属表，为阳，为腑也。气口脉紧盛，大于人迎一倍，属里，为阴，为脏也。属表为外感风寒，属里为内伤饮食。人迎、气口俱紧盛，为挟食伤寒，为内伤挟外感也。男子久病，气口充于人迎者，有胃气也。女子久病，人迎充于气口者，有胃气也。病虽重，可治，反此者逆也。

外因者，六淫之邪也。内因者，七情之气也。不内外因者，饮食劳倦跌扑也。

六脉者，浮、沉、迟、数、滑、涩也。浮者为阳，在表，为风、为虚也；沉者为阴，在里，为湿、为实也。迟者，为阴寒在脏也；数者，为阳热在腑也。滑者，血多气少也；涩者，气滞血枯也。

八要者，表、里、虚、实、寒、热、邪、正也。表者，病不在里也；里者，病不在表也。虚者，五虚也；实者，五实也。寒者，脏腑积冷也；热者，脏腑积热也。邪者，外邪相干也；正者，脏腑自病也。

七表者，浮、芤（kōu）、滑、实、弦、紧、洪也。

八里者，微、沉、缓、涩、迟、伏、濡、弱也。

九道者，长、短、虚、促、结、代、牢、动、细也。

七死者，雀啄、屋漏、弹石、解索、鱼翔、虾游、釜沸也。

奇经八脉者，阳维、阴维、阳跷、阴跷、冲脉、任脉、督脉、带脉也。

人病脉不病，名曰内虚；脉病人不病，名曰行尸也。

五运主病者，谓：诸风掉眩，皆属于肝木；诸痛痒疮疡，皆属于心火；诸湿肿满，皆属于脾土；诸气膹郁，皆属于肺金；诸寒收引，皆属于肾水也。

六气为病者，谓：诸暴强直，支痛软戾，里急筋缩，皆属于风。厥阴风木，乃肝胆之气也。诸病喘呕吐酸，暴注下迫，转筋，小便混浊，腹胀大，鼓之如鼓，痈疽疡疹，瘤气结核，吐下霍乱，瞀郁肿胀，鼻塞鼽衄，血溢血泄，淋闭，身热，恶寒，战栗，惊惑，悲笑，谵妄，衄蔑（miè）血污，皆属于热。少阴君火之热，乃真心、小肠之气也。诸痉强直，积饮痞膈中满，霍乱吐下，体重胕肿，肉如泥，按之不起，皆属于湿。太阴湿土，乃脾胃之气也。诸热瞀瘛（màochì），暴喑冒昧，躁扰狂越，骂詈（lì）惊骇，胕肿酸疼，气逆冲上，禁栗如丧神守，嚏呕疮疡喉痹，耳鸣及聋，呕涌溢，食不下，目昧不明，暴注䯃瘛，暴病暴死，皆属于火。少阳相火之热，乃心包络、三焦之气也。诸涩枯涸，干劲皴揭，皆属于燥。阳明燥金，乃肺与大肠之气也。诸病上下所出水液澄澈清冷，癥（zhēng）瘕癫疝，坚痞，腹满急痛，下痢清白，食已不饥，吐利腥秽，屈伸不便，厥逆禁固，皆属于寒。乃肾与膀胱之气也。

亢则害，承乃制者，寒极则生热，热极则生寒，木极而似金，火极而似水，土极而似木，金极而似火，水极而似土也。

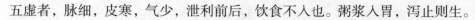

五虚者，脉细，皮寒，气少，泄利前后，饮食不入也。粥浆入胃，泻止则生。

五实者，脉盛，皮热，腹胀，前后不通，瞀闷也。大小便通利而得汗者生。

五胜者，风胜则动，热胜则肿，燥胜则干，寒胜则浮，湿胜则濡泄。

五恶者，心恶热，肺恶寒，肝恶风，脾恶湿，肾恶燥。

六脱者，脱气，脱血，脱津，脱液，脱精，脱神也。

五劳者，久视伤血，劳于心也。久卧伤气，劳于肺也。久坐伤肉，劳于脾也。久立伤骨，劳于肾也。久行伤筋，劳于肝也。心劳神损，肺劳气损，脾劳食损，肝劳血损，肾劳精损。

六极者，尽力谋虑，劳伤乎肝，应乎筋极。曲运神机，劳伤乎心，应乎脉极。意外过思，劳伤乎脾，应乎肉极。预事而忧，劳伤乎肺，应乎气极。矜持志节，劳伤乎肾，应乎骨极。此五劳应乎五极者也。然精极者，五脏六腑之气衰，形体皆极，眼视无明，齿焦发落，体重耳聋，行履不正，邪气逆于六腑，厥于五脏，故成精极。

五脏受病者，忧愁思虑则伤心，形寒饮冷则伤肺，恚怒气逆则伤肝，饮食劳倦则伤脾，坐湿入水则伤肾也。

五损者，一损损于皮毛，皮聚而毛落。二损损于血脉，血脉虚少，不能荣于五脏六腑。三损损于肌肉，肌肉消瘦，饮食不能为肌肤。四损损于筋，筋缓不能自收持。五损损于骨，骨痿不能起于床。从上下者，骨痿不能起于床者死。从下上者，皮聚而毛落者死。然损其肺者，益其气。损其心者，调其荣卫。损其脾者，调其饮食，适其寒温。损其肝者，缓其中。损其肾者，益其精也。

四时发病者，春伤于风，夏必飧泄。夏伤于暑，秋必痎疟。秋伤于湿，冬必咳嗽。冬伤于寒，春必温病。

凡病之始起也，可刺而已。其盛，可待衰而已。故因其轻而扬之，因其重而减之。形不足者，温之以气。精不足者，补之以味。在表者，汗而发之。在里者，下而夺之。高者，因而越之。慓悍者，按而收之。

脏寒虚脱者，治以灸焫（ruò）。脉病，挛痹者，治以针刺。血实，蓄结肿热者，治以砭石。气滞，痿厥寒热者，治以导引。经络不通，病生于不仁者，治以醪醴（láo lǐ）。血气凝涩，病生于筋脉者，治以熨药。

然又必先岁气，无伐天和，能合色脉，可以万全。化而裁之存乎变，神而明之存乎人，此先圣作之于前，诸贤述之于后，诚入门之阶梯，乃医家之总领也。

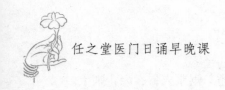

病因赋

（清·佚名《医学传心录》）

夫百病之生也，各有其因，因有所感，则显其症。症者病之标，因者病之本。故《内经》有曰：知标本者，万举万当。未知标本，是谓妄行。

盖百病皆生于六气，诸症莫逃乎四因。伤寒症传变六经，必须熟认；瘟疫病感冒四气，务要先明。内伤脾胃者，辨有余与不足；外感热病者，知夏热与春温。

卒中风因有四端，治分三中；破伤风原有三种，治别三经。中暑有动静之异，受湿有内外之分。火有七说，痰有十因，气有九论，郁有六名。疟犯暑风，更兼痰食；痢因湿热，及受积停。

呕吐者，胃气逆而不下；泄泻者，脾气伤而不平。霍乱，脾寒伤食所致；痞满，脾倦积湿而成。呃逆者，胃气之不顺；咳嗽者，肺气之不清。嗳气皆由于痰火，咽酸尽为乎食停。中满臌胀者，脾虚不运；噎膈翻胃者，气食相凝。

喘急有虚有实，痉症有阴有阳。五积六聚，总是气凝其痰血；五劳六极，皆是火烁乎天真。吐血出于胃腑，衄血本乎肺经。痰涎血，属于脾脏；咯唾血，属于肾经。牙宣者，阳明之热极；舌衄者，少阴之火生。

腹中窄狭，而痰火各别；胸中烦热，而虚实可分。惊悸，痰迷恐惧所致；健忘，血少忧郁而成。癫狂者，分心肝之热极；痫症者，寻痰火之重轻。便浊有赤白之异，汗出有自盗之名。

九种心疼，痛在胃脘；七般疝气，病在厥阴。胁痛有两边之别，头风有左右之分。腰痛肾虚而或闪挫，腹痛寒气而或食停。痿症不足与湿热，痹症寒湿与风乘。四种遗精，心肾不能既济；五般黄疸，湿热熏蒸而成。眩晕者无痰不作，消渴者无火不生。不寐者，痰火旺而血少；多睡者，脾胃倦而神昏。

大便秘乃血液燥结，小便闭乃气滞不行。痔疾、肠风湿热所致，发斑、瘾疹风热所成。耳聋者肾虚之故，目疾者肝火之因。齿疼乃胃热虫蛀，喉痹乃火动痰生。鼻塞者肺气之不利，口疮者脾火之游行。

女人经水不调皆是气逆，妇人心烦潮热多是郁生。带下沙淋由于湿热，崩漏下血为损任冲。胎孕不安治有二理，产后发热原有七团。

兹有七十四种之病，略举其概而赋云，欲知其备，后论详明。看方犹看律，用药如用兵，机无轻发，学贵专精。

杂病赋

（明·龚信、龚廷贤《古今医鉴》）

病机玄蕴，脉理幽深，虽圣经之备载，非师授而罔明。处百病而决死生，须探阴阳脉候。订七方而施药石，当推苦乐志形。邪之所客，标本莫逃乎六气；病之所起，枢机不越乎四因。一辨色，二辨音，乃医家圣神妙用；三折肱，九折臂，原病者感受舆情。能穷浮、沉、迟、数、滑、涩、大、缓八脉之奥，便知表、里、虚、实、寒、热、邪、正八要之名。八脉为诸脉纲领，八要是众病权衡。涩为血少精伤，责责然往来涩滞，如刀刮竹之状；滑为痰多气盛，替替然应指圆滑，似珠流动之形。迟寒数热，纪至数多少；浮表沉里，在举按重轻。缓则正复，和若春风柳舞；大则病进，势如秋水潮生。六脉同等者，喜其勿药；六脉偏盛者，忧其采薪。

表宜汗解，里即下平。救表则桂枝、芪、芍，救里则姜、附、参、苓。病有虚实之殊，虚者补而实者泻；邪有寒热之异，寒者温而热者清。外邪是风寒暑湿燥之所客；内邪则虚实贼微正之相乘。正乃胃之真气，良犹国之耿臣。驱邪如逐寇盗，必亟攻而尽剿；养正如待小人，在修己而正心。地土厚薄，究有余不足之禀赋；运气胜复，推太过不及之流行。脉病既得乎心法，用药奚患乎弗灵！

原夫中风，当分真伪。真者现六经形证，有中脏、腑、血脉之分；伪者遵三子发挥，有属湿、火、气虚之谓。中脏命危，中腑肢废，在经络则口眼㖞斜，中血脉则半身不遂。僵仆卒倒，必用补汤；痰气壅塞，可行吐剂。手足瘛疭曰搐，背项反张曰痓。或为风痱、偏枯，或变风痹、风懿。瘫痪痿易，四肢缓而不仁；风湿寒并，三气合而为痹。虽善行数变之莫测，皆木胜风淫之所致。雪霜凛冽，总是寒邪；酷日炎蒸，皆为暑类。伤寒则脉紧身寒，中暑则脉虚热炽。暑当敛补而清，寒可温散而去。诸痉强直，体重胕肿，由山泽风雨湿蒸；诸涩枯涸，干劲皴揭，皆天地肃清燥气。湿则害其皮肉，燥则涸其肠胃。西北风高土燥，常苦渴闭痈疡；东南地卑水湿，多染疸肿泄痢。其邪有伤有中，盖伤之浅而中之深；在人有壮有怯，故壮者行而怯者剧。天人七火，君相五志。为工者能知直折顺性之理而术可通神，善医者解行反治求属之道而病无不治。虚火实火，补泻各合乎宜；湿热火热，攻发必异乎剂。既通六气之机，可垂千古之誉。

尝闻血属阴，不足则生热，斯河间之确论；气属阳，有余便是火，佩丹溪之格言。气盛者，为喘急，为胀满，为痞塞，兼降火必自已；血虚者，为吐衄，为烦蒸，为劳瘵，非清热而难痊。理中汤治脾胃虚冷，润下丸化胸膈痰涎。暴呕吐逆，为寒所致；久嗽咯血，是火之愆。平胃散疗湿胜濡泄不止，益荣汤治怔忡恍惚无眠。枳壳散、达生散令孕妇束胎而易产，麻仁丸、润肠丸治老人少血而难便。定惊悸须索牛黄、琥珀，化虫积必仗鹤虱、雷丸。通闭以葵菜、菠薐，取其滑能养窍；消瘿以昆布、海藻，因其咸能软坚。斯先贤之秘妙，矧后进之无传。

所谓夏伤于暑，秋必作疟。近而暴者，实时可瘳；远而瘥者，三日一发。若瘅疟但用清肌，在阴分勿行截药。人参养胃治寒多热少而虚，柴胡清脾理热多寒少而渴。自汗阳亏，盗汗阴弱。嗽而无声有痰兮，脾受湿侵；咳而有声无痰兮，肺由火烁。霍乱有寒有暑，何《局方》泥乎辛温？积聚有虚有实，岂世俗偏于峻削！当知木郁可令吐达，金郁泄而土郁夺，水郁折而火郁发。泄发即汗利之称，折夺是攻抑之别。**倒仓廪，去陈莝，中洲荡涤良方；开鬼门，洁净府，上下分消妙法**。如斯瞑眩，反掌生杀，辄有一失，悔噬脐之莫追；因而再逆，耻方成之弗约。

大抵暴病非热，久病非寒。臀背生疽，良由热积所致；心腹卒痛，却乃暴寒所干。五泄五疸因湿热，惟利水为尚；三消三衄为燥火，若滋阴自安。呕吐咳逆，咎归于胃；阴癫疝瘕，统属于肝。液归心而作汗，敛之者黄芪六一；热内炽而发疹，消之者人参化斑。身不安兮为躁，心不宁兮为烦。忽然寒僵起粟昏冒者，名为尸厥；卒而跌仆流涎时醒者，号曰癫痫。腹满吞酸，此是胃中留饮；胸膨嗳气，盖缘膈上停痰。欲挽回春之力，当修起死之丹。

窃惟阴阳二证，疗各不同；内外两伤，治须审别。内伤、外伤辨口鼻呼吸之情；阴证、阳证察尺寸往来之脉。既明内外阴阳，便知虚实冷热。曰浊曰带，有赤有白，或属痰而或属火。白干气而赤干血，本无寒热之分，但有虚实之说。痢亦同然。瘀积湿热，勿行淡渗兜涩汤丸，可用汗下寒温涌泄。导赤散通小便癃闭，温白丸解大肠痛结。地骨皮散退劳热偏宜，青礞石丸化结痰甚捷。火郁者，必扪其肌；胎死者，可验其舌。玄胡苦楝医寒疝控引于二丸，当归龙荟泻湿热痛攻于两胁。谙晓阴阳虚实之情，便是医家玄妙之诀。

当以诸痛为实，诸痒为虚。虚者精气不足，实者邪气有余。泄泻有肠垢鹜溏，若滑脱则兜涩为当；腹痛有食积郁热，倘阴寒则姜附可施。厥心痛者，客寒犯胃，手足和者，温散而已；真头痛者，入连于脑，爪甲黑者，危笃难医。结阳则肢肿有准，结阴则便血无疑。足膝屈弱曰脚气，肿痛者湿多热盛；腰痛不已曰肾虚，挫闪者气滞血瘀。巅顶苦疼，药尊藁本；鼻渊不止，方选辛夷。

手麻有湿痰死血，手木缘风湿气虚。淋沥似欲通不通，气虚者清心莲子；便血审先粪后粪，阴结者平胃地榆。盖闻溲便不利谓之关，饮食不下谓之格，乃阴阳有所偏乘，故脉息因而覆溢。咳血与呕血不同，咳血嗽起，呕血逆来；吞酸与吐酸不同，吞酸刺心，吐酸涌出。水停心下曰饮，水积胁下曰癖。行水以泽泻、茯苓，攻癖以芫花、大戟。控涎丹虽云峻利，可逐伏痰；保和丸性味温平，能消食积。溺血则血去无痛，有痛者自是赤淋；短气乃气难布息，粗息者却为喘急。胃脘当心而痛，要分客热客寒；遍身历节而疼，须辨属风属湿。通圣散专疗诸风，越鞠丸能开六郁。虚弱者目眩头晕，亦本痰火而成；湿热者精滑梦遗，或为思想而得。

缘杂病绪繁无据，机要难明；非伤寒经络有凭，形证可识。临证若能三思，用药终无一失。略举众疾之端，俾为后学之式。

药性赋

（金元·佚名《药性赋》）

寒性药

诸药赋性，此类最寒。

犀角解乎心热，羚羊清乎肺肝。

泽泻利水通淋而补阴不足，海藻散瘿破气而治疝何难。

闻之菊花能明目而清头风，射干疗咽闭而消痈毒。

薏苡理脚气而除风湿，藕节消瘀血而止吐衄。

瓜蒌子下气润肺喘兮，又且宽中；车前子止泻利小便兮，尤能明目。

是以黄柏疮用，兜铃嗽医。

地骨皮有退热除蒸之效，薄荷叶宜消风清肿之施。

宽中下气，枳壳缓而枳实速也；疗肌解表，干葛先而柴胡次之。

百部治肺热，咳嗽可止；栀子凉心肾，鼻衄最宜。

玄参治结热毒痈，清利咽膈；升麻清风热肿毒，发散疮痍。

尝闻腻粉抑肺而敛肛门，金箔镇心而安魂魄。

茵陈主黄疸而利水，瞿麦治热淋之有血。

朴硝通大肠，破血而止痰癖；石膏治头痛，解肌而消烦渴。

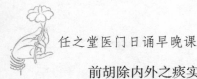

前胡除内外之痰实，滑石利六腑之涩结。

天门冬止嗽，补血涸而润肝心；麦门冬清心，解烦渴而除肺热。

又闻治虚烦除哕呕，须用竹茹；通秘结导瘀血，必资大黄。

宣黄连治冷热之痢，又厚肠胃而止泻；

淫羊藿疗风寒之痹，且补阴虚而助阳。

茅根止血与吐衄，石韦通淋与小肠。

熟地黄补血且疗虚损，生地黄宣血更医眼疮。

赤芍药破血而疗腹痛，烦热亦解；白芍药补虚而生新血，退热尤良。

若乃消肿满逐水于牵牛，除热毒杀虫于贯众。

金铃子治疝气而补精血，萱草根治五淋而消乳肿。

侧柏叶治血山崩漏之疾，香附子理血气妇人之用。

地肤子利膀胱，可洗皮肤之风；山豆根解热毒，能止咽喉之痛。

白鲜皮去风治筋弱，而疗足顽痹；旋覆花明目治头风，而消痰嗽壅。

又况荆芥穗清头目便血，疏风散疮之用；瓜蒌根疗黄疸毒痈，消渴解痰之忧。

地榆疗崩漏，止血止痢；昆布破疝气，散瘿散瘤。

疗伤寒解虚烦，淡竹叶之功倍；除结气破瘀血，牡丹皮之用同。

知母止嗽而骨蒸退，牡蛎涩精而虚汗收。

贝母清痰止咳嗽而利心肺，桔梗开肺利胸膈而治咽喉。

若夫黄芩治诸热，兼主五淋；槐花治肠风，亦医痔痢。

常山理痰结而治温疟，葶苈泻肺喘而通水气。

此六十六种药性之寒者也。

热性药

药有温热，又当审详。

欲温中以荜茇，用发散以生姜。

五味子止嗽痰，且滋肾水；腽肭脐疗痨瘵，更壮元阳。

原夫川芎祛风湿，补血清头；续断治崩漏，益筋强脚。

麻黄表汗以疗咳逆，韭子壮阳而医白浊。

川乌破积，有消痰治风痹之功；天雄散寒，为去湿助精阳之药。

观夫川椒达下，干姜暖中。

胡芦巴治虚冷之疝气，生卷柏破癥瘕而血通。

白术消痰壅，温胃，兼止吐泻；菖蒲开心气，散冷，更治耳聋。

丁香快脾胃而止吐逆，良姜止心气痛之攻冲。

肉苁蓉填精益肾，石硫黄暖胃驱虫。

胡椒主去痰而除冷，秦椒主攻痛而去风。

吴茱萸疗心腹之冷气，灵砂定心脏之怔忡。

盖夫散肾冷助脾胃，须毕澄茄；疗心痛破积聚，用蓬莪术。

缩砂止吐泻、安胎、化酒食之剂，附子疗虚寒、反胃、壮元阳之方。

白豆蔻治冷泻，疗痛止痛于乳香；红豆蔻止吐酸，消血杀虫于干漆。

岂知鹿茸生精血，腰脊崩漏之均补；虎骨壮筋骨，寒湿毒风之并祛。

檀香定霍乱，而心气之痛愈；鹿角秘精髓，而腰脊之痛除。

消肿益血于米醋，下气散寒于紫苏。

扁豆助脾，则酒有行药破结之用；麝香开窍，则葱为通中发汗之需。

尝观五灵脂治崩漏，理血气之刺痛；麒麟竭止血出，疗金疮之伤折。

糜茸壮阳以助肾，当归补虚而养血。

乌贼骨止带下，且除崩漏目翳；鹿角胶住血崩，能补虚羸劳绝。

白花蛇治瘫痪，疗风痒之癣疹；乌梢蛇疗不仁，去疮疡之风热。

乌药有治冷气之理，禹余粮乃疗崩漏之因。

巴豆利痰水，能破寒积；独活疗诸风，不论新久。

山茱萸治头晕遗精之药，白石英医咳嗽吐脓之人。

厚朴温胃而去呕胀，消痰亦验；肉桂行血而疗心痛，止汗如神。

是则鲫鱼有温胃之功，代赭乃镇肝之剂。

沉香下气补肾，定霍乱之心痛；橘皮开胃去痰，导壅滞之逆气。

此六十种药性之热者也。

温性药

温药总括，医家素谙。

木香理乎气滞，半夏主于痰湿。

苍术治目盲，燥脾去湿宜用；萝卜去膨胀，下气制面尤堪。

况夫钟乳粉补肺气，兼疗肺虚；青盐治腹痛，且滋肾水。

山药而腰湿能医，阿胶而痢嗽皆止。

赤石脂治精浊而止泄，兼补崩中；阳起石暖子宫以壮阳，更疗阴痿。

诚以紫菀治嗽，防风祛风。苍耳子透脑止涕，威灵仙宣风通气。

细辛去头风、止嗽而疗齿痛；艾叶治崩漏、安胎而医痢红。

羌活明目驱风，除湿毒肿痛；白芷止崩治肿，疗痔漏疮痈。

若乃红蓝花通经，治产后恶血之余；刘寄奴散血，疗烫火金疮之苦。

减风湿之痛则茵芋叶，疗折伤之症责骨碎补。

藿香叶辟恶气而定霍乱，草果仁温脾胃而止呕吐。

巴戟天治阴疝白浊，补肾尤滋；元胡索理气痛血凝，调经有助。

尝闻款冬花润肺，去痰嗽以定喘；肉豆蔻温中，止霍乱而助脾。

抚芎走经络之痛，何首乌治疮疥之资。

姜黄能下气，破恶血之积；防己宜消肿，去风湿之施。

藁本除风，主妇人阴痛之用；仙茅益肾，扶元气虚弱之衰。

乃曰破故纸温肾，补精髓与劳伤；宣木瓜入肝，疗脚气并水肿。

杏仁润肺燥、止嗽之剂；茴香治疝气、肾病之用。

诃子生精止渴，兼疗滑泄之疴；秦艽攻风逐水，又除肢节之痛。

槟榔豁痰而逐水，杀寸白虫；杜仲益肾而添精，去腰膝重。

当知紫石英疗惊悸崩中之疾，橘核仁治腰痛疝气之瘨。

金樱子兮涩遗精，紫苏子兮下气涎。

淡豆豉发伤寒之表，大小蓟除诸血之鲜。

益智安神，治小便之频数；麻仁润肺，利六腑之燥坚。

抑又闻补虚弱，排疮脓，莫若黄芪；强腰脚，壮筋骨，无如狗脊。

菟丝子补肾以明目，马蔺花治疝而有益。

此五十四种药性之温者也。

平性药

详论药性，平和惟在。

以硇砂而去积，用龙齿以安魂。

青皮快膈除膨胀，且利脾胃；芡实益精治白浊，兼补真元。

原夫木贼草去目翳，崩漏亦医；花蕊石治金疮，血行则却。

决明和肝气，治眼之剂；天麻主头眩，怯风之药。

甘草和诸药而解百毒，盖以气平；石斛平胃气而补肾虚，更医脚弱。

观乎商陆治肿，覆盆益精。琥珀安神而散血，朱砂镇心而有灵。

牛膝强足补精，兼疗腰痛；龙骨止汗住泄，更治血崩。

甘松理风气而痛止，蒺藜疗风疮而目明。

人参润肺宁心，开脾助胃；蒲黄止崩治衄，消瘀调经。

岂不以南星醒脾，去惊风痰吐之忧；三棱破积，除血块气滞之症。

没食主泄泻而神效，皂角治风痰而响应。

桑螵蛸疗遗精之泄，鸭头血医水肿之盛。

蛤蚧治劳嗽，牛蒡子疏风壅之痰；全蝎主风瘫，酸枣仁去怔忡之病。

尝闻桑寄生益血安胎，且止腰痛；大腹子去膨下气，亦令胃和。

小草、远志，俱有宁心之妙；木通、猪苓，尤为利水之多。

莲肉有清心醒脾之用，没药乃治疮散血之科。

郁李仁润肠宣水，去浮肿之疾；茯神宁心益智，除惊悸之疴。

白茯苓补虚劳，多在心脾之有眚；赤茯苓破结血，独利水道以无毒。

因知麦芽有助脾化食之功，小麦有止汗养心之力。

白附子去面风之游走，大腹皮治水肿之泛溢。

椿根白皮主泻血，桑根白皮主喘息。

桃仁破瘀血兼治腰痛，神曲健脾胃而进饮食。

五加皮坚筋骨以立行，柏子仁养心神而有益。

抑又闻安息香辟恶，且止心腹之痛；冬瓜仁醒脾，实为饮食之资。

僵蚕治诸风之喉闭，百合敛肺痨之嗽痿。

赤小豆解热毒，疮肿宜用；枇杷叶下逆气，哕呕可医。

连翘排疮脓与肿毒，石楠叶利筋骨与毛皮。

谷芽养脾，阿魏除邪气而破积；紫河车补血，大枣和药性以开脾。

然而鳖甲治劳疟，兼破癥瘕；龟甲坚筋骨，更疗崩疾。

乌梅主便血、疟疾之用；竹沥治中风、声音之失。

此六十八种药性之平者也。

引经药

（清·佚名《医学传心录》）

手足太阳经，藁本羌活行。少阳厥阴地，总用柴胡去。

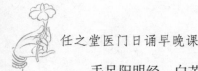

手足阳明经，白芷升_麻葛根。肺_白芷升_麻葱_白用。脾升_麻白芍应。
心经黄连使，肾独加桂灵。分经用此药，愈病即通神。

治病主药诀

（清·佚名《医学传心录》）

头疼必须用川芎，不愈各加引经药：太阳羌活少柴胡，阳明白芷还须着，
太阴苍术少细辛，厥阴吴茱用无错。巅顶之痛人不同，藁本须用去川芎。
肢节之疼用羌活，去风去湿亦其功。小腹痛用青皮治，心_下痞黄连枳实从。
腹痛须用白芍药，因寒加桂热黄柏。腹中窄狭苍术宜。胀膨厚朴姜制法。
腹中实热何所施，大黄芒硝功有力。虚热虚汗用黄芪，肌肤浮热黄芩宜。
胁下疼痛往来热，日晡潮热柴胡宜。脾胃受湿身无力，怠惰嗜卧用白术。
下焦湿肿兼火邪，知母防_己龙_{胆草}并酒_黄柏。上焦湿热用黄芩，中焦湿热黄连释。
渴用干葛天花粉，半夏燥脾斯时禁。嗽用五味喘阿胶，枳实黄连治宿食。
胸中烦热栀子仁，水泻芍药_茯苓白术。调气必当用木香，若然气盛又非良。
补气必须用人参，肺经有热不相应。痰涎为病须半夏，热加黄芩风南星。
胸中寒痰多痞塞，白术陈皮两件增。胃脘痛用草豆蔻，若然挟热芩连凑。
眼痛黄连当归根。惊悸恍惚用茯神。小便黄时用黄柏，涩者泽泻加之灵。
气刺痛时须枳壳，血痛当归上下分。痢疾当归白芍药，疟疾柴胡为之君。
血痛桃仁与苏木，气滞青皮与枳壳。枳壳青皮若用多，反泻元气宜改作。
凡用纯寒纯热药，必用甘草缓其力。寒热相杂亦用之，调和其性无攻击。
惟有中满不食甘，临症还须究端的。

方剂歌诀

麻黄汤（解表剂——辛温解表）
麻黄汤中用桂枝，杏仁甘草四般施，发热恶寒头项痛，喘而无汗服之宜。

桂枝汤（解表剂——辛温解表）
桂枝汤治太阳风，芍药甘草姜枣同，解肌发表调营卫，表虚自汗正宜用。

九味羌活汤（解表剂——辛温解表）

九味羌活用防风，细辛苍芷与川芎，黄芩生地加甘草，发汗祛风力量雄。

加味香苏散（解表剂——辛温解表）

加味香苏陈草风，荆艽姜蔓与川芎，恶风身热头项痛，胸脘满闷服之松。

小青龙汤（解表剂——辛温解表）

小青龙汤桂芍麻，干姜辛夏草味加，外束风寒内停饮，散寒蠲饮效堪夸。

桑菊饮（解表剂——辛凉解表）

桑菊饮中桔杏翘，芦根甘草薄荷饶，清疏肺卫轻宣剂，风温咳嗽服之消。

银翘散（解表剂——辛凉解表）

银翘散主上焦疴，竹叶荆蒡豉薄荷，甘桔芦根凉解法，发热咽痛服之瘥。

麻黄杏仁甘草石膏汤（解表剂——辛凉解表）

麻杏甘草石膏汤，四药组合有专长，肺热壅盛气喘急，辛凉疏泄此法良。

升麻葛根汤（解表剂——辛凉解表）

阎氏升麻葛根汤，芍药甘草合成方，麻疹初期出不透，解肌透疹此方良。

竹叶柳蒡汤（解表剂——辛凉解表）

竹叶柳蒡葛根知，蝉衣荆芥薄荷施，石膏粳米参甘麦，风疹急投莫延迟。

柴葛解肌汤（解表剂——辛凉解表）

陶氏柴葛解肌汤，邪在三阳热势张，芩芍桔草姜枣芷，羌膏解表清热良。

葱豉桔梗汤（解表剂——辛凉解表）

葱豉桔梗薄荷翘，山栀竹叶加甘草，热邪束肺嗽咽痛，风温初起此方疗。

败毒散（解表剂——扶正解表）

人参败毒草苓芎，羌独柴前枳桔同，生姜薄荷煎汤服，祛寒除湿功效宏。

再造散（解表剂——扶正解表）

再造散用参附芪，桂甘羌防芎芍齐，再加细辛姜枣煮，阳虚寒闭最相宜。

葱白七味饮（解表剂——扶正解表）

葱白七味外台方，新豉葛根与生姜，麦冬生地千扬水，血虚外感最相当。

加减葳蕤汤（解表剂——扶正解表）

加减葳蕤用白薇，豆豉生葱桔梗随，草枣薄荷共八味，滋阴发汗此方魁。

大承气汤（泻下剂——寒下）

大承气汤用硝黄，配以枳朴泻力强，阳明腑实真阴灼，急下存阴第一方。

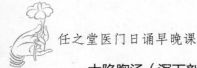

大陷胸汤（泻下剂——寒下）

大陷胸汤用硝黄，甘遂为末共成方，专治热实结胸证，泻热逐水效非常。

大黄附子汤（泻下剂——温下）

大黄附子细辛汤，胁下寒凝疝痛方，冷积内结成实证，温下寒实可复康。

温脾汤（泻下剂——温下）

温脾附子及干姜，甘草人参及大黄，寒热并进补兼泻，温通寒积振脾阳。

三物备急丸（泻下剂——温下）

三物备急巴豆研，干姜大黄不需煎，猝然腹痛因寒积，速投此方急救先。

麻子仁丸（泻下剂——润下）

麻子仁丸治脾约，枳朴大黄麻杏芍，土燥津枯便难解，肠润热泻诸症却。

济川煎（泻下剂——润下）

济川归膝肉苁蓉，泽泻升麻枳壳从，阴虚血弱肠中燥，滋阴养血便自通。

十枣汤（泻下剂——逐水）

十枣逐水效力佳，大戟甘遂与芫花，悬饮潴留胸胁痛，大腹肿满用亦佳。

舟车丸（泻下剂——逐水）

舟车牵牛及大黄，遂戟芫花槟木香，青皮陈皮轻粉入，逐水消胀力量强。

疏凿饮子（泻下剂——逐水）

疏凿饮子泻水方，木通泽泻与槟榔，羌艽苓腹椒商陆，赤豆姜皮退肿良。

新加黄龙汤（泻下剂——攻补兼施）

新加黄龙草硝黄，参归麦地玄海姜，滋阴养液补气血，正虚便秘此方良。

增液承气汤（泻下剂——攻补兼施）

增液承气玄地冬，更加硝黄力量雄，温病阴亏实热结，养阴泻热肠道通。

小柴胡汤（和解剂——和解少阳）

小柴胡汤和解功，半夏人参甘草从，更加黄芩生姜枣，少阳为病此方宗。

蒿芩清胆汤（和解剂——和解少阳）

蒿芩清胆枳竹茹，苓夏陈皮加碧玉，热重寒轻痰挟湿，胸痞呕恶总能除。

柴胡达原饮（和解剂——和解少阳）

柴胡达原槟朴果，更加苓草枳壳和，青皮桔梗荷叶柄，豁痰胸宽截疟疴。

四逆散（和解剂——调和肝脾）

四逆散里用柴胡，芍药枳实甘草须，此是阳郁成厥逆，疏和抑郁厥自除。

逍遥散（和解剂——调和肝脾）

逍遥散用当归芍，柴苓术草加姜薄，疏肝健脾功最奇，调经再把丹栀入。

痛泻要方（和解剂——调和肝脾）

痛泻要方用陈皮，术芍防风共成剂，肠鸣泄泻腹又痛，治在泻肝与实脾。

半夏泻心汤（和解剂——调和肠胃）

半夏泻心配连芩，干姜枣草人参行，辛苦甘温消虚痞，治在调阳与和阴。

白虎汤（清热剂——清气分热）

白虎汤清气分热，石膏知母草米协，阳明大汗兼烦渴，清热生津法最宜。

竹叶石膏汤（清热剂——清气分热）

竹叶石膏汤人参，麦冬半夏甘草承，更加粳米同煎服，清热益气津自生。

清营汤（清热剂——清营凉血）

清营汤治热传营，身热烦渴眠不宁，犀地银翘玄连竹，丹麦清热更护阴。

犀角地黄汤（清热剂——清营凉血）

犀角地黄芍药丹，血升胃热火邪干，斑黄阳毒皆可治，热入营血服之安。

黄连解毒汤（清热剂——清热解毒）

黄连解毒柏栀芩，三焦火盛是主因，烦狂火热兼谵妄，吐衄发斑皆可平。

凉膈散（清热剂——清热解毒）

凉膈硝黄栀子翘，黄芩甘草薄荷饶，再加竹叶调蜂蜜，中焦躁实服之消。

普济消毒饮（清热剂——清热解毒）

普济消毒蒡芩连，甘桔蓝根勃翘玄，升柴陈薄僵蚕入，大头瘟毒服之痊。

清瘟败毒饮（清热剂——气血两清）

清瘟败毒地连芩，丹膏栀草竹叶并，犀角玄翘知芍桔，清热解毒亦滋阴。

导赤散（清热剂——清脏腑热）

导赤生地与木通，草梢竹叶四味同，口糜淋痛小肠火，引热渗入小便中。

龙胆泻肝汤（清热剂——清脏腑热）

龙胆泻肝栀芩柴，生地车前泽泻偕，木通甘草当归合，肝经湿热力能排。

左金丸（清热剂——清脏腑热）

左金黄连与吴萸，胁痛吞酸悉能医，再加芍药名戊己，专治泄痢痛在脐。

泻白散（清热剂——清脏腑热）

泻白甘草地骨皮，桑皮再加粳米宜，泻肺清热平咳喘，又可和中与健脾。

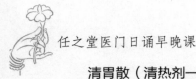

清胃散（清热剂——清脏腑热）

清胃散中当归连，生地丹皮升麻全，或加石膏泻胃火，能消牙痛与牙宣。

泻黄散（清热剂——清脏腑热）

泻黄甘草与防风，石膏栀子藿香充，炒香蜜酒调和服，胃热口疮并见功。

玉女煎（清热剂——清脏腑热）

玉女煎用熟地黄，膏知牛膝麦冬襄，肾虚胃火相为病，牙痛齿衄宜煎尝。

芍药汤（清热剂——清脏腑热）

芍药汤内用槟黄，芩连归桂甘草香，重在调气兼行血，里急便脓自然康。

白头翁汤（清热剂——清脏腑热）

白头翁汤治热痢，黄连黄柏秦皮备，上方加草与阿胶，产后虚痢称良剂。

青蒿鳖甲汤（清热剂——清虚热）

青蒿鳖甲知地丹，热自阴来仔细看，夜热早凉无汗出，养阴透热服之安。

秦艽鳖甲散（清热剂——清虚热）

秦艽鳖甲治风劳，地骨柴胡及青蒿，当归知母乌梅合，止嗽除蒸敛汗超。

清骨散（清热剂——清虚热）

清骨散主银柴胡，胡连秦艽鳖甲辅，地骨青蒿知母草，骨蒸劳热一并除。

当归六黄汤（清热剂——清虚热）

火炎汗出六黄汤，归柏芩连二地黄，倍用黄芪为固表，滋阴清热敛汗强。

清络饮（祛暑剂——祛暑清热）

清络饮用荷叶边，竹丝银扁翠衣添，鲜用清凉轻清剂，暑伤肺络服之痊。

新加香薷饮（祛暑剂——祛暑解表）

新加香薷朴银翘，扁豆鲜花一齐熬，暑温口渴汗不出，清热化湿又解表。

香薷散用朴扁豆，祛暑和中湿邪消。

六一散（益元散）（祛暑剂——祛暑利湿）

六一散用滑石草，清暑利湿此方饶，加入辰砂名益元，兼能镇心亦有效。

桂苓甘露饮（祛暑剂——祛暑利湿）

桂苓甘露猪苓膏，术泽寒水滑石草，清暑泄热又利湿，发热烦渴一并消。

清暑益气汤（祛暑剂——清暑益气）

清暑益气西洋参，竹叶知草与荷梗，麦冬米斛连瓜翠，暑热伤津此方能。

理中丸（附子理中丸）（温里剂——温中祛寒）

理中丸主温中阳，人参甘草术干姜，呕哕腹痛阴寒盛，再加附子更扶阳。

吴茱萸汤（温里剂——温中祛寒）

吴茱萸汤参枣姜，肝胃虚寒此方良，阳明寒呕少阴利，厥阴头痛亦堪尝。

小建中汤（温里剂——温中祛寒）

小建中汤芍药多，桂枝甘草姜枣和，更加饴糖补中气，虚劳腹痛服之瘥。

大建中汤（温里剂——温中祛寒）

大建中汤建中阳，蜀椒干姜参饴糖，阴盛阳虚腹冷痛，温补中焦止痛强。

四逆汤（温里剂——回阳救逆）

四逆汤中附草姜，四肢厥冷急煎尝，腹痛吐泻脉沉细，急投此方可回阳。

回阳救急汤（温里剂——回阳救逆）

回阳救急用六君，桂附干姜五味并，加麝三厘或胆汁，三阴寒厥建奇勋。

黑锡丹（温里剂——回阳救逆）

黑锡丹中蔻硫黄，桂附楝木沉茴香，芦巴故纸阳起石，降逆平喘镇浮阳。

当归四逆汤（温里剂——温经散寒）

当归四逆桂芍枣，细辛甘草与通草，血虚肝寒四肢厥，煎服此方乐陶陶。

大柴胡汤（表里双解剂——解表攻里）

大柴胡汤用大黄，枳芩夏芍枣生姜，少阳阳明同合病，和解攻里效无双。

防风通圣散（表里双解剂——解表攻里）

防风通圣大黄硝，荆芥麻黄栀芍翘，甘桔芎归膏滑石，薄荷芩术力偏饶。

葛根黄芩黄连汤（表里双解剂——解表清里）

葛根黄芩黄连汤，再加甘草共煎尝，邪陷阳明成热痢，清里解表保安康。

石膏汤（表里双解剂——解表清里）

石膏汤用芩柏连，麻黄豆豉山栀全，清热发汗兼解毒，枣姜细茶一同煎。

五积散（表里双解剂——解表温里）

五积消滞又温中，麻黄苍芷芍归芎，枳桔桂苓甘草朴，两姜陈皮半夏葱。

四君子汤（六君子汤）（补益剂——补气）

四君子汤中和义，参术茯苓甘草比，益以夏陈名六君，健脾化痰又理气。

参苓白术散（补益剂——补气）

参苓白术扁豆陈，莲草山药砂苡仁，桔梗上浮兼保肺，枣汤调服益脾神。

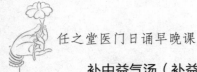

补中益气汤（补益剂——补气）

补中参草术归陈，芪得升柴用更神，劳倦内伤功独擅，气虚下陷亦堪珍。

生脉散（补益剂——补气）

生脉麦味与人参，保肺生津又提神，气少汗多兼口渴，病危脉绝急煎斟。

人参蛤蚧散（补益剂——补气）

罗氏人参蛤蚧散，专治痰血与喘满，桑皮二母草杏苓，肺痿服之症可缓。

四物汤（补益剂——补血）

四物归地芍与芎，营血虚滞此方宗，妇女经病凭加减，临证之时可变通。

当归补血汤（补益剂——补血）

当归补血重黄芪，甘温除热法颇奇，芪取十分归二份，阳生阴长理奥秘。

归脾汤（补益剂——补血）

归脾汤用参术芪，归草茯神远志齐，酸枣木香龙眼肉，煎加姜枣益心脾。

炙甘草汤（补益剂——补血）

炙甘草汤参桂姜，麦地胶枣麻仁襄，心动悸兮脉结代，虚劳肺痿俱可尝。

八珍汤（十全大补汤）（补益剂——气血双补）

四君四物八珍汤，气血双补是名方，再加黄芪与肉桂，十全大补效更强。

泰山磐石散（补益剂——气血双补）

十全大补减桂苓，更加续断砂糯芩，气血双补安胎好，泰山磐石是方名。

六味地黄丸（都气丸）（补益剂——补阴）

六味地黄益肾肝，山药丹泽萸苓掺，六味再加五味子，丸名都气虚喘安。

左归丸（补益剂——补阴）

左归丸内山药地，萸肉枸杞与牛膝，菟丝龟鹿二胶合，壮水之主方第一。

大补阴丸（补益剂——补阴）

大补阴丸知柏黄，龟板脊髓蜜成方，咳嗽咯血骨蒸热，阴虚火旺制亢阳。

虎潜丸（补益剂——补阴）

虎潜足痿是妙方，虎骨陈皮并锁阳，龟板干姜知母芍，再加柏地作丸尝。

二至丸（补益剂——补阴）

二至女贞与旱莲，桑椹熬膏和成圆，肝肾阴虚得培补，消除眩晕与失眠。

一贯煎（补益剂——补阴）

一贯煎中生地黄，沙参归杞麦冬藏，少佐川楝泄肝气，阴虚胁痛此方良。

石斛夜光丸（补益剂——补阴）

石斛夜光枳膝芎，二地二冬杞丝苁，青葙草决犀羚角，参味连苓蒺草风，再与杏菊山药配，养阴明目第一功。

补肺阿胶汤（补益剂——补阴）

补肺阿胶马兜铃，牛蒡甘草杏糯匀，肺虚火盛最宜服，降气生津咳嗽宁。

龟鹿二仙胶（补益剂——补阴）

人参龟板鹿角胶，更加枸杞熬成膏，滋阴益肾填精髓，精极用此治效高。

七宝美髯丹（补益剂——补阴）

七宝美髯归杞乌，苓膝故纸芝麻菟，筋痿骨软齿动摇，重在滋水与涵木。

肾气丸（补益剂——补阳）

肾气丸补肾阳虚，地黄山药及茱萸，苓泽丹皮合桂附，水中生火在温煦。

右归丸（补益剂——补阳）

右归丸中地附桂，山药茱萸菟丝归，杜仲鹿胶枸杞子，益火之源此方魁。

朱砂安神丸（安神剂——重镇安神）

朱砂安神东垣方，归连甘草合地黄，怔忡不寐心烦乱，养阴清热可复康。

珍珠母丸（安神剂——重镇安神）

珍珠母丸归地参，犀香龙苓柏子仁，更加酸枣定惊悸，阴血得养可宁神。

磁朱丸（安神剂——重镇安神）

磁朱丸中有神曲，摄纳浮阳又明目，心悸失眠皆可治，癫狂痫证亦宜服。

酸枣仁汤（安神剂——滋养安神）

酸枣仁汤治失眠，川芎知草茯苓煎，养血除烦清虚热，安然入睡梦乡甜。

天王补心丹（安神剂——滋养安神）

补心丹用柏枣仁，二冬生地与归身，三参桔梗朱砂味，远志茯苓共养神。

甘麦大枣汤（安神剂——滋养安神）

甘草小麦大枣汤，妇人脏躁性反常，精神恍惚悲欲哭，和肝滋脾自然康。

安宫牛黄丸（开窍剂——凉开）

安宫牛黄开窍方，苓连栀郁朱雄黄，犀角珍珠冰麝箔，热闭心包功效良。

紫雪（开窍剂——凉开）

紫雪犀羚朱朴硝，硝石金寒滑磁膏，丁沉木麝升玄草，热陷痉厥服之消。

至宝丹（开窍剂——凉开）

至宝朱珀麝息香，雄玳犀角与牛黄，金银两箔兼龙脑，开窍清热解毒良。

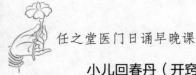

小儿回春丹（开窍剂——凉开）

回春丹中用四香，蔻枳星夏并牛黄，钩蚕陈贝麻全蝎，朱砂草竹共大黄。

行军散（开窍剂——凉开）

诸葛行军痧瘴方，珍珠牛麝冰雄黄，硼硝金箔共研末，窍闭神昏服之康。

苏合香丸（开窍剂——温开）

苏合香丸麝息香，木丁熏陆荜檀襄，犀冰术沉诃香附，再加龙脑温开方。

玉枢丹（开窍剂——温开）

玉枢丹有麝朱雄，五倍千金并入中，大戟慈菇共为末，霍乱痧胀米汤冲。

玉屏风散（固涩剂——固表止汗）

玉屏风散少而精，芪术防风鼎足形，表虚汗多易感冒，固卫敛汗效特灵。

牡蛎散（固涩剂——固表止汗）

牡蛎散内用黄芪，浮麦麻根合用宜，卫虚自汗或盗汗，固表敛汗见效奇。

九仙散（固涩剂——敛肺止咳）

九仙散用乌梅参，桔梗桑皮贝母承，粟壳阿胶冬花味，敛肺止咳气自生。

真人养脏汤（固涩剂——涩肠固脱）

真人养脏木香诃，当归肉蔻与粟壳，术芍参桂甘草共，脱肛久痢服之瘥。

四神丸（固涩剂——涩肠固脱）

四神故纸与吴萸，肉蔻五味四般齐，大枣生姜同煎合，五更肾泻最相宜。

桃花汤（赤石脂禹余粮丸）（固涩剂——涩肠固脱）

桃花汤中赤石脂，粳米干姜共用之，石脂又与余粮合，久痢脱肛正宜施。

金锁固精丸（固涩剂——涩精止遗）

金锁固精芡莲须，龙骨牡蛎与蒺藜，莲粉糊丸盐汤下，能止无梦夜滑遗。

桑螵蛸散（固涩剂——涩精止遗）

桑螵散治小便数，参苓龙骨同龟壳，菖蒲远志加当归，补肾宁心健忘却。

缩泉丸（固涩剂——涩精止遗）

缩泉丸治儿尿频，脬气虚寒约失灵，山药台乌加益智，糊丸多服效显明。

固经丸（固涩剂——固崩止带）

固经丸用龟板君，黄柏椿皮香附芩，更加芍药糊丸服，漏下崩中均可宁。

震灵丹（固涩剂——固崩止带）

震灵丹用禹余粮，石脂石英没乳香，代赭灵脂朱砂合，固崩止带有效方。

完带汤（固涩剂——固崩止带）

完带汤中白术陈，苍术参草车前仁，柴芍淮山黑芥穗，化湿止带此方能。

越鞠丸（理气剂——行气）

越鞠丸治六郁侵，气血痰火湿食因，芎苍香附加栀曲，气畅郁舒痛闷平。

金铃子散（理气剂——行气）

金铃延胡等份研，黄酒调服或水煎，心腹诸痛由热郁，降热开郁痛自镯。

半夏厚朴汤（理气剂——行气）

半夏厚朴与紫苏，茯苓生姜共煎服，痰凝气聚成梅核，降逆开郁气自舒。

枳实薤白桂枝汤（理气剂——行气）

枳实薤白桂枝汤，厚朴瓜蒌合成方，通阳理气又散结，胸痹心痛皆可尝。

橘核丸（理气剂——行气）

橘核丸中楝桂存，枳朴延胡藻带昆，桃仁木通木香合，癞疝顽痛盐酒吞。

天台乌药散（理气剂——行气）

天台乌药楝茴香，良姜巴豆与槟榔，青皮木香共研末，寒滞疝痛酒调尝。

暖肝煎（理气剂——行气）

暖肝煎中用当归，杞苓乌药与小茴，行气逐寒桂沉配，小腹疝痛一并摧。

厚朴温中汤（理气剂——行气）

厚朴温中姜陈草，苓蔻木香一齐熬，温中行气兼燥温，脘腹胀痛服之消。

苏子降气汤（理气剂——降气）

苏子降气橘半归，前胡桂朴草姜随，或加沉香去肉桂，化痰平喘此方推。

定喘汤（理气剂——降气）

定喘白果与麻黄，款冬半夏白皮桑，苏子黄芩甘草杏，宣肺平喘效力彰。

四磨饮（理气剂——降气）

四磨饮治七情侵，人参乌药沉香槟，四味浓磨煎温服，破气降逆喘自平。

旋覆代赭汤（理气剂——降气）

仲景旋覆代赭汤，半夏参草大枣姜，噫气不降心下痞，健脾祛痰治相当。

橘皮竹茹汤（理气剂——降气）

橘皮竹茹治逆呃，人参甘草枣姜施，胃虚有热气冲逆，清补和中降逆之。

丁香柿蒂汤（柿蒂汤）（理气剂——降气）

丁香柿蒂人参姜，呃逆因寒中气伤，济生去参仅三味，胸满呃逆宜煎尝。

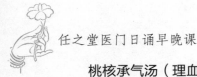

桃核承气汤（理血剂——活血祛瘀）

桃核承气用硝黄，桂枝甘草合成方，下焦蓄血急煎服，解除夜热烦如狂。

血府逐瘀汤（理血剂——活血祛瘀）

血府当归生地桃，红花赤芍枳壳草，柴胡芎桔牛膝等，血化下行不作痨。

复元活血汤（理血剂——活血祛瘀）

复元活血用柴胡，蒌根归草与甲珠，桃仁红花大黄配，跌打损伤正宜服。

七厘散（理血剂——活血祛瘀）

七厘散治跌打伤，血竭红花冰麝香，乳没儿茶朱共末，外敷内服均见长。

补阳还五汤（理血剂——活血祛瘀）

补阳还五芪归芎，桃红赤芍加地龙，半身不遂中风证，益气活血经络通。

失笑散（理血剂——活血祛瘀）

失笑灵脂共蒲黄，等份作散醋煎尝，血瘀少腹时作痛，祛瘀止痛效非常。

丹参饮（理血剂——活血祛瘀）

凡腹诸痛有妙方，丹参砂仁加檀香，气滞血瘀两相结，瘀散气顺保安康。

温经汤（理血剂——活血祛瘀）

温经汤用萸桂芎，归芍丹皮姜夏冬，参草益脾胶养血，调经重在暖胞宫。

生化汤（理血剂——活血祛瘀）

生化汤宜产后尝，归芎桃草加炮姜，恶露不行少腹痛，温经活血最见长。

活络效灵丹（理血剂——活血祛瘀）

活络效灵主丹参，当归乳香没药存，癥瘕积聚腹中痛，煎服此方可回春。

桂枝茯苓丸（理血剂——活血祛瘀）

金匮桂枝茯苓丸，芍药桃红与牡丹，等份为末蜜丸服，活血化瘀癥块散。

大黄䗪虫丸（理血剂——活血祛瘀）

大黄䗪虫芩芍桃，地黄杏草漆蛴螬，虻虫水蛭和丸服，祛瘀生新功独超。

十灰散（理血剂——止血）

十灰散用十般灰，柏茜茅荷丹棕随，二蓟栀黄皆炒黑，凉降止血此方推。

小蓟饮子（理血剂——止血）

小蓟饮子藕蒲黄，木通滑石生地襄，归草黑栀淡竹叶，血淋热结服之康。

槐花散（理血剂——止血）

槐花散治肠风血，芥穗枳壳侧柏叶，等份为末米汤下，凉血疏风又清热。

黄土汤（理血剂——止血）

黄土汤中术附芩，阿胶甘草地黄并，便后下血功独擅，吐衄崩中效亦灵。

胶艾汤（理血剂——止血）

胶艾汤中四物先，更加炙草一同煎，暖宫养血血行缓，胎漏崩中自可痊。

四生丸（理血剂——止血）

四生丸用三种叶，鲜荷鲜艾加侧柏，生地共捣如泥煎，吐衄妄行因血热。

咳血方（理血剂——止血）

咳血方中诃子收，海石栀子共瓜蒌，青黛泻肝又凉血，咳嗽痰血服之瘳。

大秦艽汤（治风剂——疏散外风）

大秦艽汤羌独防，芎芷辛芩二地黄，石膏归芍苓术草，养血祛风通治方。

消风散（治风剂——疏散外风）

消风散中有荆防，蝉蜕胡麻苦参苍，知膏蒡通归地草，风疹湿疹服之康。

川芎茶调散（治风剂——疏散外风）

川芎茶调有荆防，辛芷薄荷甘草羌，目昏鼻塞风攻上，偏正头痛悉能康。

牵正散（治风剂——疏散外风）

牵正散治口眼斜，白附僵蚕全蝎加，混合研细酒调服，风中络脉效力佳。

玉真散（治风剂——疏散外风）

玉真散治破伤风，牙关紧闭体张弓，星麻白附羌防芷，外敷内服一方通。

小活络丹（治风剂——疏散外风）

小活络丹用胆星，二乌乳没地龙并，中风手足皆麻木，风痰瘀血闭在经。

羚角钩藤汤（治风剂——平息内风）

羚角钩藤茯菊桑，贝草竹茹芍地黄，阳邪亢盛成痉厥，肝风内动急煎尝。

镇肝熄风汤（治风剂——平息内风）

镇肝熄风芍天冬，玄参龟板赭茵从，龙牡麦芽膝草楝，肝阳上亢能奏功。

天麻钩藤饮（治风剂——平息内风）

天麻钩藤石决明，栀杜寄生膝与芩，夜藤茯神益母草，主治眩晕与耳鸣。

阿胶鸡子黄汤（治风剂——平息内风）

阿胶鸡子黄汤好，地芍钩藤牡蛎草，石决茯神络石藤，阴虚风动此方保。

大定风珠（治风剂——平息内风）

大定风珠鸡子黄，再合加减复脉汤，三甲并同五味子，滋阴息风是妙方。

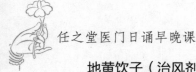

地黄饮子（治风剂——平息内风）

地黄饮子山茱斛，麦味菖蒲远志茯，苁蓉桂附巴戟天，少入薄荷姜枣服，
暗厥风痱能治之，火归水中水生木。

杏苏散（治燥剂——轻宣润燥）

杏苏散内夏陈前，枳桔苓草姜枣研，轻宣温润治凉燥，咳止痰化病自痊。

桑杏汤（治燥剂——轻宣润燥）

桑杏汤中浙贝宜，沙参栀豉与梨皮，干咳鼻涸又身热，清宣凉润燥能祛。

清燥救肺汤（治燥剂——轻宣润燥）

清燥救肺参草杷，石膏胶杏麦胡麻，经霜收下冬桑叶，清燥润肺效可嘉。

养阴清肺汤（治燥剂——滋阴润燥）

养阴清肺是妙方，玄参草芍冬地黄，薄荷贝母丹皮入，时疫白喉急煎尝。

百合固金汤（治燥剂——滋阴润燥）

百合固金二地黄，玄参贝母桔草藏，麦冬芍药当归配，喘咳痰血肺家伤。

麦门冬汤（治燥剂——滋阴润燥）

麦门冬汤用人参，枣草粳米半夏存，肺痿咳逆因虚火，益胃生津宜煎烹。

琼玉膏（治燥剂——滋阴润燥）

琼玉膏用生地黄，人参茯苓白蜜糖，合成膏剂缓缓服，干咳咯血肺阴伤。

玉液汤（治燥剂——滋阴润燥）

玉液汤中芪葛根，鸡金知味药花粉，饮一溲一消渴证，益气生津显效能。

增液汤（治燥剂——滋阴润燥）

增液汤用玄地冬，滋阴润燥有殊功，热病津枯肠燥结，增水行船便自通。

平胃散（祛湿剂——燥湿和胃）

平胃散用朴陈皮，苍术甘草四味齐，燥湿宽胸消胀满，调胃和中此方宜。

藿香正气散（祛湿剂——燥湿和胃）

藿香正气腹皮苏，甘桔陈苓术朴俱，夏曲白芷加姜枣，风寒暑湿并能除。

茵陈蒿汤（祛湿剂——清热祛湿）

茵陈蒿汤大黄栀，瘀热阳黄此方施，便难尿赤腹胀满，清热利湿总相宜。

三仁汤（祛湿剂——清热祛湿）

三仁杏蔻薏苡仁，夏朴通草竹叶存，加入滑石渗湿热，身重胸闷属湿温。

甘露消毒丹（普济解毒丹）（祛湿剂——清热祛湿）

甘露消毒蔻藿香，茵陈滑石木通葛，苓翘贝母射干薄，湿热留连正治方。

连朴饮（祛湿剂——清热祛湿）

连朴饮内用豆豉，菖薄半夏芦根栀，胸脘痞闷兼吐泻，湿热为病皆可治。

蚕矢汤（祛湿剂——清热祛湿）

蚕矢汤用苡木瓜，芩连栀通吴萸夏，加入豆卷清湿热，霍乱转筋甚相恰。

八正散（祛湿剂——清热祛湿）

八正木通与车前，萹蓄大黄栀滑研，草梢瞿麦灯心草，湿热诸淋宜汤煎。

二妙散（祛湿剂——清热祛湿）

二妙散中苍柏煎，若云三妙牛膝添，痿痹足疾堪多服，湿热得消病自蠲。

五苓散（祛湿剂——利水渗湿）

五苓散治太阳腑，白术泽泻猪茯苓，桂枝化气兼解表，小便通利水饮逐。

猪苓汤（祛湿剂——利水渗湿）

猪苓汤内用茯苓，泽泻阿胶滑石并，小便不利兼烦渴，滋阴利水症自平。

防己黄芪汤（祛湿剂——利水渗湿）

防己黄芪金匮方，白术甘草枣生姜，汗出恶风兼身肿，表虚湿盛服之康。

五皮散（五皮饮）（祛湿剂——利水渗湿）

五皮散用五般皮，陈苓姜桑大腹齐，或用五加去桑白，脾虚腹胀颇相宜。

苓桂术甘汤（祛湿剂——温化水湿）

苓桂术甘化饮剂，健脾又温膀胱气，饮邪上逆气冲胸，水饮下行眩晕去。

真式汤（祛湿剂——温化水湿）

真武汤壮肾中阳，苓芍术附加生姜，少阴腹痛寒水聚，悸眩瞤惕急煎尝。

实脾散（实脾饮）（祛湿剂——温化水湿）

实脾苓术与木瓜，甘草木香大腹加，草果姜附兼厚朴，虚寒阴水效堪夸。

萆薢分清饮（祛湿剂——温化水湿）

萆薢分清石菖蒲，草梢乌药智仁具，或加茯苓共煎煮，淋浊留连自可除。

羌活胜湿汤（祛湿剂——祛风胜湿）

羌活胜湿草独芎，蔓荆藁本加防风，湿邪在表头腰痛，发汗升阳经络通。

独活寄生汤（祛湿剂——祛风胜湿）

独活寄生芎防辛，归芎地芍桂苓均，杜仲牛膝人参草，冷风顽痹屈能伸。

鸡鸣散（祛湿剂——祛风胜湿）

鸡鸣散是准绳方，苏叶吴萸桔梗姜，瓜橘槟榔晨冷服，脚气浮肿效非常。

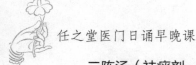

二陈汤（祛痰剂——燥湿化痰）

二陈汤用半夏陈，苓草梅姜一并存，利气祛痰兼燥湿，湿痰为患此方珍。

温胆汤（祛痰剂——燥湿化痰）

温胆汤中苓半草，枳竹陈皮加姜枣，虚烦不眠证多端，此系胆虚痰热扰。

茯苓丸（祛痰剂——燥湿化痰）

指迷茯苓丸半夏，风硝枳壳姜汤下，中脘停痰肩臂痛，气行痰消诸证罢。

贝母瓜蒌散（祛痰剂——润燥化痰）

贝母瓜蒌花粉研，陈皮桔梗茯苓添，呛咳咽干痰难咳，清肺润燥化痰涎。

清气化痰丸（祛痰剂——清热化痰）

清气化痰杏瓜蒌，茯苓枳芩胆星投，陈夏姜汁糊丸服，专治肺热咳痰稠。

小陷胸汤（祛痰剂——清热化痰）

小陷胸汤连半蒌，宽胸开结涤痰优，膈上热痰痞满痛，舌苔黄腻脉滑浮。

滚痰丸（祛痰剂——清热化痰）

滚痰丸是逐痰方，礞石黄芩及大黄，少佐沉香为引导，实热顽痰一扫光。

苓甘五味姜辛汤（祛痰剂——温化寒痰）

苓甘五味姜辛汤，痰饮咳嗽常用方，气降仍咳胸犹满，速化寒饮保安康。

三子养亲汤（祛痰剂——温化寒痰）

三子养亲祛痰方，芥苏莱菔共煎汤，大便实硬加熟蜜，冬寒更可加生姜。

半夏白术天麻汤（祛痰剂——治风化痰）

半夏白术天麻汤，苓草橘红枣生姜，眩晕头痛风痰盛，痰化风息复正常。

定痫丸（祛痰剂——治风化痰）

定痫二茯贝天麻，丹麦陈远蒲姜夏，胆星蝎蚕珀竹沥，姜汁甘草和朱砂，镇心祛痰又开窍，平肝息风制痫发。

止嗽散（祛痰剂——治风化痰）

止嗽散桔草白前，紫菀荆陈百部研，镇咳化痰兼解表，姜汤调服不必煎。

保和丸（消导化积剂——消食导滞）

保和神曲与山楂，陈翘莱菔苓半夏，消食化滞和胃气，方中亦可用麦芽。

枳实导滞丸（消导化积剂——消食导滞）

枳实导滞曲连芩，大黄术泽与茯苓，食湿两滞生郁热，胸痞便秘此方寻。

木香槟榔丸（消导化积剂——消食导滞）

木香槟榔青陈皮，枳柏黄连莪术齐，大黄牵牛加香附，热滞泻痢皆相宜。

枳术丸（曲蘗枳术丸）（消导化积剂——消食导滞）

枳术丸是消补方，荷叶烧饭作丸尝，若加麦芽与神曲，消食化滞力更强。

健脾丸（消导化积剂——消食导滞）

健脾参术苓草陈，肉蔻香连合砂仁，楂肉山药曲麦炒，消补兼施不伤正。

枳实消痞丸（消导化积剂——消痞化积）

枳实消痞四君先，夏曲麦芽朴姜连，脾虚痞满结心下，痞消脾健乐天年。

鳖甲煎丸（消导化积剂——消痞化积）

鳖甲煎丸疟母方，蟅虫鼠妇及蜣螂，蜂窠石韦人参射，桂朴紫葳丹芍姜，
瞿麦紫芩胶半夏，桃仁葶苈和硝黄，疟缠日久胁下硬，癥消积化保安康。

乌梅丸（驱虫剂）

乌梅丸用细辛桂，黄连黄柏及当归，人参椒姜加附子，温肠泻热又安蛔。

肥儿丸（驱虫剂）

肥儿丸内有使君，豆蔻香连曲麦槟，猪胆为丸热汤下，疳虫食积一扫清。

布袋丸（驱虫剂）

布袋丸内有四君，芜荑芦荟共调匀，夜明砂与使君子，消疳去虫法可循。

化虫丸（驱虫剂）

化虫使君与鹤虱，楝槟芜荑一并列，白矾铅粉和丸服，肠中诸虫皆可灭。

伐木丸（驱虫剂）

伐木方中有绿矾，苍术酒曲醋糊丸，泻肝益脾消黄肿，钩虫为患效可观。

瓜蒂散（涌吐剂）

瓜蒂散用赤豆研，散和豉汁不需煎，逐邪催吐效更速，宿食痰涎一并蠲。

救急稀涎散（涌吐剂）

稀涎皂角与白矾，急救可去膈上痰，中风昏迷属闭证，功能开窍又通关。

盐汤探吐方（涌吐剂）

盐汤探吐千金方，干霍乱证宜急尝，宿食停脘气机阻，用之及时功效良。

仙方活命饮（痈疡剂）

仙方活命金银花，防芷归陈穿山甲，贝母花粉兼乳没，草芍皂刺酒煎嘉。

五味消毒饮（痈疡剂）

五味消毒治诸疔，银花野菊蒲公英，紫花地丁天葵子，煎加酒服效非轻。

四妙勇安汤（痈疡剂）

四妙勇安用当归，玄参银花甘草随，清热解毒兼活血，脱疽之病此方魁。

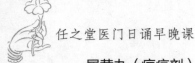

犀黄丸（痈疡剂）
犀黄丸内用麝香，乳香没药与牛黄，乳岩横痃或瘰疬，正气未虚均可尝。

牛蒡解肌汤（痈疡剂）
牛蒡解肌丹栀翘，荆薄斛玄夏枯草，疏风清热又散肿，牙痛颈毒俱可消。

海藻玉壶汤（痈疡剂）
海藻玉壶带昆布，青陈二皮翘贝母，独活甘草夏归芎，消瘿散结效可睹。

透脓散（痈疡剂）
透脓散治毒成脓，芪归山甲皂刺芎，程氏又加银蒡芷，更能速奏溃破功。

阳和汤（痈疡剂）
阳和汤方主阴疽，鹿胶桂麻姜炭地，白芥甘草同煎服，温补通滞疮自愈。

小金丹（痈疡剂）
小金丹用麝草乌，灵脂胶香与乳没，木鳖地龙归墨炭，诸疮肿痛最宜服。

内补黄芪汤（痈疡剂）
内补黄芪地芍冬，参苓远志加川芎，当归甘草官桂并，力补痈疽善后功。

苇茎汤（痈疡剂）
苇茎汤方千金存，桃仁薏苡冬瓜仁，瘀热在肺成痈毒，泻热排脓新自生。

大黄牡丹汤（痈疡剂）
金匮大黄牡丹桃，冬瓜仁又加芒硝，肠痈初起腹按痛，尚未成脓服之消。

薏苡附子败酱散（痈疡剂）
薏苡附子败酱散，解毒消肿力不缓，肠痈成脓宜急投，脓泻肿消腹自软。

黄帝内经（节选）

秦汉·佚名

素问·上古天真论篇第一

昔在黄帝，生而神灵，弱而能言，幼而徇齐，长而敦敏，成而登天。乃问于天师曰：余闻上古之人，春秋皆度百岁，而动作不衰；今时之人，年半百而动作皆衰者，时世异耶？人将失之耶？岐伯对曰：上古之人，其知道者，法于阴阳，和于术数，食饮有节，起居有常，不妄作劳，故能形与神俱，而尽终其天年，度百岁乃去。今时之人不然也，以酒为浆，以妄为常，醉以入房，以欲

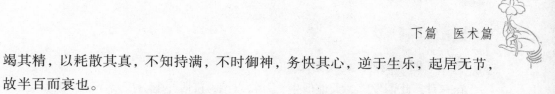

竭其精，以耗散其真，不知持满，不时御神，务快其心，逆于生乐，起居无节，故半百而衰也。

夫上古圣人之教下也，皆谓之虚邪贼风，避之有时，恬惔虚无，真气从之，精神内守，病安从来。 是以志闲而少欲，心安而不惧，形劳而不倦，气从以顺，各从其欲，皆得所愿。故美其食，任其服，乐其俗，高下不相慕，其民故曰朴。是以嗜欲不能劳其目，淫邪不能惑其心，愚智贤不肖不惧于物，故合于道。所以能年皆度百岁而动作不衰者，以其德全不危也。

帝曰：人年老而无子者，材力尽耶，将天数然也？岐伯曰：女子七岁，肾气盛，齿更发长；二七而天癸至，任脉通，太冲脉盛，月事以时下，故有子；三七，肾气平均，故真牙生而长极；四七，筋骨坚，发长极，身体盛壮；五七，阳明脉衰，面始焦，发始堕；六七，三阳脉衰于上，面皆焦，发始白；七七，任脉虚，太冲脉衰少，天癸竭，地道不通，故形坏而无子也。丈夫八岁，肾气实，发长齿更；二八，肾气盛，天癸至，精气溢泻，阴阳和，故能有子；三八，肾气平均，筋骨劲强，故真牙生而长极；四八，筋骨隆盛，肌肉满壮；五八，肾气衰，发堕齿槁；六八，阳气衰竭于上，面焦，发鬓颁白；七八，肝气衰，筋不能动，天癸竭，精少，肾脏衰，形体皆极；八八，则齿发去。肾者主水，受五脏六腑之精而藏之，故五脏盛，乃能泻。今五脏皆衰，筋骨解堕，天癸尽矣。故发鬓白，身体重，行步不正，而无子耳。

帝曰：有其年已老而有子者何也？岐伯曰：此其天寿过度，气脉常通，而肾气有余也。此虽有子，男不过尽八八，女不过尽七七，而天地之精气皆竭矣。

帝曰：夫道者年皆百数，能有子乎？岐伯曰：夫道者能却老而全形，身年虽寿，能生子也。

黄帝曰：余闻上古有真人者，提挈天地，把握阴阳，呼吸精气，独立守神，肌肉若一，故能寿敝天地，无有终时，此其道生。中古之时，有至人者，淳德全道，和于阴阳，调于四时，去世离俗，积精全神，游行天地之间，视听八达之外，此盖益其寿命而强者也，亦归于真人。其次有圣人者，处天地之和，从八风之理，适嗜欲，于世俗之间，无恚嗔之心，行不欲离于世，被服章，举不欲观于俗，外不劳形于事，内无思想之患，以恬愉为务，以自得为功，形体不敝，精神不散，亦可以百数。其次有贤人者，法则天地，象似日月，辨列星辰，逆从阴阳，分别四时，将从上古合同于道，亦可使益寿而有极时。

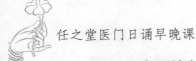

素问·四气调神大论篇第二

春三月，此谓发陈，天地俱生，万物以荣，夜卧早起，广步于庭，被发缓形，以使志生，生而勿杀，予而勿夺，赏而勿罚，此春气之应，养生之道也。逆之则伤肝，夏为寒变，奉长者少。

夏三月，此谓蕃秀，天地气交，万物华实，夜卧早起，无厌于日，使志无怒，使华英成秀，使气得泄，若所爱在外，此夏气之应，养长之道也。逆之则伤心，秋为痎疟，奉收者少，冬至重病。

秋三月，此谓容平，天气以急，地气以明，早卧早起，与鸡俱兴，使志安宁，以缓秋刑，收敛神气，使秋气平，无外其志，使肺气清，此秋气之应，养收之道也。逆之则伤肺，冬为飧泄，奉藏者少。

冬三月，此谓闭藏，水冰地坼，无扰乎阳，早卧晚起，必待日光，使志若伏若匿，若有私意，若已有得，去寒就温，无泄皮肤，使气亟夺，此冬气之应，养藏之道也。逆之则伤肾，春为痿厥，奉生者少。

天气清净光明者也，藏德不止，故不下也。天明则日月不明，邪害空窍，阳气者闭塞，地气者冒明，云雾不精，则上应白露不下。交通不表，万物命故不施，不施则名木多死。恶气不发，风雨不节，白露不下，则菀稿不荣。贼风数至，暴雨数起，天地四时不相保，与道相失，则未央绝灭。唯圣人从之，故身无奇病，万物不失，生气不竭。

逆春气，则少阳不生，肝气内变。逆夏气，则太阳不长，心气内洞。逆秋气，则太阴不收，肺气焦满。逆冬气，则少阴不藏，肾气独沉。

夫四时阴阳者，万物之根本也。所以圣人春夏养阳，秋冬养阴，以从其根，故与万物沉浮于生长之门。逆其根，则伐其本，坏其真矣。故阴阳四时者，万物之终始也，死生之本也，逆之则灾害生，从之则苛疾不起，是谓得道。道者，圣人行之，愚者佩之。从阴阳则生，逆之则死；从之则治，逆之则乱。反顺为逆，是谓内格。

是故圣人不治已病治未病，不治已乱治未乱，此之谓也。夫病已成而后药之，乱已成而后治之，譬犹渴而穿井，斗而铸锥，不亦晚乎！

素问·生气通天论篇第三

黄帝曰：夫自古通天者，生之本，本于阴阳。天地之间，六合之内，其气九州、九窍、五脏、十二节，皆通乎天气。其生五，其气三，**数犯此者，则邪气伤**

人，此寿命之本也。

苍天之气，清净则志意治，顺之则阳气固，虽有贼邪，弗能害也，此因时之序。故圣人传精神，服天气，而通神明。失之则内闭九窍，外壅肌肉，卫气散解，此谓自伤，气之削也。

阳气者，若天与日，失其所则折寿而不彰，故天运当以日光明。是故阳因而上，卫外者也。因于寒，欲如运枢，起居如惊，神气乃浮。因于暑，汗烦则喘喝，静则多言，体若燔炭，汗出而散。因于湿，首如裹，湿热不攘，大筋緛短，小筋弛长，緛短为拘，弛长为痿。因于气，为肿。四维相代，阳气乃竭。

阳气者，烦劳则张，精绝，辟积于夏，使人煎厥。目盲不可以视，耳闭不可以听，溃溃乎若坏都，汩汩乎不可止。阳气者，大怒则形气绝，而血菀于上，使人薄厥。有伤于筋，纵，其若不容，汗出偏沮，使人偏枯。汗出见湿，乃生痤痱。高梁之变，足生大丁，受如持虚。劳汗当风，寒薄为皶，郁乃痤。

阳气者，精则养神，柔则养筋。开阖不得，寒气从之，乃生大偻。陷脉为瘘，留连肉腠。俞气化薄，传为善畏，及为惊骇。营气不从，逆于肉理，乃生痈肿。魄汗未尽，形弱而气烁，穴俞以闭，发为风疟。故风者，百病之始也，清静则肉腠闭拒，虽有大风苛毒，弗之能害，此因时之序也。

故病久则传化，上下不并，良医弗为。故阳蓄积病死，而阳气当隔，隔者当泻，不亟正治，粗乃败之。

故阳气者，一日而主外，平旦人气生，日中而阳气隆，日西而阳气已虚，气门乃闭。是故暮而收拒，无扰筋骨，无见雾露，反此三时，形乃困薄。

岐伯曰：阴者，藏精而起亟也；阳者，卫外而为固也。阴不胜其阳，则脉流薄疾，并乃狂。阳不胜其阴，则五脏气争，九窍不通。是以圣人陈阴阳，筋脉和同，骨髓坚固，气血皆从。如是则内外调和，邪不能害，耳目聪明，气立如故。

风客淫气，精乃亡，邪伤肝也。因而饱食，筋脉横解，肠澼为痔。因而大饮，则气逆。因而强力，肾气乃伤，高骨乃坏。

凡阴阳之要，阳密乃固，两者不和，若春无秋，若冬无夏，因而和之，是谓圣度。故阳强不能密，阴气乃绝，阴平阳秘，精神乃治，阴阳离决，精气乃绝。

因于露风，乃生寒热。是以春伤于风，邪气留连，乃为洞泄。夏伤于暑，秋为痎疟。秋伤于湿，上逆而咳，发为痿厥。冬伤于寒，春必温病。四时之气，更伤五脏。

阴之所生，本在五味。阴之五宫，伤在五味。是故味过于酸，肝气以津，脾气乃绝。味过于咸，大骨气劳，短肌，心气抑。味过于甘，心气喘满，色黑，肾气不衡。味过于苦，脾气不濡，胃气乃厚。味过于辛，筋脉沮弛，精神乃央。是故谨和五味，骨正筋柔，气血以流，腠理以密，如是则骨气以精，谨道如法，长有天命。

素问·金匮真言论篇第四

　　黄帝问曰：天有八风，经有五风，何谓？岐伯对曰：八风发邪，以为经风，触五脏，邪气发病。所谓得四时之胜者，春胜长夏，长夏胜冬，冬胜夏，夏胜秋，秋胜春，所谓四时之胜也。

　　东风生于春，病在肝，俞在颈项；南风生于夏，病在心，俞在胸胁；西风生于秋，病在肺，俞在肩背；北风生于冬，病在肾，俞在腰股；中央为土，病在脾，俞在脊。故春气者病在头，夏气者病在脏，秋气者病在肩背，冬气者病在四肢。故春善病鼽衄，仲夏善病胸胁，长夏善病洞泄寒中，秋善病风疟，冬善病痹厥。故冬不按跷，春不鼽衄，春不病颈项，仲夏不病胸胁，长夏不病洞泄寒中，秋不病风疟，冬不病痹厥，飧泄而汗出也。**夫精者身之本也。故藏于精者，春不病温。夏暑汗不出者，秋成风疟。**此平人脉法也。

　　故曰：阴中有阴，阳中有阳。平旦至日中，天之阳，阳中之阳也；日中至黄昏，天之阳，阳中之阴也；合夜至鸡鸣，天之阴，阴中之阴也；鸡鸣至平旦，天之阴，阴中之阳也。故人亦应之。夫言人之阴阳，则外为阳，内为阴。言人身之阴阳，则背为阳，腹为阴。言人身之脏腑中阴阳，则脏者为阴，腑者为阳。肝、心、脾、肺、肾五脏皆为阴，胆、胃、大肠、小肠、膀胱、三焦六腑皆为阳。所以欲知阴中之阴、阳中之阳者，何也？为冬病在阴，夏病在阳，春病在阴，秋病在阳，皆视其所在，为施针石也。故背为阳，阳中之阳，心也；背为阳，阳中之阴，肺也；腹为阴，阴中之阴，肾也；腹为阴，阴中之阳，肝也；腹为阴，阴中之至阴，脾也。此皆阴阳表里内外雌雄相输应也，故以应天之阴阳也。

　　帝曰：五脏应四时，各有收受乎？岐伯曰：有。东方青色，入通于肝，开窍于目，藏精于肝，其病发惊骇。其味酸，其类草木，其畜鸡，其谷麦，其应四时，上为岁星，是以春气在头也，其音角，其数八，是以知病之在筋也，其臭臊。

　　南方赤色，入通于心，开窍于耳，藏精于心，故病在五脏，其味苦，其类火，其畜羊，其谷黍，其应四时，上为荧惑星，是以知病之在脉也，其音徵，其数七，其臭焦。

中央黄色，入通于脾，开窍于口，藏精于脾，故病在舌本，其味甘，其类土，其畜牛，其谷稷，其应四时，上为镇星，是以知病之在肉也，其音宫，其数五，其臭香。

西方白色，入通于肺，开窍于鼻，藏精于肺，故病在背，其味辛，其类金，其畜马，其谷稻，其应四时，上为太白星，是以知病之在皮毛也，其音商，其数九，其臭腥。

北方黑色，入通于肾，开窍于二阴，藏精于肾，故病在溪，其味咸，其类水，其畜彘，其谷豆，其应四时，上为辰星，是以知病之在骨也。其音羽，其数六，其臭腐。

故善为脉者，谨察五脏六腑，一逆一从，阴阳表里雌雄之纪，藏之心意，合心于精，非其人勿教，非其真勿授，是谓得道。

素问·阴阳应象大论篇第五

黄帝曰：阴阳者，天地之道也，万物之纲纪，变化之父母，生杀之本始，神明之府也。治病必求于本。故积阳为天，积阴为地。阴静阳躁，阳生阴长，阳杀阴藏。阳化气，阴成形。寒极生热，热极生寒。寒气生浊，热气生清。清气在下，则生飧泄；浊气在上，则生膜胀。此阴阳反作，病之逆从也。

故清阳为天，浊阴为地；地气上为云，天气下为雨；雨出地气，云出天气。故清阳出上窍，浊阴出下窍；清阳发腠理，浊阴走五脏；清阳实四肢，浊阴归六腑。

水为阴，火为阳，阳为气，阴为味。味归形，形归气，气归精，精归化，精食气，形食味，化生精，气生形。味伤形，气伤精，精化为气，气伤于味。

阴味出下窍，阳气出上窍。味厚者为阴，薄为阴之阳。气厚者为阳，薄为阳之阴。味厚则泄，薄则通。气薄则发泄，厚则发热。壮火之气衰，少火之气壮。壮火食气，气食少火。壮火散气，少火生气。**气味辛甘发散为阳，酸苦涌泄为阴。**

阴胜则阳病，阳胜则阴病。阳胜则热，阴胜则寒。重寒则热，重热则寒。寒伤形，热伤气。气伤痛，形伤肿。故先痛而后肿者，气伤形也；先肿而后痛者，形伤气也。

风胜则动，热胜则肿，燥胜则干，寒胜则浮，湿胜则濡泻。

天有四时五行，以生长收藏，以生寒暑燥湿风。人有五脏化五气，以生喜怒悲忧恐。故喜怒伤气，寒暑伤形。暴怒伤阴，暴喜伤阳。厥气上行，满脉去形。

喜怒不节，寒暑过度，生乃不固。故重阴必阳，重阳必阴。故曰：**冬伤于寒，春必温病；春伤于风，夏生飧泄；夏伤于暑，秋必痎疟；秋伤于湿，冬生咳嗽。**

帝曰：余闻上古圣人，论理人形，列别脏腑，端络经脉，会通六合，各从其经，气穴所发，各有处名，溪谷属骨，皆有所起，分部逆从，各有条理，四时阴阳，尽有经纪，外内之应，皆有表里，其信然乎？

岐伯对曰：东方生风，风生木，木生酸，酸生肝，肝生筋，筋生心，肝主目。其在天为玄，在人为道，在地为化。化生五味，道生智，玄生神，神在天为风，在地为木，在体为筋，在脏为肝，在色为苍，在音为角，在声为呼，在变动为握，在窍为目，在味为酸，在志为怒。怒伤肝，悲胜怒；风伤筋，燥胜风；酸伤筋，辛胜酸。

南方生热，热生火，火生苦，苦生心，心生血，血生脾，心主舌。其在天为热，在地为火，在体为脉，在脏为心，在色为赤，在音为徵，在声为笑，在变动为忧，在窍为舌，在味为苦，在志为喜。喜伤心，恐胜喜；热伤气，寒胜热，苦伤气，咸胜苦。

中央生湿，湿生土，土生甘，甘生脾，脾生肉，肉生肺，脾主口。其在天为湿，在地为土，在体为肉，在脏为脾，在色为黄，在音为宫，在声为歌，在变动为哕，在窍为口，在味为甘，在志为思。思伤脾，怒胜思；湿伤肉，风胜湿；甘伤肉，酸胜甘。

西方生燥，燥生金，金生辛，辛生肺，肺生皮毛，皮毛生肾，肺主鼻。其在天为燥，在地为金，在体为皮毛，在脏为肺，在色为白，在音为商，在声为哭，在变动为咳，在窍为鼻，在味为辛，在志为忧。忧伤肺，喜胜忧；热伤皮毛，寒胜热；辛伤皮毛，苦胜辛。

北方生寒，寒生水，水生咸，咸生肾，肾生骨髓，髓生肝，肾主耳。其在天为寒，在地为水，在体为骨，在脏为肾，在色为黑，在音为羽，在声为呻，在变动为栗，在窍为耳，在味为咸，在志为恐。恐伤肾，思胜恐；寒伤血，燥胜寒；咸伤血，甘胜咸。

故曰：**天地者，万物之上下也；阴阳者，血气之男女也；左右者，阴阳之道路也；水火者，阴阳之征兆也；阴阳者，万物之能始也。故曰：阴在内，阳之守也；阳在外，阴之使也。**

帝曰：法阴阳奈何？岐伯曰：阳胜则身热，腠理闭，喘粗为之俯仰，汗不出而热，齿干以烦冤，腹满，死，能冬不能夏。阴胜则身寒，汗出身常清，数栗而寒，寒则厥，厥则腹满，死，能夏不能冬。此阴阳更胜之变，病之形能也。

帝曰：调此二者奈何？岐伯曰：能知七损八益，则二者可调，不知用此，则早衰之节。年四十，而阴气自半也，起居衰矣。年五十，体重，耳目不聪明矣。年六十，阴痿，气大衰，九窍不利，下虚上实，涕泣俱出矣。故曰：知之则强，不知则老，故同出而名异耳。**智者察同，愚者察异，愚者不足，智者有余，有余则耳目聪明，身体轻强，老者复壮，壮者益治。是以圣人为无为之事，乐恬憺之能，从欲快志于虚无之守，故寿命无穷，与天地终，此圣人之治身也。**

天不足西北，故西北方阴也，而人右耳目不如左明也。地不满东南，故东南方阳也，而人左手足不如右强也。帝曰：何以然？岐伯曰：东方阳也，阳者其精并于上，并于上则上明而下虚，故使耳目聪明，而手足不便也。西方阴也，阴者其精并于下，并于下则下盛而上虚，故其耳目不聪明，而手足便也。故俱感于邪，其在上则右甚，在下则左甚，此天地阴阳所不能全也，故邪居之。

故天有精，地有形，天有八纪，地有五里，故能为万物之父母。清阳上天，浊阴归地，是故天地之动静，神明为之纲纪，故能以生长收藏，终而复始。**惟贤人上配天以养头，下象地以养足，中傍人事以养五脏。**天气通于肺，地气通于嗌，风气通于肝，雷气通于心，谷气通于脾，雨气通于肾。六经为川，**肠胃为海，九窍为水注之气。**以天地为之阴阳，阳之汗，以天地之雨名之；阳之气，以天地之疾风名之。暴气象雷，逆气象阳。故治不法天之纪，不用地之理，则灾害至矣。

故邪风之至，疾如风雨，故善治者治皮毛，其次治肌肤，其次治筋脉，其次治六腑，其次治五脏。治五脏者，半死半生也。故天之邪气，感则害人五脏；水谷之寒热，感则害于六腑；地之湿气，感则害皮肉筋脉。

故善用针者，从阴引阳，从阳引阴，以右治左，以左治右，以我知彼，以表知里，以观过与不及之理，见微得过，用之不殆。善诊者，察色按脉，先别阴阳；审清浊，而知部分；视喘息，听音声，而知所苦；观权衡规矩，而知病所主。按尺寸，观浮沉滑涩，而知病所生。以治无过，以诊则不失矣。

故曰：病之始起也，可刺而已；其盛，可待衰而已。故因其轻而扬之，因其重而减之，因其衰而彰之。**形不足者，温之以气；精不足者，补之以味。**其高者，因而越之；其下者，引而竭之；中满者，泻之于内。其有邪者，渍形以为汗；其在皮者，汗而发之；其慓悍者，按而收之；其实者，散而泻之。审其阴阳，以别柔刚，阳病治阴，阴病治阳，定其血气，各守其乡，**血实宜决之，气虚宜掣引之**。

素问·灵兰秘典论篇第八

黄帝问曰：愿闻十二脏之相使，贵贱何如？岐伯对曰：悉乎哉问也。请遂言之！心者，君主之官也，神明出焉。肺者，相傅之官，治节出焉。肝者，将军之官，谋虑出焉。胆者，中正之官，决断出焉。膻中者，臣使之官，喜乐出焉。脾胃者，仓廪之官，五味出焉。大肠者，传道之官，变化出焉。小肠者，受盛之官，化物出焉。肾者，作强之官，伎巧出焉。三焦者，决渎之官，水道出焉。膀胱者，州都之官，津液藏焉，气化则能出矣。凡此十二官者，不得相失也。故主明则下安，以此养生则寿，殁世不殆，以为天下则大昌。主不明则十二官危，使道闭塞而不通，形乃大伤，以此养生则殃，以为天下者，其宗大危，戒之戒之。

素问·六节藏象论篇第九

帝曰：善。余闻气合而有形，因变以正名。天地之运，阴阳之化，其于万物孰少孰多，可得闻乎？岐伯曰：悉乎哉问也。天至广，不可度，地至大，不可量。大神灵问，请陈其方。草生五色，五色之变，不可胜视。草生五味，五味之美，不可胜极。嗜欲不同，各有所通。天食人以五气，地食人以五味。五气入鼻，藏于心肺，上使五色修明，音声能彰；五味入口，藏于肠胃，味有所藏，以养五气，气和而生，津液相成，神乃自生。

帝曰：藏象何如？岐伯曰：心者，生之本，神之变也，其华在面，其充在血脉，为阳中之太阳，通于夏气。肺者，气之本，魄之处也，其华在毛，其充在皮，为阳中之太阴，通于秋气。肾者，主蛰，封藏之本，精之处也，其华在发，其充在骨，为阴中之少阴，通于冬气。肝者，罢极之本，魂之居也，其华在爪，其充在筋，以生血气，其味酸，其色苍，此为阳中之少阳，通于春气。脾、胃、大肠、小肠、三焦、膀胱者，仓廪之本，营之居也，名曰器，能化糟粕，转味而入出者也，其华在唇四白，其充在肌，其味甘，其色黄，此至阴之类，通于土气。凡十一脏，取决于胆也。

素问·五脏别论篇第十一

黄帝问曰：余闻方士，或以脑髓为脏，或以肠胃为脏，或以为腑。敢问更相反，皆自谓是，不知其道，愿闻其说。岐伯对曰：脑、髓、骨、脉、胆、女子胞，此六者，地气之所生也，皆藏于阴而象于地，故藏而不泻，名曰奇恒之腑。夫胃、大肠、小肠、三焦、膀胱，此五者天气之所生也，其气象天，故泻而不藏，此受

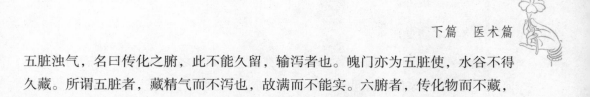

五脏浊气，名曰传化之腑，此不能久留，输泻者也。魄门亦为五脏使，水谷不得久藏。所谓五脏者，藏精气而不泻也，故满而不能实。六腑者，传化物而不藏，故实而不能满也。所以然者，水谷入口则胃实而肠虚，食下则肠实而胃虚。故曰实而不满，满而不实也。

帝曰：气口何以独为五脏主？岐伯曰：胃者，水谷之海，六腑之大源也。五味入口，藏于胃，以养五脏气，气口亦太阴也。是以五脏六腑之气味，皆出于胃，变见于气口。故五气入鼻，藏于心肺，心肺有病，而鼻为之不利也。

凡治病必察其下，适其脉，观其志意与其病也。拘于鬼神者，不可与言至德；恶于针石者，不可与言至巧。病不许治者，病必不治，治之无功矣。

素问·脉要精微论篇第十七

黄帝问曰：诊法何如？岐伯对曰：**诊法常以平旦，阴气未动，阳气未散，饮食未进，经脉未盛，络脉调匀，气血未乱，故乃可诊有过之脉。**切脉动静而视精明，察五色，观五脏有余不足，六腑强弱，形之盛衰，以此参伍，决死生之分。

夫脉者，血之府也。长则气治，短则气病，数则烦心，大则病进。上盛则气高，下盛则气胀，代则气衰，细则气少，涩则心痛。浑浑革至如涌泉，病进而色弊；绵绵其去如弦绝，死。

夫精明五色者，气之华也。赤欲如帛裹朱，不欲如赭；白欲如鹅羽，不欲如盐；青欲如苍璧之泽，不欲如蓝；黄欲如罗裹雄黄，不欲如黄土；黑欲如重漆色，不欲如地苍。五色精微象见矣，其寿不久也。**夫精明者，所以视万物，别白黑，审短长。以长为短，以白为黑，如是则精衰矣。**

五脏者，中之守也。中盛脏满，气盛伤恐者，声如从室中言，是中气之湿也。言而微，终日乃复言者，此夺气也。衣被不敛，言语善恶，不避亲疏者，此神明之乱也。仓廪不藏者，是门户不要也。水泉不止者，是膀胱不藏也。得守者生，失守者死。

夫五脏者，身之强也。头者精明之府，头倾视深，精神将夺矣。背者胸中之府，背曲肩随，府将坏矣。腰者肾之府，转摇不能，肾将惫矣。膝者筋之府，屈伸不能，行则偻附，筋将惫矣。骨者髓之府，不能久立，行则振掉，骨将惫矣。得强则生，失强则死。

岐伯曰：反四时者，有余为精，不足为消。应太过，不足为精；应不足，有余为消。阴阳不相应，病名曰关格。

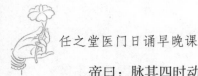

帝曰：脉其四时动奈何？知病之所在奈何？知病之所变奈何？知病乍在内奈何？知病乍在外奈何？请问此五者，可得闻乎？岐伯曰：请言其与天运转大也。万物之外，六合之内，天地之变，阴阳之应，彼春之暖，为夏之暑，彼秋之忿，为冬之怒，四变之动，脉与之上下，以春应中规，夏应中矩，秋应中衡，冬应中权。

是故冬至四十五日，阳气微上，阴气微下；夏至四十五日，阴气微上，阳气微下。阴阳有时，与脉为期，期而相失，知脉所分。分之有期，故知死时。微妙在脉，不可不察，察之有纪，从阴阳始，始之有经，从五行生，生之有度，四时为宜。补泻勿失，与天地如一，得一之情，以知死生。是故声合五音，色合五行，脉合阴阳。

是知阴盛则梦涉大水恐惧，阳盛则梦大火燔灼，阴阳俱盛则梦相杀毁伤。上盛则梦飞，下盛则梦堕。甚饱则梦予，甚饥则梦取。肝气盛则梦怒，肺气盛则梦哭。短虫多则梦聚众，长虫多则梦相击毁伤。

是故持脉有道，虚静为保。春日浮，如鱼之游在波；夏日在肤，泛泛乎万物有余；秋日下肤，蛰虫将去；冬日在骨，蛰虫周密，君子居室。故曰：知内者按而纪之，知外者终而始之。此六者持脉之大法。

心脉搏坚而长，当病舌卷不能言；其软而散者，当消环自已。肺脉搏坚而长，当病唾血；其软而散者，当病灌汗，至今不复散发也。肝脉搏坚而长，色不青，当病坠若搏，因血在胁下，令人喘逆；其软而散色泽者，当病溢饮，溢饮者渴暴多饮，而易入肌皮肠胃之外也。胃脉搏坚而长，其色赤，当病折髀；其软而散者，当病食痹。脾脉搏坚而长，其色黄，当病少气；其软而散色不泽者，当病足胻肿，若水状也。肾脉搏坚而长，其色黄而赤者，当病折腰；其软而散者，当病少血，至令不复也。

帝曰：诊得心脉而急，此为何病，病形何如？岐伯曰：病名心疝，少腹当有形也。帝曰：何以言之？岐伯曰：心为牡脏，小肠为之使，故曰少腹当有形也。

帝曰：诊得胃脉，病形何如？岐伯曰：胃脉实则胀，虚则泄。

帝曰：病成而变何谓？岐伯曰：风成为寒热，瘅成为消中，厥成为巅疾，久风为飧泄，脉风成为疠。病之变化，不可胜数。

帝曰：诸痈肿筋挛骨痛，此皆安生？岐伯曰：此寒气之肿，八风之变也。帝曰：治之奈何？岐伯曰：此四时之病，以其胜治之愈也。

帝曰：有故病五脏发动，因伤脉色，各何以知其久暴至之病乎？岐伯曰：悉乎哉问也，征其脉小色不夺者，新病也；征其脉不夺其色夺者，此久病也；征其脉与五色俱夺者此久病也；征其脉与五色俱不夺者新病也。肝与肾脉并至，其色苍赤，当病毁伤不见血，已见血湿若中水也。

尺内两旁则季胁也，尺外以候肾，尺里以候腹。中附上，左外以候肝，内以候膈，右外以候胃，内以候脾。上附上，右外以候肺，内以候胸中，左外以候心，内以候膻中。前以候前，后以候后。上竟上者，胸喉中事也。下竟下者，少腹腰股膝胫足中事也。

粗大者，阴不足阳有余，为热中也。来疾去徐，上实下虚，为厥巅疾。来徐去疾，上虚下实，为恶风也。故中恶风者，阳气受也。

有脉俱沉细数者，少阴厥也；沉细数散者，寒热也；浮而散者为眴仆。诸浮不躁者，皆在阳，则为热；其有躁者在手。诸细而沉者，皆在阴，则为骨痛；其有静者在足。数动一代者，病在阳之脉也，泄及便脓血。

诸过者切之，涩者阳气有余也，滑者阴气有余也；阳气有余为身热无汗，阴气有余为多汗身寒，阴阳有余则无汗而寒。

推而外之，内而不外，有心腹积也。推而内之，外而不内，身有热也。推而上之，上而不下，腰足清也。推而下之，下而不上，头项痛也。按之至骨，脉气少者，腰脊痛而身有痹也。

素问·经脉别论篇第二十一

黄帝问曰：人之居处动静勇怯，脉亦为之变乎？岐伯对曰：凡人之惊恐恚劳动静，皆为变也。是以夜行则喘出于肾，淫气病肺。有所堕恐，喘出于肝，淫气害脾。有所惊恐，喘出于肺，淫气伤心。度水跌仆，喘出于肾与骨。当是之时，勇者气行则已，怯者则着而为病。故曰：诊病之道，观人勇怯，骨肉皮肤，能知其情，以为诊法也。故饮食饱甚，汗出于胃。惊而夺精，汗出于心。持重远行，汗出于肾。疾走恐惧，汗出于肝。摇体劳苦，汗出于脾。故春秋冬夏，四时阴阳，生病起于过用，此为常也。

食气入胃，散精于肝，淫气于筋。食气入胃，浊气归心，淫精于脉。脉气流经，经气归于肺，肺朝百脉，输精于皮毛。毛脉合精，行气于府，府精神明，留于四脏，气归于权衡，权衡以平，气口成寸，以决死生。**饮入于胃，游溢精气，上输于脾，脾气散精，上归于肺，通调水道，下输膀胱，水精四布，五经并行，合于四时五脏阴阳，揆度以为常也。**

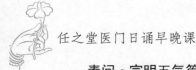

素问·宣明五气篇第二十三

五味所入：酸入肝，辛入肺，苦入心，咸入肾，甘入脾，是谓五入。

五气所病：心为噫，肺为咳，肝为语，脾为吞，肾为欠为嚏，胃为气逆为哕，大肠小肠为泄，下焦溢为水，膀胱不利为癃，不约为遗溺，胆为怒，是谓五病。

五精所并：精气并于心则喜，并于肺则悲，并于肝则忧，并于脾则畏，并于肾则恐，是谓五并，虚而相并者也。

五脏所恶：心恶热，肺恶燥，肝恶风，脾恶湿，肾恶寒，是谓五恶。

五脏化液：心为汗，肺为涕，肝为泪，脾为涎，肾为唾，是谓五液。

五味所禁：辛走气，气病无多食辛；咸走血，血病无多食咸；苦走骨，骨病无多食苦；甘走肉，肉病无多食甘；酸走筋，筋病无多食酸。是谓五禁，无令多食。

五病所发：阴病发于骨，阳病发于血，阴病发于肉，阳病发于冬，阴病发于夏。是谓五发。

五邪所乱：邪入于阳则狂，邪入于阴则痹；搏阳则为巅疾，搏阴则为喑；阳入之阴则静，阴出之阳则怒。是谓五乱。

五邪所见：春得秋脉，夏得冬脉，长夏得春脉，秋得夏脉，冬得长夏脉，名曰阴出之阳，病善怒不治。是谓五邪，皆同命死不治。

五脏所藏：心藏神，肺藏魄，肝藏魂，脾藏意，肾藏志。是谓五脏所藏。

五脏所主：心主脉，肺主皮，肝主筋，脾主肉，肾主骨。是谓五脏所主。

五劳所伤：久视伤血，久卧伤气，久坐伤肉，久立伤骨，久行伤筋。是谓五劳所伤。

五脉应象：肝脉弦，心脉钩，脾脉代，肺脉毛，肾脉石。是谓五脏之脉。

素问·太阴阳明论篇第二十九

黄帝问曰：太阴阳明为表里，脾胃脉也，生病而异者何也？岐伯对曰：阴阳异位，更虚更实，更逆更从，或从内，或从外，所从不同，故病异名也。

帝曰：愿闻其异状也。岐伯曰：阳者天气也，主外；阴者地气也，主内。故阳道实，阴道虚。故犯贼风虚邪者，阳受之，食饮不节、起居不时者，阴受之。阳受之则入六腑，阴受之则入五脏。入六腑则身热不时卧，上为喘呼；入五脏则䐜满闭塞，下为飧泄，久为肠澼。故喉主天气，咽主地气。故阳受风气，阴受湿气。故阴气从足上行至头，而下行循臂至指端；阳气从手上行至头，而下行至足。故曰阳病者上行极而下，阴病者下行极而上。**故伤于风者上先受之，伤于湿者下先受之。**

帝曰：脾病而四肢不用何也？岐伯曰：四肢皆禀气于胃，而不得至经，必因于脾，乃得禀也。今脾病不能为胃行其津液，四肢不得禀水谷气，气日以衰，脉道不利，筋骨肌内皆无气以生，故不用焉。

帝曰：脾不主时何也？岐伯曰：脾者土也。治中央，常以四时长四脏，各十八日寄治，不得独主于时也。脾脏者常着胃土之精也。土者生万物而法天地，故上下至头足，不得主时也。

帝曰：脾与胃以膜相连耳，而能为之行其津液何也？岐伯曰：足太阴者三阴也，其脉贯胃属脾络嗌，故太阴为之行气于三阴。阳明者表也，五脏六腑之海也，亦为之行气于三阳。脏腑各因其经而受气于阳明，故为胃行其津液。四肢不得禀水谷气，日以益衰，阴道不利，筋骨肌肉无气以生，故不用焉。

素问·咳论篇第三十八

黄帝问曰：肺之令人咳何也？岐伯对曰：**五脏六腑皆令人咳，非独肺也。**

帝曰：愿闻其状。岐伯曰：皮毛者肺之合也。皮毛先受邪气，邪气以从其合也。其寒饮食入胃，从肺脉上至于肺则肺寒，肺寒则外内合邪因而客之，则为肺咳。五脏各以其时受病，非其时各传以与之。人与天地相参，故五脏各以治时感于寒则受病，微则为咳，甚者为泄为痛。乘秋则肺先受邪，乘春则肝先受之，乘夏则心先受之，乘至阴则脾先受之，乘冬则肾先受之。

帝曰：何以异之？岐伯曰：肺咳之状，咳而喘息有音，甚则唾血。心咳之状，咳则心痛，喉中介介如梗状，甚则咽肿，喉痹。肝咳之状，咳则两胁下痛，甚则不可以转，转则两胠下满。脾咳之状，咳则右胁下痛，阴阴引肩背，甚则不可以动，动则咳剧。肾咳之状，咳则腰背相引而痛，甚则咳涎。

帝曰：六腑之咳奈何？安所受病？岐伯曰：五脏之久咳，乃移于六腑。脾咳不已则胃受之，胃咳之状，咳而呕，呕甚则长虫出。肝咳不已则胆受之，胆咳之状，咳呕胆汁。肺咳不已则大肠受之，大肠咳状，咳而遗矢。心咳不已则小肠受之，小肠咳状，咳而失气，气与咳俱失。肾咳不已则膀胱受之，膀胱咳状，咳而遗溺。久咳不已则三焦受之，三焦咳状，咳而腹满，不欲食饮。此皆聚于胃，关于肺，使人多涕唾而面浮肿气逆也。

帝曰：治之奈何？岐伯曰：治脏者治其俞，治腑者治其合，浮肿者治其经。

素问·举痛论篇第三十九

黄帝问曰：余闻善言天者，必有验于人；**善言古者，必有合于今；善言人者，**

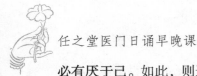

必有厌于己。如此，则道不惑而要数极，所谓明也。今余问于夫子，令言而可知，视而可见，扪而可得，令验于己而发蒙解惑，可得而闻乎？

岐伯再拜稽首曰：何道之问也？帝曰：愿闻人之五脏卒痛，何气使然？岐伯对曰：**经脉流行不止，环周不休，寒气入经而稽迟。泣而不行，客于脉外则血少，客于脉中则气不通，故卒然而痛。**

帝曰：其痛或卒然而止者，或痛甚不休者，或痛甚不可按者，或按之而痛止者，或按之无益者，或喘动应手者，或心与背相引而痛者，或胁肋与少腹相引而痛者，或腹痛引阴股者，或痛宿昔而成积者，或卒然痛死不知人有少间复生者，或痛而呕者，或腹痛而后泄者，或痛而闭不通者，凡此诸痛，各不同形，别之奈何？

岐伯曰：寒气客于脉外则脉寒，脉寒则缩踡，缩踡则脉绌急，绌急则外引小络，故卒然而痛。得炅^{jiǒng}则痛立止，因重中于寒，则痛久矣。寒气客于经脉之中，与炅气相薄则脉满，满则痛而不可按也。寒气稽留，炅气从上，则脉充大而血气乱，故痛甚不可按也。寒气客于肠胃之间，膜原之下，血不得散，小络急引故痛，按之则血气散，故按之痛止。寒气客于挟脊之脉则深，按之不能及，故按之无益也。寒气客于冲脉，冲脉起于关元，随腹直上，寒气客则脉不通，脉不通则气因之，故喘气应手矣。寒气客于背俞之脉则脉泣，脉泣则血虚，血虚则痛，其俞注于心，故相引而痛。按之则热气至，热气至则痛上矣。寒气客于厥阴之脉，厥阴之脉者，络阴器，系于肝。寒气客于脉中，则血泣脉急，故胁肋与少腹相引痛矣。厥气客于阴股，寒气上及少腹，血泣在下相引，故腹痛引阴股。寒气客于小肠膜原之间，络血之中，血泣不得注入大经，血气稽留不得行，故宿昔而成积矣。寒气客于五脏，厥逆上泄，阴气竭，阳气未入，故卒然痛死不知人，气复反则生矣。寒气客于肠胃，厥逆上出，故痛而呕也。寒气客于小肠，小肠不得成聚，故后泄腹痛矣。热气留于小肠，肠中痛，瘅热焦渴则坚干不得出，故痛而闭不通矣。

帝曰：所谓言而可知者也，视而可见奈何？岐伯曰：五脏六腑固尽有部，视其五色，黄赤为热，白为寒，青黑为痛，此所谓视而可见者也。

帝曰：扪而可得奈何？岐伯曰：视其主病之脉坚，而血及陷下者，皆可扪而得也。

帝曰：善。**余知百病生于气也，怒则气上，喜则气缓，悲则气消，恐则气下，寒则气收，炅则气泄，惊则气乱，劳则气耗，思则气结。九气不同，何病之生？**岐伯曰：怒则气逆，甚则呕血及飧泄，故气上矣。喜则气和志达，荣卫通利，故气缓矣。悲则心系急，肺布叶举，而上焦不通，荣卫不散，热气在中，故气消矣。恐则精却，却则上焦闭，闭则气还，还则下焦胀，故气不行矣。寒则腠理闭，气不行，故气收矣。炅则腠理开，荣卫通，汗大泄，故气泄。**惊则心无所依，神无所归，虑无所定，故气乱矣。劳则喘息汗出，外内皆越，故气耗矣。思则心有所存，神有所归，正气留而不行，故气结矣。**

素问·痹论篇第四十三

黄帝问曰：痹之安生？岐伯对曰：**风寒湿三气杂至，合而为痹也。其风气胜者为行痹，寒气胜者为痛痹，湿气胜者为着痹也。**

帝曰：其有五者何也？岐伯曰：以冬遇此者为骨痹，以春遇此者为筋痹，以夏遇此者为脉痹，以至阴遇此者为肌痹，以秋遇此者为皮痹。

帝曰：内舍五脏六腑，何气使然？岐伯曰：五脏皆有合，病久而不去者，内舍于其合也。故骨痹不已，复感于邪，内舍于肾；筋痹不已，复感于邪，内舍于肝；脉痹不已，复感于邪，内舍于心；肌痹不已，复感于邪，内舍于脾；皮痹不已，复感于邪，内舍于肺。所谓痹者，各以其时重感于风寒湿之气也。

凡痹之客五脏者，肺痹者，烦满喘而呕。心痹者，脉不通，烦则心下鼓，暴上气而喘，嗌干善噫，厥气上则恐。肝痹者，夜卧则惊，多饮，数小便，上为引如怀。肾痹者，善胀，尻以代踵，脊以代头。脾痹者，四肢懈惰，发咳呕汁，上为大塞。肠痹者，数饮而出不得，中气喘争，时发飧泄。胞痹者，少腹膀胱按之内痛，若沃以汤，涩于小便，上为清涕。

阴气者，静则神藏，躁则消亡。饮食自倍，肠胃乃伤。

淫气喘息，痹聚在肺；淫气忧思，痹聚在心；淫气遗溺，痹聚在肾；淫气乏竭，痹聚在肝；淫气肌绝，痹聚在脾。诸痹不已，亦益内也。其风气胜者，其人易已也。

帝曰：痹，其时有死者，或疼久者，或易已者，其故何也？岐伯曰：其入脏者死，其留连筋骨间者疼久，其留皮肤间者易已。

帝曰：其客于六腑者何也？岐伯曰：此亦其食饮居处，为其病本也。六腑亦各有俞，风寒湿气中其俞，而食饮应之，循俞而入，各舍其腑也。

帝曰：以针治之奈何？岐伯曰：五脏有俞，六腑有合，循脉之分，各有所发，各随其过，则病瘳也。

帝曰：荣卫之气亦令人痹乎？岐伯曰：荣者水谷之精气也，和调于五脏，洒陈于六腑，乃能入于脉也。故循脉上下，贯五脏，络六腑也。卫者水谷之悍气也，其气慓疾滑利，不能入于脉也。故循皮肤之中，分肉之间，熏于肓膜，散于胸腹，逆其气则病，从其气则愈。不与风寒湿气合，故不为痹。

帝曰：善。痹或痛，或不痛，或不仁，或寒，或热，或燥，或湿，其故何也？岐伯曰：痛者寒气多也，有寒故痛也。其不痛不仁者，病久入深，荣卫之行涩，经络时疏，故不痛，皮肤不营，故为不仁。其寒者，阳气少，阴气多，与病相益，故寒也。其热者，阳气多，阴气少，病气胜，阳遭阴，故为痹热。其多汗而濡者，此其逢湿甚也。阳气少，阴气盛，两气相盛，故汗出而濡也。

帝曰：夫痹之为病，不痛何也？岐伯曰：痹在于骨则重，在于脉则血凝而不流，在于筋则屈不伸，在于肉则不仁，在于皮则寒，故具此五者则不痛也。凡痹之类，逢寒则急，逢热则纵。帝曰：善。

素问·痿论篇第四十四

黄帝问曰：五脏使人痿何也？岐伯对曰：**肺主身之皮毛，心主身之血脉，肝主身之筋膜，脾主身之肌肉，肾主身之骨髓。**故肺热叶焦，则皮毛虚弱急薄，着则生痿躄也。心气热，则下脉厥而上，上则下脉虚，虚则生脉痿，枢折挈，胫纵而不任地也。肝气热，则胆泄口苦，筋膜干，筋膜干则筋急而挛，发为筋痿。脾气热，则胃干而渴，肌肉不仁，发为肉痿。肾气热，则腰脊不举，骨枯而髓减，发为骨痿。

帝曰：何以得之？岐伯曰：肺者脏之长也，为心之盖也，有所失亡，所求不得，则发肺鸣，鸣则肺热叶焦。故曰：五脏因肺热叶焦，发为痿躄，此之谓也。悲哀太甚，则胞络绝，胞络绝则阳气内动，发则心下崩，数溲血也。故《本病》曰：大经空虚，发为肌痹，传为脉痿。思想无穷，所愿不得，意淫于外，入房太甚，宗筋弛纵，发为筋痿，及为白淫。故《下经》曰：筋痿者，生于肝使内也。有渐于湿，以水为事，若有所留，居处相湿，肌肉濡渍，痹而不仁，发为肉痿。故《下经》曰：肉痿者，得之湿地也。有所远行劳倦，逢大热而渴，渴则阳气内伐，内伐则热舍于肾，肾者水脏也，今水不胜火，则骨枯而髓虚，故足不任身，发为骨痿。故《下经》曰：骨痿者，生于大热也。

帝曰：何以别之？岐伯曰：肺热者色白而毛败，心热者色赤而络脉溢，肝热者色苍而爪枯，脾热者色黄而肉蠕动，肾热者色黑而齿槁。

帝曰：如夫子言可矣。论言治痿者独取阳明何也？岐伯曰：阳明者，五脏六腑之海，主润宗筋，宗筋主束骨而利机关也。冲脉者，经脉之海也，主渗灌溪谷，与阳明合于宗筋，阴阳揔宗筋之会，合于气街，而阳明为之长，皆属于带脉，而络于督脉。故阳明虚则宗筋纵，带脉不引，故足痿不用也。

帝曰：治之奈何？岐伯曰：各补其荥而通其俞，调其虚实，和其逆顺，筋脉骨肉各以其时受月，则病已矣。帝曰：善。

素问·至真要大论篇第七十四

帝曰：善。夫百病之生也，皆生于风寒暑湿燥火，以之化之变也。经言盛者泻之，虚则补之，余锡以方士，而方士用之尚未能十全，余欲令要道必行，桴鼓相应，犹拔刺雪污，工巧神圣，可得闻乎？岐伯曰：审察病机，无失气宜，此之谓也。

帝曰：愿闻病机何如？岐伯曰：**诸风掉眩，皆属于肝；诸寒收引，皆属于肾；诸气膹郁，皆属于肺；诸湿肿满，皆属于脾；诸热瞀瘛，皆属于火；诸痛痒疮，皆属于心；诸厥固泄，皆属于下；诸痿喘呕，皆属于上；诸禁鼓栗，如丧神守，皆属于火；诸痉项强，皆属于湿；诸逆冲上，皆属于火；诸胀腹大，皆属于热；诸躁狂越，皆属于火；诸暴强直，皆属于风；诸病有声，鼓之如鼓，皆属于热；诸病胕肿，疼酸惊骇，皆属于火；诸转反戾，水液浑浊，皆属于热；诸病水液，澄澈清冷，皆属于寒；诸呕吐酸，暴注下迫，皆属于热。故大要曰：谨守病机，各司其属，有者求之，无者求之，盛者责之，虚者责之，必先五胜，疏其血气，令其调达，而致和平，此之谓也。**

帝曰：善。五味阴阳之用何如？岐伯曰：辛甘发散为阳，酸苦涌泄为阴，咸味涌泄为阴，淡味渗泄为阳。六者或收或散，或缓或急，或燥或润，或软或坚，以所利而行之，调其气使其平也。

难经（节选）

战国·秦越人

一难曰：十二经皆有动脉，独取寸口，以决五脏六腑死生吉凶之法，何谓也？然：寸口者，脉之大会，手太阴之脉动也。人一呼脉行三寸，一吸脉行三寸，呼吸定息，脉行六寸。人一日一夜，凡一万三千五百息，脉行五十度，周于身。漏水下百刻，荣卫行阳二十五度，行阴亦二十五度，为一周也，故五十度复会于手太阴。寸口者,五脏六腑之所终始,故法取于寸口也。

二难曰:脉有尺寸,何谓也? 然:尺寸者,脉之大要会也。从关至尺是尺内,阴之所治也;从关至鱼际是寸内,阳之所治也。故分寸为尺,分尺为寸。故阴得尺内一寸,阳得寸内九分,尺寸终始一寸九分,故曰尺寸也。

三难曰:脉有太过,有不及,有阴阳相乘,有覆有溢,有关有格,何谓也。然:关之前者,阳之动也,脉当见九分而浮。过者法曰太过,减者法曰不及。遂上鱼为溢,为外关内格,此阴乘之脉也。关以后者,阴之动也,脉当见一寸而沉。过者法曰太过,减者法曰不及。遂入尺为覆,为内关外格,此阳乘之脉也。故曰覆溢,是其真脏之脉,人不病而死也。

四难曰:脉有阴阳之法,何谓也? 然:呼出心与肺,吸入肾与肝,呼吸之间,脾受谷味也,其脉在中。浮者阳也,沉者阴也,故曰阴阳也。

心肺俱浮,何以别之? 然:浮而大散者,心也。浮而短涩者,肺也。

肾肝俱沉,何以别之? 然:牢而长者,肝也。按之濡,举指来实者,肾也。脾者中州,故其脉在中,是阴阳之法也。脉有一阴一阳,一阴二阳,一阴三阳;有一阳一阴,一阳二阴,一阳三阴。

如此之言,寸口有六脉俱动耶? 然:此言者,非有六脉俱动也,谓浮、沉、长、短、滑、涩也。浮者阳也,滑者阳也,长者阳也;沉者阴也,短者阴也,涩者阴也。所谓一阴一阳者,谓脉来沉而滑也;一阴二阳者,谓脉来沉滑而长也;一阴三阳者,谓脉来浮滑而长,时一沉也。所言一阳一阴者,谓脉来浮而涩也;一阳二阴者,谓脉来长而沉涩也;一阳三阴者,谓脉来沉涩而短,时一浮也。各以其经所在,名病逆顺也。

五难曰:脉有轻重,何谓也? 然:初持脉如三菽之重,与皮毛相得者,肺部也;如六菽之重,与血脉相得者,心部也;如九菽之重,与肌肉相得者,脾部也;如十二菽之重,与筋平者,肝部也;按之至骨,举指来疾者,肾也。故曰轻重也。

六难曰:脉有阴盛阳虚,阳盛阴虚,何谓也? 然:浮之损小,沉之实大,故曰阴盛阳虚;沉之损小,浮之实大,故曰阳盛阴虚,是阴阳虚实之意也。

七难曰:经言少阳之至,乍小乍大,乍短乍长;阳明之至,浮大而短;太阳之至,洪大而长;太阴之至,紧大而长;少阴之至,紧细而微;厥阴之至,沉短而敦。此六者,是平脉邪?将病脉耶? 然:皆王脉也。

其气以何月,各王几日? 然:冬至之后,初得甲子少阳王,复得甲子阳明王,复得甲子太阳王，复得甲子太阴王，复得甲子少阴王，复得甲子厥阴王。王各六十日，六六三百六十日，以成一岁。此三阳三阴之王时日大要也。

八难曰：寸口脉平而死者，何谓也？然：诸十二经脉者，皆系于生气之原。所谓生气之原者，谓十二经之根本也，谓肾间动气也。此五脏六腑之本，十二经脉之根，呼吸之门，三焦之原，一名守邪之神。故气者，人之根本也，根绝则茎叶枯矣。寸口脉平而死者，生气独绝于内也。

九难曰：何以别知脏腑之病耶？然：数者腑也，迟者脏也。数则为热，迟则为寒。诸阳为热，诸阴为寒。故以别知脏腑之病也。

十难曰：一脉为十变者，何谓也？然：五邪刚柔相逢之意也。假令心脉急甚者，肝邪干心也；心脉微急者，胆邪干小肠也；心脉大甚者，心邪自干心也；心脉微大者，小肠邪自干小肠也；心脉缓甚者，脾邪干心也；心脉微缓者，胃邪干小肠也；心脉涩甚者，肺邪干心也；心脉微涩者，大肠邪干小肠也；心脉沉甚者，肾邪干心也；心脉微沉者，膀胱邪干小肠也。五脏各有刚柔邪，故令一脉辄变为十也。

十一难曰：经言脉不满五十动而一止，一脏无气者，何脏也？然：人吸者随阴入，呼者因阳出。今吸不能至肾，至肝而还。故知一脏无气者，肾气先尽也。

十二难曰：经言五脏脉已绝于内，用针者反实其外；五脏脉已绝于外，用针者反实其内。内外之绝，何以别之？然：五脏脉已绝于内者，肾肝气已绝于内也，而医反补其心肺；五脏脉已绝于外者，其心肺脉已绝于外也，而医反补其肾肝。阳绝补阴，阴绝补阳，是谓实实虚虚，损不足益有余。如此死者，医杀之耳。

十三难曰：经言见其色而不得其脉，反得相胜之脉者，即死；得相生之脉者，病即自已。色之与脉当参相应，为之奈何？然：五脏有五色，皆见于面，亦当与寸口尺内相应。假令色青，其脉当弦而急；色赤，其脉浮大而散；色黄，其脉中缓而大；色白，其脉浮涩而短；色黑，其脉沉濡而滑。此所谓五色之与脉当参相应也。脉数，尺之皮肤亦数；脉急，尺之皮肤亦急；脉缓，尺之皮肤亦缓；脉涩，尺之皮肤亦涩；脉滑，尺之皮肤亦滑。五脏各有声色臭味，当与寸口尺内相应，其不应者病也。假令色青，其脉浮涩而短，若大而缓为相胜；浮大而散，若小而滑为相生也。经言：知一为下工，知二为中工，知三为上工。上工者十全九，中工者十全八，下工者十全六。此之谓也。

十四难曰：脉有损至，何谓也？然：至之脉，一呼再至曰平，三至曰离经，四至曰夺精，五至曰死，六至曰命绝，此至之脉也。

何谓损？一呼一至曰离经，再呼一至曰夺精，三呼一至曰死，四呼一至曰命绝，此损之脉也。至脉从下上，损脉从上下也。

损脉之为病，奈何？然：**一损损于皮毛，皮聚而毛落；二损损于血脉，血脉虚少，不能荣于五脏六腑；三损损于肌肉，肌肉消瘦，饮食不为肌肤；四损损于筋，筋缓不能自收持；五损损于骨，骨痿不能起于床。**反此者，至于收病也。从上下者，骨痿不能起于床者死；从下上者，皮聚而毛落者死。

治损之法奈何？然：**损其肺者，益其气；损其心者，调其荣卫；损其脾者，调其饮食，适其寒温；损其肝者，缓其中；损其肾者，益其精。**此治损之法也。

脉有一呼再至，一吸再至；有一呼三至，一吸三至；有一呼四至，一吸四至；有一呼五至，一吸五至；有一呼六至，一吸六至；有一呼一至，一吸一至；有再呼一至，再吸一至；有呼吸再至。脉来如此，何以别知其病也？然：脉来一呼再至，一吸再至，不大不小，曰平。一呼三至，一吸三至，为适得病，前大后小即头痛目眩，前小后大即胸满短气。一呼四至，一吸四至，病欲甚，脉洪大者苦烦满，沉细者腹中痛，滑者伤热，涩者中雾露。一呼五至，一吸五至，其人当困，沉细夜加，浮大昼加，不大不小，虽困可治，其有大小者，为难治。一呼六至，一吸六至，为死脉也，沉细夜死，浮大昼死。一呼一至，一吸一至，名曰损，人虽能行，犹当着床，所以然者，血气皆不足故也。再呼一至，再吸一至，名曰无魂，无魂者当死也，人虽能行，名曰行尸。

上部有脉，下部无脉，其人当吐，不吐者死。**上部无脉，下部有脉，虽困无能为害也。所以然者，譬如人之有尺，树之有根，枝叶虽枯槁，根本将自生。脉有根本，人有元气，故知不死。**

十五难曰：经言春脉弦，夏脉钩，秋脉毛，冬脉石，是王脉耶？将病脉也？然：弦、钩、毛、石者，四时之脉也。春脉弦者，肝东方木也，万物始生，未有枝叶，故其脉之来濡弱而长，故曰弦。夏脉钩者，心南方火也，万物之所茂，垂枝布叶，皆下曲如钩，故其脉之来疾去迟，故曰钩。秋脉毛者，肺西方金也，万物之所终，草木华叶，皆秋而落，其枝独在，若毫毛也，故其脉之来轻虚以浮，故曰毛。冬脉石者，肾北方水也，万物之所藏也，盛冬之时，水凝如石，故其脉之来沉濡而滑，故曰石。此四时之脉也。

如有变奈何？然：春脉弦，反者为病。何谓反？然：其气来实强，是谓太过，病在外；气来虚微，是谓不及，病在内。气来厌厌聂聂，如循榆叶，曰平；益实而滑，如循长竿，曰病；急而劲益强，如新张弓弦，曰死。春脉微弦，曰平；弦多胃气少，曰病；但弦无胃气，曰死。春以胃气为本。

夏脉钩，反者为病。何谓反？然：其气来实强，是谓太过，病在外；气来虚微，是谓不及，病在内。其脉来累累如环，如循琅玕，曰平；来而益数，如鸡举足者，曰病；前曲后居，如操带钩，曰死。夏脉微钩，曰平；钩多胃气少，曰病；但钩无胃气，曰死。夏以胃气为本。

秋脉微毛，反者为病。何谓反？然：其气来实强，是谓太过，病在外；气来虚微，是谓不及，病在内。其脉来蔼蔼如车盖，按之益大，曰平；不上不下，如循鸡羽，曰病；按之萧索，如风吹毛，曰死。秋脉微毛，曰平；毛多胃气少，曰病；但毛无胃气，曰死。秋以胃气为本。

冬脉石，反者为病。何谓反？然：其气来实强，是谓太过，病在外；气来虚微，是谓不及，病在内。脉来上大下兑，濡滑如雀之喙，曰平；啄啄连属，其中微曲，曰病；来如解索，去如弹石，曰死。冬脉微石，曰平；石多胃气少，曰病；但石无胃气，曰死。冬以胃气为本。

胃者，水谷之海也，主禀四时，故皆以胃气为本，是谓四时之变病，死生之要会也。脾者，中州也，其平和不可得见，衰乃见耳。来如雀之啄，如水之下漏，是脾之衰见也。

十六难曰：脉有三部九候，有阴阳，有轻重，有六十首，一脉变为四时，离圣久远，各自是其法，何以别之？然：是其病有内外证。

其病为之奈何？然：假令得肝脉，其外证善洁，面青，善怒。其内证脐左有动气，按之牢若痛。其病四肢满，闭癃，溲便难，转筋。有是者肝也，无是者非也。

假令得心脉，其外证面赤，口干，喜笑。其内证脐上有动气，按之牢若痛。其病烦心，心痛，掌中热而啘。有是者心也，无是者非也。

假令得脾脉，其外证面黄，善噫，善思，善味。其内证当脐有动气，按之牢若痛。其病腹胀满，食不消，体重节痛，怠惰嗜卧，四肢不收。有是者脾也，无是者非也。

假令得肺脉，其外证面白，善嚏，悲愁不乐，欲哭。其内证脐右有动气，按之牢若痛。其病喘咳，洒淅寒热。有是者肺也，无是者非也。

假令得肾脉，其外证面黑，善恐欠。其内证脐下有动气，按之牢若痛。其病逆气，少腹急痛，泄如下重，足胫寒而逆。有是者肾也，无是者非也。

十七难曰：经言病或有死，或有不治自愈，或连年月不已，其死生存亡，可切脉而知之耶？然：可尽知也。诊病，若闭目不欲见人者，脉当得肝脉强急而长，而反得肺脉浮短而涩者，死也。病若开目而渴，心下牢者，脉当得紧实而数，反得沉涩而微者，死也。病若吐血，复衄衊血者，脉当沉细，而反浮大而牢者，死也。病若谵言妄语，身当有热，脉当洪大，而反手足厥逆，脉沉细而微者，死也。病若大腹而泄者，脉当微细而涩，反紧大而滑者，死也。

十八难曰：脉有三部，部有四经。手有太阴、阳明，足有太阳、少阴，为上下部，何谓也？然：手太阴、阳明金也，足少阴、太阳水也。金生水，水流下行而不能上，故在下部也。足厥阴、少阳木也，生手太阳、少阴火，火炎上行而不能下，故为上部。手心主、少阳火，生足太阴、阳明土，土主中宫，故在中部也。此皆五行子母更相生养者也。

脉有三部九候，各何主之？然：三部者，寸关尺也；九候者，浮中沉也。上部法天，主胸以上至头之有疾也；中部法人，主膈以下至脐之有疾也；下部法地，主脐以下至足之有疾也。审而刺之者也。

人病有沉滞久积聚，可切脉而知之耶？然：诊在右胁有积气，得肺脉结，脉结甚则积甚，结微则气微。

诊不得肺脉，而右胁有积气者何也？然：肺脉虽不见，右手脉当沉伏。

其外痼疾同法耶？将异也？然：结者，脉来去时一止无常数，名曰结也。伏者，脉行筋下也。浮者，脉在肉上行也。左右表里，法皆如此。假令脉结伏者，内无积聚；脉浮结者，外无痼疾。有积聚脉不结伏，有痼疾脉不浮结，为脉不应病，病不应脉，是为死病也。

十九难曰：经言脉有逆顺，男女有恒，而反者，何谓也？然：男子生于寅，寅为木，阳也；女子生于申，申为金，阴也。故男脉在关上，女脉在关下，是以男子尺脉恒弱，女子尺脉恒盛，是其常也。反者，男得女脉，女得男脉也。

其为病何如？然：男得女脉为不足，病在内，左得之病则在左，右得之病则在右，随脉言之也。女得男脉为太过，病在四肢，左得之病在左，右得之病在右，随脉言之。此之谓也。

二十难曰：经言脉有伏匿，伏匿于何脏而言伏匿耶？然：谓阴阳更相乘、更相伏也。脉居阴部而反阳脉见者，为阳乘阴也，脉虽时沉涩而短，此谓阳中伏阴也。脉居阳部而反阴脉见者，为阴乘阳也，脉虽时浮滑而长，此谓阴中伏阳也。重阳者狂，重阴者癫。脱阳者见鬼，脱阴者目盲。

二十一难曰：经言人形病脉不病，曰生；脉病形不病，曰死。何谓也？然：人形病脉不病，非有不病者也，谓息数不应脉数也，此大法。

二十二难曰：经言脉有是动，有所生病，一脉辄变为二病者，何也？然：经言是动者，气也；所生病者，血也。邪在气，气为是动；邪在血，血为所生病。气主呴之，血主濡之。气留而不行者，为气先病也，血壅而不濡者，为血后病也。故先为是动，后所生病也。

二十三难曰：手足三阴三阳，脉之度数，可晓以不？然：手三阳之脉，从手至头，长五尺，五六合三丈。手三阴之脉，从手至胸中，长三尺五寸，三六一丈八尺，五六三尺，合二丈一尺。足三阳之脉，从足至头，长八尺，六八四丈八尺。足三阴之脉，从足至胸，长六尺五寸，六六三丈六尺，五六三尺，合三丈九尺。人两足跷脉，从足至目，长七尺五寸，二七一丈四尺。二五一尺，合一丈五尺。督脉、任脉各长四尺五寸，二四八尺，二五一尺，合九尺。凡脉长一十六丈二尺，此所谓十二经脉长短之数也。

经脉十二，络脉十五，何始何穷也？然：经脉者，行血气，通阴阳，以荣于身者也。其始从中焦，注手太阴、阳明，阳明注足阳明、太阴，太阴注手少阴、太阳，太阳注足太阳、少阴，少阴注手心主、少阳，少阳注足少阳、厥阴，厥阴复还注手太阴。别络十五，皆因其原，如环无端，转相溉灌，朝于寸口、人迎，以处百病，而决死生也。

经云明知终始，阴阳定矣，何谓也？然：终始者，脉之纪也。寸口、人迎，阴阳之气通于朝使，如环无端，故曰始也；终者，三阴三阳之脉绝，绝则死，死各有形，故曰终也。

二十四难曰：手足三阴三阳气已绝，何以为候？可知其吉凶不？然：足少阴气绝，即骨枯。少阴者，冬脉也，伏行而温于骨髓。故骨髓不温即肉不着骨，骨肉不相亲即肉濡而却，肉濡而却故齿长而枯，发无润泽，发无润泽者骨先死。戊日笃，己日死。

足太阴气绝，则脉不营其口唇。口唇者，肌肉之本也。脉不营则肌肉不滑泽，肌肉不滑泽则肉满，肉满则唇反，唇反则肉先死。甲日笃，乙日死。

足厥阴气绝，即筋缩引卵与舌卷。厥阴者，肝脉也。肝者，筋之合也。筋者，聚于阴器，而络于舌本。故脉不营则筋缩急，筋缩急即引卵与舌，故舌卷卵缩，此筋先死。庚日笃，辛日死。

手太阴气绝，即皮毛焦。太阴者，肺也，行气温于皮毛者也。气弗营则皮毛焦，皮毛焦则津液去，津液去即皮节伤，皮节伤则皮枯毛折，毛折者则毛先死。丙日笃，丁日死。

手少阴气绝，则脉不通，脉不通则血不流，血不流则色泽去，故面色黑如黧，此血先死。壬日笃，癸日死。

三阴气俱绝者则目眩转、目瞑。目瞑者为失志，失志者则志先死，死即目瞑也。

六阳气俱绝者，则阴与阳相离。阴阳相离则腠理泄，绝汗乃出，大如贯珠，转出不流，即气先死。旦占夕死，夕占旦死。

二十五难曰：有十二经，五脏六腑十一耳。其一经者，何等经也？然：一经者，手少阴与心主别脉也。心主与三焦为表里，俱有名而无形，故言经有十二也。

二十六难曰：经有十二，络有十五，余三络者，是何等络也？然：有阳络，有阴络，有脾之大络。阳络者，阳跷之络也；阴络者，阴跷之络也，故络有十五焉。

二十七难曰：脉有奇经八脉者，不拘于十二经，何也？然：有阳维，有阴维，有阳跷，有阴跷，有冲，有督，有任，有带之脉。凡此八脉者，皆不拘于经，故曰奇经八脉也。

经有十二，络有十五，凡二十七气，相随上下，何独不拘于经也？然：圣人图设沟渠，通利水道，以备不虞。天雨降下，沟渠溢满，当此之时，霶霈妄行，圣人不能复图也。此络脉满溢，诸经不能复拘也。

二十八难曰：其奇经八脉者，既不拘于十二经，皆何起何继也？然：督脉者，起于下极之俞，并于脊里，上至风府，入属于脑。任脉者，起于中极之下，以上毛际，循腹里，上关元，至喉咽。冲脉者，起于气冲，并足阳明之经，挟脐上行，至胸中而散也。带脉者，起于季胁，回身一周。阳跷脉者，起于跟中，循外踝上行，入风池。阴跷脉者，亦起于跟中，循内踝上行，至咽喉，交贯冲脉。阳维、阴维者，维络于身，溢畜不能环流灌溉诸经者也。故阳维起于诸阳会也，阴维起于诸阴交也。比于圣人图设沟渠，沟渠满溢，流于深湖，故圣人不能拘通也。而人脉隆盛，入于八脉而不环周，故十二经亦不能拘之。其受邪气，蓄则肿热，砭射之也。

二十九难曰：奇经之为病，何如？然：阳维维于阳，阴维维于阴，阴阳不能自相维，则怅然失志，溶溶不能自收持。阳维为病苦寒热，阴维为病苦心痛。阴跷为病，阳缓而阴急。阳跷为病，阴缓而阳急。冲之为病，逆气而里急。督之为病，脊强而厥。任之为病，其内苦结，男子为七疝，女子为瘕聚。带之为病，腹满，腰溶溶若坐水中。此奇经八脉之为病也。

三十难曰：荣气之行，常与卫气相随不？然：经言人受气于谷，谷入于胃，乃传与五脏六腑，五脏六腑皆受于气。其清者为荣，浊者为卫。荣行脉中，卫行脉外，荣周不息，五十而复大会，阴阳相贯，如环之无端，故知荣卫相随也。

三十一难曰：三焦者，何禀何生？何始何终？其治常在何许？可晓以不？然：三焦者，水谷之道路，气之所终始也。上焦者，在心下，下膈，在胃上口，主内而不出，其治在膻中，玉堂下一寸六分，直两乳间陷者是；中焦者，在胃中脘，不上不下，主腐熟水谷，其治在脐傍；下焦者，当膀胱上口，主分别清浊，主出而不纳，以传导也，其治在脐下一寸。故名曰三焦。其府在气街。

三十二难曰：五脏俱等，而心肺独在膈上者，何也？然：心者血，肺者气，血为荣，气为卫，相随上下，谓之荣卫，通行经络，营周于外，故令心肺在膈上也。

三十三难曰：肝青象木，肺白象金。肝得水而沉，木得水而浮。肺得水而浮，金得水而沉，其意何也？然：肝者，非为纯木也，乙角也，庚之柔。大言阴与阳，小言夫与妇。释其微阳，而吸其微阴之气，其意乐金。又行阴道多，故令肝得水而沉也。肺者，非为纯金也，辛商也，丙之柔。大言阴与阳，小言夫与妇。释其微阴，婚而就火，其意乐火。又行阳道多，故令肺得水而浮也。

肺熟而复沉，肝熟而复浮者，何也？故知辛当归庚，乙当归甲也。

三十四难曰：五脏各有声色臭味，可晓知以不？然：十变言：肝色青，其臭躁，其味酸，其声呼，其液泣。心色赤，其臭焦，其味苦，其声言，其液汗。脾色黄，其臭香，其味甘，其声歌，其液涎。肺色白，其臭腥，其味辛，其声哭，其液涕。肾色黑，其臭腐，其味咸，其声呻，其液唾。是五脏声色臭味也。

五脏有七神，各何所藏耶？然：脏者，人之神气所舍藏也。故肝藏魂，肺藏魄，心藏神，脾藏意与智，肾藏精与志也。

三十五难曰：五脏各有所腑，皆相近，而心、肺独去大肠、小肠远者，何也？然：经言心荣肺卫，通行阳气，故居在上；大肠小肠，传阴气而下，故居在下，所以相去而远也。

又诸腑者，皆阳也，清净之处。今大肠、小肠、胃与膀胱，皆受不净，其意

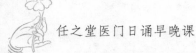

何也？然：诸腑者谓是，非也。经言小肠者受盛之腑也，大肠者传泻行道之腑也，胆者清净之腑也，胃者水谷之腑也，膀胱者津液之腑也。一腑犹无两名，故知非也。小肠者，心之腑；大肠者，肺之腑；胃者，脾之腑；胆者，肝之腑；膀胱者，肾之腑。小肠谓赤肠，大肠谓白肠，胆者谓青肠，胃者谓黄肠，膀胱者谓黑肠。下焦之所治也。

三十六难曰：脏各有一耳，肾独有两者，何也？然：肾两者，非皆肾也，其左者为肾，右者为命门。命门者，诸神精之所舍，原气之所系也，男子以藏精，女子以系胞，故知肾有一也。

三十七难曰：五脏之气，于何发起，通于何许，可晓以不？然：五脏者，当上关于九窍也。故肺气通于鼻，鼻和则知香臭矣；肝气通于目，目和则知黑白矣；脾气通于口，口和则知谷味矣；心气通于舌，舌和则知五味矣；肾气通于耳，耳和则知五音矣。五脏不和则九窍不通，六腑不和则留结为痈。

邪在六腑则阳脉不和，阳脉不和则气留之，气留之则阳脉盛矣；邪在五脏则阴脉不和，阴脉不和则血留之，血留之则阴脉盛矣。阴气太盛则阳气不得相营也，故曰格；阳气太盛则阴气不得相营也，故曰关；阴阳俱盛，不得相营也，故曰关格。关格者，不得尽其命而死矣。

经言气独行于五脏，不营于六腑者，何也？然：夫气之所行也，如水之流不得息也。故阴脉营于五脏，阳脉营于六腑，如环无端，莫知其纪，终而复始，其不覆溢。人气内温于脏腑，外濡于腠理。

三十八难曰：脏唯有五，腑独有六者，何也？然：所以腑有六者，谓三焦也，有原气之别焉，主持诸气，有名而无形，其经属手少阳。此外腑也，故言腑有六焉。

三十九难曰：经言腑有五，脏有六者，何也？然：六腑者，正有五腑也。五脏亦有六脏者，谓肾有两脏也，其左为肾，右为命门。命门者，谓精神之所舍也，男子以藏精，女子以系胞，其气与肾通。故言脏有六也。

腑有五者，何也？然：五脏各一腑，三焦亦是一腑，然不属于五脏，故言腑有五焉。

四十难曰：经言肝主色，心主臭，脾主味，肺主声，肾主液。鼻者，肺之候，而反知香臭；耳者，肾之候，而反闻声，其意何也？然：肺者西方金也，金生于巳，巳者南方火，火者心，心主臭，故令鼻知香臭。肾者北方水也，水生于申，申者西方金，金者肺，肺主声，故令耳闻声。

四十一难曰：肝独有两叶，以何应也？然：肝者东方木也，木者春也，万物始生，其尚幼小，意无所亲，去太阴尚近，离太阳不远，犹有两心，故有两叶，亦应木叶也。

四十二难曰：人肠胃长短，受水谷多少，各几何？然：胃大一尺五寸，径五寸，长二尺六寸，横屈受水谷三斗五升，其中常留谷二斗，水一斗五升。小肠大二寸半，径八分，分之少半，长三丈二尺，受谷二斗四升，水六升三合，合之大半。回肠大四寸，径一寸半，长二丈一尺，受谷一斗，水七升半。广肠大八寸，径二寸半，长二尺八寸，受谷九升三合八分合之一。故肠胃凡长五丈八尺四寸，合受水谷八斗七升六合八分合之一。此肠胃长短，受水谷之数也。

肝重四斤四两，左三叶，右四叶，凡七叶，主藏魂。心重十二两，中有七孔三毛，盛精汁三合，主藏神。脾重二斤三两，扁广三寸，长五寸，有散膏半斤，主裹血，温五脏，主藏意。肺重三斤三两，六叶两耳，凡八叶，主藏魄。肾有两枚，重一斤一两，主藏志。胆在肝之短叶间，重三两三铢，盛精汁三合。胃重二斤二两，纡曲屈伸，长二尺六寸，大一尺五寸，径五寸，盛谷二斗，水一斗五升。小肠重二斤十四两，长三丈二尺，广二寸半，径八分，分之少半，左回叠积十六曲，盛谷二斗四升，水六升三合，合之大半。大肠重二斤十二两，长二丈一尺，广四寸，径一寸，当脐右回十六曲，盛谷一斗，水七升半。膀胱重九两二铢，纵广九寸，盛溺九升九合。口广二寸半，唇至齿长九分，齿以后至会厌，深三寸半，大容五合。舌重十两，长七寸，广二寸半。咽门重十两，广二寸半，至胃长一尺六寸。喉咙重十二两，广二寸，长一尺二寸，九节。肛门重十广两，大八寸，径二寸大半，长二尺八寸，受谷九升三合八分合之一。

四十三难曰：人不食饮七日而死者，何也？然：人胃中当有留谷二斗，水一斗五升，故平人日再至圊，一行二升半，日中五升，七日五七三斗五升，而水谷尽矣。故平人不食饮七日而死者，水谷津液俱尽，即死矣。

四十四难曰：七冲门何在？然：唇为飞门，齿为户门，会厌为吸门，胃为贲门，太仓下口为幽门，大肠、小肠会为阑门，下极为魄门，故曰七冲门也。

四十五难曰：经言八会者，何也？然：腑会太仓，脏会季胁，筋会阳陵泉，髓会绝骨，血会膈俞，骨会大杼，脉会太渊，气会三焦外一筋直两乳内也。热病在内者，取其会之气穴也。

四十六难曰：老人卧而不寐，少壮寐而不寤者，何也？然：经言少壮者血气盛，肌肉滑，气道通，荣卫之行不失于常，故昼日精，夜不寤也。老人血气衰，肌肉不滑，荣卫之道涩，故昼日不能精，夜不得寐也。故知老人不得寐也。

四十七难曰：人面独能耐寒者，何也？然：人头者，诸阳之会也，诸阴脉皆至颈、胸中而还，独诸阳脉皆上至头耳，故令面耐寒也。

四十八难曰：人有三虚三实，何谓也？然：有脉之虚实，有病之虚实，有诊之虚实也。脉之虚实者，濡者为虚，紧牢者为实。病之虚实者，出者为虚，入者为实；言者为虚，不言者为实；缓者为虚，急者为实。诊之虚实者，濡者为虚，牢者为实；痒者为虚，痛者为实；外痛内快，为外实内虚；内痛外快，为内实外虚。故曰虚实也。

四十九难曰：有正经自病，有五邪所伤，何以别之？然：经言忧愁思虑则伤心，形寒饮冷则伤肺；恚怒气逆，上而不下则伤肝；饮食劳倦则伤脾；久坐湿地，强力入水则伤肾。是正经之自病也。

何谓五邪？然：有中风，有伤暑，有饮食劳倦，有伤寒，有中湿，此之谓五邪。

假令心病，何以知中风得之？然：其色当赤。何以言之？肝主色，自入为青，入心为赤，入脾为黄，入肺为白，入肾为黑。肝为心邪，故知当赤色。其病身热，胁下满痛，其脉浮大而弦。

何以知伤暑得之？然：当恶臭。何以言之？心主臭，自入为焦臭，入脾为香臭，入肝为臊臭，入肾为腐臭，入肺为腥臭。故知心病伤暑得之，当恶臭。其病身热而烦，心痛，其脉浮大而散。

何以知饮食劳倦得之？然：当喜苦味也。虚为不欲食，实为欲食，何以言之？脾主味，入肝为酸，入心为苦，入肺为辛，入肾为咸，自入为甘。故知脾邪入心，为喜苦味也。其病身热而体重嗜卧，四肢不收，其脉浮大而缓。

何以知伤寒得之？然：当谵言妄语。何以言之？肺主声，入肝为呼，入心为言，入脾为歌，入肾为呻，自入为哭。故知肺邪入心，为谵言妄语也。其病身热，洒洒恶寒，甚则喘咳，其脉浮大而涩。

何以知中湿得之？然：当喜汗出不可止。何以言之？肾主液，入肝为泣，入心为汗，入脾为涎，入肺为涕，自入为唾。故知肾邪入心，为汗出不可止也。其病身热而小腹痛，足胫寒而逆，其脉沉濡而大。此五邪之法也。

五十难曰：病有虚邪，有实邪，有贼邪，有微邪，有正邪，何以别之？然：从后来者为虚邪，从前来者为实邪，从所不胜来者为贼邪，从所胜来者为微邪，自病者为正邪。何以言之？假令心病，中风得之为虚邪，伤暑得之为正邪，饮食劳倦得之为实邪，伤寒得之为微邪，中湿得之为贼邪。

五十一难曰：病有欲得温者，有欲得寒者，有欲得见人者，有不欲得见人者，而各不同，病在何脏腑也？然：病欲得寒，而欲见人者，病在腑也；病欲得温，而不欲得见人者，病在脏也。何以言之？腑者，阳也，阳病欲得寒，又欲见人；脏者，阴也，阴病欲得温，又欲闭户独处，恶闻人声。故以别知脏腑之病也。

五十二难曰：腑脏发病，根本等不？然：不等也。

其不等奈何？然：脏病者，止而不移，其病不离其处；腑病者，仿佛贲响，上下行流，居处无常。故以此知脏腑根本不同也。

五十三难曰：经言七传者死，间脏者生，何谓也？然：七传者，传其所胜也；间脏者，传其子也。何以言之？假令心病传肺，肺传肝，肝传脾，脾传肾，肾传心，一脏不再伤，故言七传者死也。间脏者，传其所生也。假令心病传脾，脾传肺，肺传肾，肾传肝，肝传心，是母子相传，竟而复始，如环无端，故言生也。

五十四难曰：脏病难治，腑病易治，何谓也？然：脏病所以难治者，传其所胜也；腑病易治者，传其子也。与七传、间脏同法也。

五十五难曰：病有积有聚，何以别之？然：积者，阴气也；聚者，阳气也，故阴沉而伏，阳浮而动。气之所积名曰积，气之所聚名曰聚。故积者，五脏所生；聚者，六腑所成也。积者，阴气也，其始发有常处，其痛不离其部，上下有所终始，左右有所穷处；聚者，阳气也，其始发无根本，上下无所留止，其痛无常处，谓之聚。故以是别知积聚也。

五十六难曰：五脏之积，各有名乎？以何月何日得之？然：肝之积名曰肥气，在左胁下，如覆杯，有头足，久不愈，令人发咳逆疟疾，连岁不已，以季夏戊己日得之。何以言之？肺病传于肝，肝当传脾，脾季夏适王，王者不受邪，肝复欲还肺，肺不肯受，故留结为积，故知肥气以季夏戊己日得之。

心之积，名曰伏梁，起脐上，大如臂，上至心下，久不愈，令人病烦心，以秋庚辛日得之。何以言之？肾病传心，心当传肺，肺以秋适王，王者不受邪，心复欲还肾，肾不肯受，故留结为积，故知伏梁以秋庚辛日得之。

脾之积，名曰痞气，在胃脘，覆大如盘，久不愈，令人四肢不收，发黄疸，饮食不为肌肤，以冬壬癸日得之。何以言之？肝病传脾，脾当传肾，肾以冬适王，王者不受邪，脾复欲还肝，肝不肯受，故留结为积，故知痞气以冬壬癸日得之。

肺之积，名曰息贲，在右胁下，覆大如杯，久不已，令人洒淅寒热，喘咳，发肺壅，以春甲乙日得之。何以言之？心病传肺，肺当传肝，肝以春适王，王者不受邪，肺复欲还心，心不肯受，故留结为积，故知息贲以春甲乙日得之。

肾之积，名曰奔豚，发于少腹，上至心下，若豚状，或上或下无时，久不已，令人喘逆，骨痿少气，以夏丙丁日得之。何以言之？脾病传肾，肾当传心，心以夏适王，王者不受邪，肾复欲还脾，脾不肯受，故留结为积，故知奔豚以夏丙丁日得之。此五积之要法也。

五十七难曰：泄凡有几，皆有名不？然：泄凡有五，其名不同。有胃泻，有脾泄，有大肠泄，有小肠泄，有大瘕泄，名曰后重。胃泄者，饮食不化，色黄；脾泄者，腹胀满，泄注，食即呕吐逆；大肠泄者，食已窘迫，大便色白，肠鸣切痛；小肠泄者，溲而便脓血，少腹痛；大瘕泄者，里急后重，数至圊而不能便，茎中痛。此五泄要之法也。

五十八难曰：伤寒有几，其脉有变不？然：伤寒有五，有中风，有伤寒，有湿温，有热病，有温病，其所苦各不同。中风之脉，阳浮而滑，阴濡而弱；湿温之脉，阳濡而弱，阴小而急；伤寒之脉，阴阳俱盛而紧涩；热病之脉，阴阳俱浮，浮之而滑，沉之散涩；温病之脉，行在诸经，不知何经之动也，各随其经所在而取之。

伤寒有汗出而愈，下之而死者；有汗出而死，下之而愈者，何也？然：阳虚阴盛，汗出而愈，下之即死；阳盛阴虚，汗出而死，下之而愈。

寒热之病，候之如何也？然：皮寒热者，皮不可近席，毛发焦，鼻槁，不得汗；肌寒热者，皮肤痛，唇舌槁，无汗；骨寒热者，病无所安，汗注不休，齿本槁痛。

五十九难曰：狂癫之病，何以别之？然：狂疾之始发，少卧而不饥，自高贤也，自辨智也，自倨贵也，妄笑好歌乐，妄行不休是也。癫疾始发，意不乐，直视僵仆，其脉三部阴阳俱盛是也。

六十难曰：头心之病，有厥痛，有真痛，何谓也？然：手三阳之脉，受风寒，伏留而不去者，则名厥头痛；入连在脑者，名真头痛。其五脏气相干，名厥心痛；其痛甚，但在心，手足青者，即名真心痛。其真心痛者，旦发夕死，夕发旦死。

六十一难曰：经言望而知之谓之神，闻而知之谓之圣，问而知之谓之工，切脉而知之谓之巧，何谓也？然：望而知之者，望见其五色，以知其病；闻而知之者，闻其五音以别其病；问而知之者，问其所欲五味，以知其病所起所在也；切脉而知之者，诊其寸口，视其虚实，以知其病，病在何脏腑也。经言以外知之曰圣，以内知之曰神，此之谓也。

六十二难曰：脏井荣有五，腑独有六者，何谓也？然：腑者，阳也，三焦行于诸阳，故置一俞，名曰原。腑有六者，亦与三焦共一气也。

六十三难曰：十变言五脏六腑荣合，皆以井为始者，何也？然：井者，东方春也，万物之始生，诸蚑行喘息，蜎飞蠕动，当生之物，莫不以春而生。故岁数始于春，日数始于甲，故以井为始也。

六十四难曰：十变又言阴井木，阳井金；阴荣火，阳荣水；阴俞土，阳俞木；阴经金，阳经火；阴合水，阳合土，阴阳皆不同，其意何也？然：是刚柔之事也。阴井乙木，阳井庚金。阳井庚，庚者，乙之刚也；阳井乙，乙者，庚之柔也。乙为木，故言阴井木也；庚为金，故言阳井金也。余皆仿此。

六十五难曰：经言所出为井，所入为合，其法奈何？然：所出为井，井者，东方春也，万物之始生，故言所出为井也；所入为合，合者，北方冬也，阳气入脏，故言所入为合。

六十六难曰：经言肺之原，出于太渊；心之原，出于大陵；肝之原，出于太冲；脾之原，出于太白；肾之原，出于太溪；少阴之原，出于兑骨；胆之原，出于丘墟；胃之原，出于冲阳；三焦之原，出于阳池；膀胱之原，出于京骨；大肠之原，出于合谷；小肠之原，出于腕骨。

十二经皆以俞为原者，何也？然：五脏俞者，三焦之所行，气之所留止也。

三焦所行之俞为原者，何也？然：脐下肾间动气者，人之生命也，十二经之根本也，故名曰原。三焦者，原气之别使也，主通行三气，经历于五脏六腑。原者，三焦之尊号也，故所止辄为原。五脏六腑之有病者，皆取其原也。

六十七难曰：五脏募皆在阴，而俞皆在阳者，何谓也？然：阴病行阳，阳病行阴，故令募在阴，俞在阳。

六十八难曰：五脏六腑皆有井、荣、俞、经、合，皆何所主？然：经言所出为井，所流为荣，所注为俞，所行为经，所入为合。井主心下满，荣主身热，俞主体重节痛，经主喘咳寒热，合主逆气而泄。此五脏六腑井、荣、俞、经、合所主病也。

六十九难曰：经言虚者补之，实者泻之，不实不虚，以经取之，何谓也？然：

虚者补其母，实者泻其子。当先补之，然后泻之。不实不虚以经取之者，是正经自生病，不中他邪也，当自取其经，故言以经取之。

七十难曰：经言春夏刺浅，秋冬刺深者，何谓也？然：春夏者，阳气在上，人气亦在上，故当浅取之；秋冬者，阳气在下，人气亦在下，故当深取之。

春夏各致一阴，秋冬各致一阳者，何谓也？然：春夏温，必致一阴者，初下针，沉之至肾肝之部，得气，引持之阴也；秋冬寒，必致一阳者，初内针，浅而浮之至心肺之部，得气，推内之阳也。是谓春夏必致一阴，秋冬必致一阳。

七十一难曰：经言刺荣无伤卫，刺卫无伤荣，何谓也？然：针阳者，卧针而刺之。刺阴者，先以左手摄按所针荣俞之处，气散乃内针。是谓刺荣无伤卫，刺卫无伤荣也。

七十二难曰：经言能知迎随之气，可令调之，调气之方必在阴阳，何谓也？然：所谓迎随者，知荣卫之流行，经脉之往来也，随其逆顺而取之，故曰迎随。调气之方必在阴阳者，知其内外表里，随其阴阳而调之。故曰调气之方必在阴阳。

七十三难曰：诸井者，肌肉浅薄，气少不足使也，刺之奈何？然：诸井者，木也；荣者，火也。火者木之子，当刺井者，以荣泻之。故经言补者不可以为泻，泻者不可以为补，此之谓也。

七十四难曰：经言春刺井，夏刺荣，季夏刺俞，秋刺经，冬刺合者，何谓也？然：春刺井者，邪在肝；夏刺荣者，邪在心；季夏刺俞者，邪在脾；秋刺经者，邪在肺；冬刺合者，邪在肾。

其肝、心、脾、肺、肾，而系于春、夏、秋、冬者，何也？然：五脏一病，辄有五也。假令肝病，色青者肝也，躁臭者肝也，喜酸者肝也，喜呼者肝也，喜泣者肝也。其病众多，不可尽言也。四时有数，而并系于春、夏、秋、冬者也。针之要妙，在于秋毫者。

七十五难曰：经言东方实，西方虚，泻南方，补北方，何谓也？然：金、木、水、火、土，当更相平。东方木也，西方金也。木欲实，金当平之；火欲实，水当平之；土欲实，木当平之；金欲实，火当平之；水欲实，土当平之。东方肝也，则知肝实；西方肺也，则知肺虚。泻南方火，补北方水。南方火，火者木之子也；北方水，水者木之母也。水胜火，子能令母实，母能令子虚，故泻火补水，欲令金不得平木也。经曰不能治其虚，何问其余，此之谓也。

七十六难曰：何谓补泻？当补之时，何所取气？当泻之时，何所置气？然：

当补之时，从卫取气；当泻之时，从荣置气。其阳气不足，阴气有余，当先补其阳，而后泻其阴；阴气不足，阳气有余，当先补其阴，而后泻其阳。荣卫通行，此其要也。

七十七难曰：经言上工治未病，中工治已病者，何谓也？然：所谓治未病者，见肝之病，则知肝当传之与脾，故先实其脾气，无令得受肝之邪，故曰治未病焉。中工者，见肝之病，不晓相传，但一心治肝，故曰治已病也。

七十八难曰：针有补泻，何谓也？然：补泻之法，非必呼吸出内针也。知为针者，信其左；不知为针者，信其右。当刺之时，必先以左手压按所针荣俞之处，弹而努之，爪而下之，其气之来，如动脉之状，顺针而刺之。得气因推而内之，是谓补；动而伸之，是谓泻。不得气，乃与男外女内；不得气，是为十死不治也。

七十九难曰：经言迎而夺之，安得无虚？随而济之，安得无实？虚之与实，若得若失；实之与虚，若有若无，何谓也？然：迎而夺之者，泻其子也；随而济之者，补其母也。假令心病，泻手心主俞，是谓迎而夺之者也；补手心主井，是谓随而济之者也。所谓实之与虚者，牢濡之意也。气来实者为得，濡虚者为失，故曰若得若失也。

八十难曰：经言有见如入，有见如出者，何谓也？然：所谓有见如入，有见如出者，谓左手见气来至，乃内针，针入见气尽，乃出针。是谓有见如入，有见如出也。

八十一难曰：经言无实实虚虚，损不足而益有余，是寸口脉耶？将病自有虚实耶？其损益奈何？然：是病非谓寸口脉也，谓病自有虚实也。假令肝实而肺虚，肝者木也，肺者金也，金木当更相平，当知金平木。假令肺实而肝虚，微少气，用针不补其肝，而反重实其肺，故曰实实虚虚，损不足而益有余。此者中工之所害也。

伤寒论（节选）

汉·张仲景

辨太阳病脉证并治

太阳之为病，脉浮，头项强痛而恶寒。（1）

太阳病，发热，汗出，恶风，脉缓者，名为中风。（2）

太阳病，或已发热，或未发热，必恶寒，体痛，呕逆，脉阴阳俱紧者，名为

伤寒。（3）

太阳病，发热而渴，不恶寒者，为温病。若发汗已，身灼热者，名风温。风温为病，脉阴阳俱浮，自汗出，身重，多眠睡，鼻息必鼾，语言难出。若被下者，小便不利，直视失溲；若被火者，微发黄色，剧则如惊痫，时瘛疭；若火熏之，一逆尚引日，再逆促命期。（6）

病有发热恶寒者，发于阳也；无热恶寒者，发于阴也。发于阳，七日愈；发于阴，六日愈。以阳数七、阴数六故也。（7）

伤寒一日，太阳受之，脉若静者，为不传；颇欲吐，若躁烦，脉数急者，为传也。（4）

伤寒二三日，阳明、少阳证不见者，为不传。（5）

太阳病，头痛至七日以上自愈者，以行其经尽故也。若欲作再经者，针足阳明，使经不传则愈。（8）

太阳病，欲解时，从巳至未上。（9）

风家，表解而不了了者，十二日愈。（10）

阳明病，欲解时，从申至戌上。（193）

少阳病，欲解时，从寅至辰上。（272）

太阴病，欲解时，从亥至丑上。（275）

少阴病，欲解时，从子至寅上。（291）

厥阴病，欲解时，从丑至卯上。（328）

太阳中风，阳浮而阴弱。阳浮者，热自发；阴弱者，汗自出。啬啬恶寒，淅淅恶风，翕翕发热，鼻鸣干呕者，桂枝汤主之。（12）

太阳病，头痛，发热，汗出，恶风，桂枝汤主之。（13）

太阳病，发热、汗出者，此为荣弱卫强，故使汗出。欲救邪风者，宜桂枝汤。（95）

太阳病，初服桂枝汤，反烦不解者，先刺风池、风府，却与桂枝汤则愈。（24）

太阳病，外证未解，脉浮弱者，当以汗解，宜桂枝汤。（42）

伤寒，发汗已解，半日许复烦，脉浮数者，可更发汗，宜桂枝汤。（57）

太阳病，外证未解，不可下也，下之为逆。欲解外者，宜桂枝汤。（44）

太阳病，先发汗不解，而复下之，脉浮者不愈。浮为在外，而反下之，故令不愈。今脉浮，故在外，当须解外则愈，宜桂枝汤。（45）

伤寒，不大便六七日，头痛有热者，与承气汤，其小便清者，知不在里，仍在表也，当须发汗；若头痛者，必衄，宜桂枝汤。（56）

太阳病，下之后，其气上冲者，可与桂枝汤，方用前法；若不上冲者，不得与之。（15）

病常自汗出者，此为荣气和。荣气和者，外不谐，以卫气不共荣气谐和故尔。以荣行脉中，卫行脉外，复发其汗，荣卫和则愈。宜桂枝汤。（53）

病人脏无他病，时发热，自汗出而不愈者，此卫气不和也，先其时发汗则愈，宜桂枝汤。（54）

桂枝本为解肌，若其人脉浮紧，发热汗不出者，不可与之也。常须识此，勿令误也。（16）

若酒客病，不可与桂枝汤，得之则呕，以酒客不喜甘故也。（17）

凡服桂枝汤吐者，其后必吐脓血也。（19）

太阳病，项背强几几，反汗出恶风者，桂枝加葛根汤主之。（14）

喘家作，桂枝汤加厚朴杏子，佳。（18）

太阳病，下之微喘者，表未解故也，桂枝加厚朴杏子汤主之。（43）

太阳病，发汗，遂漏不止，其人恶风，小便难，四肢微急，难以屈伸者，桂枝加附子汤主之。（20）

太阳病，下之后，脉促胸满者，桂枝去芍药汤主之。（21）

若微寒者，桂枝去芍药加附子汤主之。（22）

发汗后，身疼痛，脉沉迟者，桂枝加芍药生姜各一两人参三两新加汤主之。（62）

太阳病，头痛发热，身疼腰痛，骨节疼痛，恶风，无汗而喘者，麻黄汤主之。（35）

脉浮者病在表，可发汗，宜麻黄汤。（51）

脉浮而数者，可发汗，宜麻黄汤。（52）

太阳病，十日已去，脉浮细而嗜卧者，外已解也。设胸满胁痛者，与小柴胡汤，脉但浮者，与麻黄汤。（37）

太阳病，脉浮紧，无汗，发热，身疼痛，八九日不解，表证仍在，此当发其汗。服药已微除，其人发烦，目瞑，剧者必衄，衄乃解。所以然者，阳气重故也。麻黄汤主之。（46）

太阳病，脉浮紧，发热，身无汗，自衄者愈。（47）

伤寒，脉浮紧，不发汗，因致衄者，麻黄汤主之。（55）

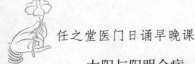

太阳与阳明合病，喘而胸满者，不可下，宜麻黄汤。（36）

咽喉干燥者，不可发汗。（83）

淋家，不可发汗，汗出必便血。（84）

疮家，虽身疼痛，不可发汗，发汗则痉。（85）

衄家，不可发汗，汗出必额上陷，脉急紧，直视不能眴，不得眠。（86）

亡血家，不可发汗，发汗则寒栗而振。（87）

汗家，重发汗，必恍惚心乱，小便已阴疼，与禹余粮丸。（88）

病人有寒，复发汗，胃中冷，必吐蛔。（89）

脉浮数者，法当汗出而愈，若下之，身重心悸者，不可发汗，当自汗出乃解。所以然者，尺中脉微，此里虚，须表里实，津液自和，便自汗出愈。（49）

脉浮紧者，法当身疼痛，宜以汗解之。假令尺中迟者，不可发汗。何以知然？以荣气不足，血少故也。（50）

太阳病，项背强几几，无汗，恶风，葛根汤主之。（31）

太阳与阳明合病者，必自下利，葛根汤主之。（32）

太阳与阳明合病，不下利，但呕者，葛根加半夏汤主之。（33）

太阳中风，脉浮紧，发热，恶寒，身疼痛，不汗出而烦躁者，大青龙汤主之。若脉微弱，汗出恶风者，不可服之，服之则厥逆，筋惕肉瞤，此为逆也。（38）

伤寒脉浮缓，身不疼，但重，乍有轻时，无少阴证者，大青龙汤发之。（39）

伤寒表不解，心下有水气，干呕，发热而咳，或渴，或利，或噎，或小便不利，少腹满，或喘者，小青龙汤主之。（40）

伤寒，心下有水气，咳而微喘，发热不渴。服汤已，渴者，此寒去欲解也，小青龙汤主之。（41）

太阳病，得之八九日，如疟状，发热恶寒，热多寒少，其人不呕，清便欲自可，一日二三度发。脉微缓者，为欲愈也；脉微而恶寒者，此阴阳俱虚，不可更发汗、更下、更吐也；面色反有热色者，未欲解也，以其不能得小汗出，身必痒，宜桂枝麻黄各半汤。（23）

服桂枝汤，大汗出，脉洪大者，与桂枝汤，如前法。若形似疟，一日再发者，汗出必解，宜桂枝二麻黄一汤。（25）

太阳病，发热恶寒，热多寒少，脉微弱者，此无阳也，不可发汗，宜桂枝二越婢一汤。（27）

　　二阳并病,太阳初得病时,发其汗,汗先出不彻,因转属阳明,续自微汗出,不恶寒。若太阳病证不罢者,不可下,下之为逆,如此可小发汗。设面色缘缘正赤者,阳气怫郁在表,当解之熏之。若发汗不彻,不足言,阳气怫郁不得越,当汗不汗,其人躁烦,不知痛处,乍在腹中,乍在四肢,按之不可得,其人短气但坐,以汗出不彻故也,更发汗则愈。何以知汗出不彻?以脉涩故知也。(48)

　　太阳病三日,已发汗,若吐、若下、若温针,仍不解者,此为坏病,桂枝不中与之也。观其脉证,知犯何逆,随证治之。(16)

　　发汗后,恶寒者,虚故也;不恶寒,但热者,实也,当和胃气,与调胃承气汤。(70)

　　下之后,复发汗,必振寒脉微细。所以然者,以内外俱虚故也。(60)

　　病人身大热,反欲得衣者,热在皮肤,寒在骨髓也;身大寒,反不欲近衣者,寒在皮肤,热在骨髓也。(11)

　　太阳病,当恶寒发热,今自汗出,反不恶寒发热,关上脉细数者,以医吐之过也。一二日吐之者,腹中饥,口不能食,三四日吐之者,不喜糜粥,欲食冷食,朝食暮吐,以医吐之所致也,此为小逆。(120)

　　病人脉数,数为热,当消谷引食,而反吐者,此以发汗,令阳气微,膈气虚,脉乃数也。数为客热。不能消谷,以胃中虚冷故吐也。(122)

　　本发汗,而复下之,此为逆也;若先发汗,治不为逆。本先下之,而反汗之,为逆;若先下之,治不为逆。(90)

　　伤寒,医下之,续得下利清谷不止,身疼痛者,急当救里。后身疼痛,清便自调者,急当救表。救里宜四逆汤,救表宜桂枝汤。(91)

　　病发热,头痛,脉反沉,若不瘥,身体疼痛,当救其里,四逆汤方。(92)

　　发汗吐下后,虚烦不得眠,若剧者,必反复颠倒,心中懊恼,栀子豉汤主之;若少气者,栀子甘草豉汤主之;若呕者,栀子生姜豉汤主之。(76)

　　发汗,若下之,而烦热,胸中窒者,栀子豉汤主之。(77)

　　伤寒五六日,大下之后,身热不去,心中结痛者,未欲解也,栀子豉汤主之。(78)

　　伤寒下后,心烦,腹满,卧起不安者,栀子厚朴汤主之。(79)

　　伤寒,医以丸药大下之,身热不去,微烦者,栀子干姜汤主之。(80)

　　凡用栀子汤,病人旧微溏者,不可与服之。(81)

　　发汗后,不可更行桂枝汤。汗出而喘,无大热者,可与麻黄杏仁甘草石膏汤。(63)

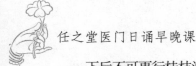

下后不可更行桂枝汤；若汗出而喘无大热者，可与麻黄杏子甘草石膏汤。（162）

服桂枝汤，大汗出后，大烦渴不解，脉洪大者，白虎加人参汤主之。（26）

太阳病，桂枝证，医反下之，利遂不止。脉促者，表未解也，喘而汗出者，葛根黄芩黄连汤主之。（34）

太阳与少阳合病，自下利者，与黄芩汤；若呕者，黄芩加半夏生姜汤主之。（172）

发汗过多，其人叉手自冒心，心下悸，欲得按者，桂枝甘草汤主之。（64）

火逆下之，因烧针烦躁者，桂枝甘草龙骨牡蛎汤主之。（118）

伤寒，脉浮，医以火迫劫之，亡阳，必惊狂，卧起不安者，桂枝去芍药加蜀漆牡蛎龙骨救逆汤主之。（112）

烧针令其汗，针处被寒，核起而赤者，必发奔豚，气从少腹上冲心者，灸其核上各一壮，与桂枝加桂汤，更加桂二两也。（117）

发汗后，其人脐下悸者，欲作奔豚，茯苓桂枝甘草大枣汤主之。（65）

伤寒，若吐若下后，心下逆满，气上冲胸，起则头眩，脉沉紧，发汗则动经，身为振振摇者，茯苓桂枝白术甘草汤主之。（67）

服桂枝汤，或下之，仍头项强痛，翕翕发热，无汗，心下满微痛，小便不利者，桂枝去桂加茯苓白术汤主之。（28）

发汗后，腹胀满者，厚朴生姜半夏甘草人参汤主之。（66）

伤寒二三日，心中悸而烦者，小建中汤主之。（102）

太阳病，外证未除，而数下之，遂协热而利，利下不止，心下痞硬，表里不解者，桂枝人参汤主之。（163）

下之后，复发汗，昼日烦躁不得眠，夜而安静，不呕，不渴，无表证，脉沉微，身无大热者，干姜附子汤主之。（61）

发汗，若下之，病仍不解，烦躁者，茯苓四逆汤主之。（69）

太阳病，发汗，汗出不解，其人仍发热，心下悸，头眩，身𥆧动，振振欲擗地者，真武汤主之。（82）

伤寒，脉浮，自汗出，小便数，心烦，微恶寒，脚挛急，反与桂枝欲攻其表，此误也。得之便厥，咽中干，烦躁吐逆者，作甘草干姜汤与之，以复其阳。若厥愈足温者，更作芍药甘草汤与之，其脚即伸。若胃气不和，谵语者，少与调胃承气汤。若重发汗，复加烧针者，四逆汤主之。（29）

发汗，病不解，反恶寒者，虚故也，芍药甘草附子汤主之。（68）

伤寒，脉结代，心动悸，炙甘草汤主之。（177）

脉按之来缓，时一止复来者，名曰结。又脉来动而中止，更来小数，中有还者反动，名曰结，阴也。脉来动而中止，不能自还，因而复动者，名曰代，阴也。得此脉者，必难治。（178）

太阳病，发汗后，大汗出，胃中干，烦躁不得眠，欲得饮水者，少少与饮之，令胃气和则愈。若脉浮，小便不利，微热消渴者，五苓散主之。（71）

发汗已，脉浮数，烦渴者，五苓散主之。（72）

伤寒，汗出而渴者，五苓散主之。不渴者，茯苓甘草汤主之。（73）

中风发热，六七日不解而烦，有表里证，渴欲饮水，水入则吐者，名曰水逆，五苓散主之。（74）

太阳病，小便利者，以饮水多，必心下悸；小便少者，必苦里急也。（127）

太阳病不解，热结膀胱，其人如狂，血自下，下者愈。其外不解者，尚未可攻，当先解其外。外解已，但少腹急结者，乃可攻之，宜桃核承气汤。（106）

太阳病，六七日，表证仍在，脉微而沉，反不结胸，其人发狂者，以热在下焦，少腹当硬满。小便自利者，下血乃愈。所以然者，以太阳随经，瘀热在里故也，抵当汤主之。（124）

太阳病身黄，脉沉结，少腹硬，小便不利者，为无血也；小便自利，其人如狂者，血证谛也，抵当汤主之。（125）

伤寒有热，少腹满，应小便不利，今反利者，为有血也。当下之，不可余药，宜抵当丸。（126）

问曰：病有结胸，有脏结，其状何如？答曰：按之痛，寸脉浮，关脉沉，名曰结胸也。（128）

病发于阳，而反下之，热入因作结胸；病发于阴，而反下之，因作痞也。所以成结胸者，以下之太早故也。结胸者，项亦强，如柔痉状，下之则和，宜大陷胸丸。（131）

太阳病，脉浮而动数，浮则为风，数则为热，动则为痛，数则为虚。头痛发热，微盗汗出，而反恶寒者，表未解也。医反下之，动数变迟，膈内拒痛，胃中空虚，客气动膈，短气躁烦，心中懊憹，阳气内陷，心下因硬，则为结胸，大陷胸汤主之。若不结胸，但头汗出，余处无汗，齐颈而还，小便不利，身必发黄。（134）

伤寒六七日，结胸热实，脉沉而紧，心下痛，按之石硬者，大陷胸汤主之。（135）

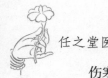

伤寒十余日，热结在里，复往来寒热者，与大柴胡汤；但结胸，无大热者，此为水结在胸胁也，但头微汗出者，大陷胸汤主之。（136）

太阳病，重发汗而复下之，不大便五六日，舌上燥而渴，日晡所小有潮热。从心下至少腹硬满而痛不可近者，大陷胸汤主之。（137）

结胸证，其脉浮大者，不可下，下之则死。（132）

结胸证悉具，烦躁者亦死。（133）

小结胸病，正在心下，按之则痛，脉浮滑者，小陷胸汤主之。（138）

寒实结胸，无热证者，与三物小白散。（141）

何谓脏结？答曰：如结胸状，饮食如故，时时下利，寸脉浮，关脉小细沉紧，名曰脏结，舌上白苔滑者，难治。（129）

脏结无阳证，不往来寒热，其人反静，舌上苔滑者，不可攻也。（130）

病胁下素有痞，连在脐旁，痛引少腹入阴筋者，此名脏结，死。（167）

脉浮而紧，而复下之，紧反入里，则作痞。按之自濡，但气痞耳。（151）

心下痞，按之濡，其脉关上浮者，大黄黄连泻心汤主之。（154）

伤寒大下后，复发汗，心下痞，恶寒者，表未解也。不可攻痞，当先解表，表解乃可攻痞。解表宜桂枝汤，攻痞宜大黄黄连泻心汤。（164）

心下痞，而复恶寒汗出者，附子泻心汤主之。（155）

伤寒五六日，呕而发热者，柴胡汤证具。而以他药下之，柴胡证仍在者，复与柴胡汤。此虽已下之，不为逆，必蒸蒸而振，却发热汗出而解。若心下满而硬痛者，此为结胸也，大陷胸汤主之；但满而不痛者，此为痞，柴胡不中与之，宜半夏泻心汤。（149）

伤寒汗出，解之后，胃中不和，心下痞硬，干噫食臭，胁下有水气，腹中雷鸣，下利者，生姜泻心汤主之。（157）

伤寒中风，医反下之，其人下利日数十行，谷不化，腹中雷鸣，心下痞硬而满，干呕，心烦不得安。医见心下痞，谓病不尽，复下之，其痞益甚。此非结热，但以胃中虚，客气上逆，故使硬也。甘草泻心汤主之。（158）

伤寒，服汤药，下利不止，心下痞硬。服泻心汤已，复以他药下之，利不止。医以理中与之，利益甚。理中者，理中焦，此利在下焦，赤石脂禹余粮汤主之。复不止者，当利其小便。（159）

本以下之，故心下痞，与泻心汤；痞不解，其人渴而口燥烦，小便不利者，

五苓散主之。一方云，忍之一日乃愈。（156）

伤寒发汗，若吐，若下，解后，心下痞硬，噫气不除者，旋覆代赭汤主之。（161）

伤寒，胸中有热，胃中有邪气，腹中痛，欲呕吐者，黄连汤主之。（173）

太阳病二日，反躁，凡熨其背而大汗出，大热入胃，胃中水竭，躁烦，必发谵语；十余日，振栗，自下利者，此为欲解也。故其汗从腰以下不得汗，欲小便不得，反呕，欲失溲，足下恶风，大便硬，小便当数，而反不数及不多；大便已，头卓然而痛，其人足心必热，谷气下流故也。（110）

太阳病中风，以火劫发汗，邪风被火热，血气流溢，失其常度。两阳相熏灼，其身发黄。阳盛则欲衄，阴虚小便难，阴阳俱虚竭，身体则枯燥。但头汗出，齐颈而还，腹满，微喘，口干咽烂，或不大便。久则谵语，甚者至哕，手足躁扰，捻衣摸床，小便利者，其人可治。（111）

形作伤寒，其脉不弦紧而弱，弱者必渴，被火必谵语，弱者发热，脉浮，解之，当汗出愈。（113）

太阳病，以火熏之，不得汗，其人必躁。到经不解，必清血，名为火邪。（114）

脉浮，热甚，而反灸之，此为实。实以虚治，因火而动，必咽燥吐血。（115）

微数之脉，慎不可灸。因火为邪，则为烦逆，追虚逐实，血散脉中，火气虽微，内攻有力，焦骨伤筋，血难复也。脉浮，宜以汗解，用火灸之，邪无从出，因火而盛，病从腰以下必重而痹，名火逆也。欲自解者，必当先烦，烦乃有汗而解，何以知之？脉浮，故知汗出解。（116）

凡病，若发汗，若吐，若下，若亡血，亡津液，阴阳自和者，必自愈。（58）

大下之后，复发汗，小便不利者，亡津液故也。勿治之，得小便利，必自愈。（59）

太阳病，先下而不愈，因复发汗，以此表里俱虚，其人因致冒。冒家汗出自愈。所以然者，汗出表和故也，里未和，然后复下之。（93）

太阳病未解，脉阴阳俱停，必先振栗汗出而解。但阳脉微者，先汗出而解；但阴脉微者，下之而解。若欲下之，宜调胃承气汤。（94）

太阳中风，下利，呕逆，表解者，乃可攻之。其人漐漐汗出，发作有时，头痛，心下痞硬满，引胁下痛，干呕，短气，汗出不恶寒者，此表解里未和也。十枣汤主之。（152）

病如桂枝证，头不痛，项不强，寸脉微浮，胸中痞硬，气上冲喉咽不得息者，此为胸有寒也。当吐之。宜瓜蒂散。（166）

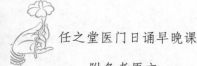

附备考原文

问曰：证象阳旦，按法治之而增剧，厥逆，咽中干，两胫拘急而谵语。师曰：言夜半手足当温，两脚当伸。后如师言。何以知此？答曰：寸口脉浮而大，浮为风，大为虚，风则生微热，虚则两胫挛，病形象桂枝，因加附子参其间，增桂令汗出，附子温经，亡阳故也。厥逆，咽中干，烦躁，阳明内结，谵语烦乱，更饮甘草干姜汤。夜半阳气还，两足当热，胫尚微拘急，重与芍药甘草汤，尔乃胫伸。以承气汤微溏，则止其谵语，故知病可愈。（30）

未持脉时，病人手叉自冒心，师因教试令咳而不咳者，此必两耳聋无闻也。所以然者，以重发汗，虚故如此。发汗后，饮水多，必喘，以水灌之亦喘。（75）

伤寒十三日，过经谵语者，以有热也，当以汤下之。若小便利者，大便当硬，而反下利，脉调和者，知医以丸药下之，非其治也。若自下利者，脉当微厥。今反和者，此为内实也，调胃承气汤主之。（105）

伤寒，腹满，谵语，寸口脉浮而紧，此肝乘脾也，名曰纵，刺期门。（108）

伤寒发热，啬啬恶寒，大渴欲饮水，其腹必满，自汗出，小便利，其病欲解，此肝乘肺也，名曰横，刺期门。（109）

太阳伤寒者，加温针，必惊也。（119）

太阳病吐之，但太阳病当恶寒，今反不恶寒，不欲近衣，此为吐之内烦也。（121）

太阳病，过经十余日，心下温温欲吐而胸中痛，大便反溏，腹微满，郁郁微烦，先此时自极吐下者，与调胃承气汤。若不尔者，不可与。但欲呕，胸中痛，微溏者，此非柴胡汤证，以呕故知极吐下也，调胃承气汤。（123）

太阳病二三日，不能卧，但欲起，心下必结，脉微弱者，此本有寒分也。反下之，若利止，必作结胸；未止者，四日复下之，此作协热利也。（139）

太阳病，下之，其脉促，不结胸者，此为欲解也；脉浮者，必结胸；脉紧者，必咽痛；脉弦者，必两胁拘急；脉细数者，头痛未止；脉沉紧者，必欲呕；脉沉滑者，协热利；脉浮滑者，必下血。（140）

病在阳，应以汗解之，反以冷水潠之，若灌之，其热被劫，不得去，弥更益烦，肉上粟起，意欲饮水，反不渴者，服文蛤散。若不瘥者与五苓散。寒实结胸，无热证者，与三物小陷胸汤，白散亦可服。（141）

太阳与少阳并病，头项强痛，或眩冒，时如结胸，心下痞硬者，当刺大椎第一间、肺俞、肝俞，慎不可发汗。发汗则谵语，脉弦，五日谵语不止，当刺期门。（142）

太阳、少阳并病，而反下之，成结胸，心下硬，下利不止，水浆不下，其人心烦。（150）

太阳病，医发汗，遂发热恶寒，因复下之，心下痞，表里俱虚，阴阳气并竭，无阳则阴独，复加烧针，因胸烦，面色青黄，肤眴者，难治。今色微黄，手足温者，易愈。（153）

伤寒吐下后，发汗，虚烦，脉甚微，八九日心下痞硬，胁下痛，气上冲咽喉，眩冒，经脉动惕者，久而成痿。（160）

太阳、少阳并病，心下硬，颈项强而眩者，当刺大椎、肺俞、肝俞。慎勿下之。（171）

伤寒八九日，风湿相抟，身体疼烦，不能自转侧，不呕，不渴，脉浮虚而涩者，桂枝附子汤主之。若其人大便硬，小便自利者，去桂加白术汤主之。（174）

风湿相抟，骨节疼烦，掣痛不得屈伸，近之则痛剧，汗出短气，小便不利，恶风不欲去衣，或身微肿者，甘草附子汤主之。（175）

辨阳明病脉证并治

阳明之为病，胃家实是也。（180）

问曰：病有太阳阳明，有正阳阳明，有少阳阳明，何谓也？答曰：太阳阳明者，脾约是也；正阳阳明者，胃家实是也；少阳阳明者，发汗、利小便已，胃中燥、烦、实，大便难是也。（179）

问曰：何缘得阳明病？答曰：太阳病，若发汗，若下，若利小便，此亡津液。胃中干燥，因转属阳明，不更衣，内实，大便难者，此名阳明也。（181）

本太阳初得病时，发其汗，汗先出不彻，因转属阳明也。伤寒发热，无汗，呕不能食，而反汗出濈濈然者，是转属阳明也。（185）

伤寒转系阳明者，其人濈然微汗出也。（188）

问曰：阳明病外证云何？答曰：身热，汗自出，不恶寒，反恶热也。（182）

问曰：病有得之一日，不发热而恶寒者，何也？答曰：虽得之一日，恶寒将自罢，即自汗出而恶热也。（183）

问曰：恶寒何故自罢？答曰：阳明居中，主土也，万物所归，无所复传，始虽恶寒，二日自止，此为阳明病也。（184）

伤寒三日，阳明脉大。（186）

阳明病，脉浮而紧，咽燥口苦，腹满而喘，发热汗出，不恶寒，反恶热，身重。若发汗则躁，心愦愦，反谵语；若加温针，必怵惕，烦躁不得眠；若下之，则胃中空虚，客气动膈，心中懊恼。舌上苔者，栀子豉汤主之。（221）

阳明病，下之，其外有热，手足温，不结胸，心中懊恼，饥不能食，但头汗出者，栀子豉汤主之。（228）

伤寒脉浮滑，此以表有热，里有寒，白虎汤主之。（176）

三阳合病，腹满身重，难于转侧，口不仁，面垢，谵语，遗尿。发汗则谵语，下之则额上生汗，手足逆冷。若自汗出者，白虎汤主之。（219）

伤寒若吐、若下后，七八日不解，热结在里，表里俱热，时时恶风，大渴，舌上干燥而烦，欲饮水数升者，白虎加人参汤主之。（168）

伤寒，无大热，口燥渴，心烦，背微恶寒者，白虎加人参汤主之。（169）

伤寒，脉浮，发热无汗，其表不解，不可与白虎汤。渴欲饮水，无表证者，白虎加人参汤主之。（170）

若渴欲饮水，口干舌燥者，白虎加人参汤主之。（222）

若脉浮，发热，渴欲饮水，小便不利者，猪苓汤主之。（223）

阳明病，汗出多而渴者，不可与猪苓汤。以汗多胃中燥，猪苓汤复利其小便故也。（224）

阳明病，不吐不下，心烦者，可与调胃承气汤。（207）

太阳病三日，发汗不解，蒸蒸发热者，属胃也，调胃承气汤主之。（248）

伤寒吐后，腹胀满者，与调胃承气汤。（249）

阳明病，其人多汗，以津液外出，胃中燥，大便必硬，硬则谵语，小承气汤主之。若一服谵语止者，更莫复服。（213）

阳明病，谵语，发潮热，脉滑而疾者，小承气汤主之。因与承气汤一升，腹中转气者，更服一升。若不转气者，勿更与之。明日又不大便，脉反微涩者，里虚也，为难治，不可更与承气汤也。（214）

太阳病，若吐、若下、若发汗后，微烦，小便数，大便因硬者，与小承气汤和之愈。（250）

二阳并病，太阳证罢，但发潮热，手足漐漐汗出，大便难而谵语者，下之则愈，宜大承气汤。（220）

伤寒，若吐若下后不解，不大便五六日，上至十余日，日晡所发潮热，不恶寒，独语如见鬼状。若剧者，发则不识人，循衣摸床，惕而不安，微喘直视，脉

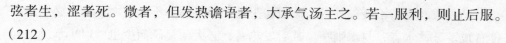

弦者生，涩者死。微者，但发热谵语者，大承气汤主之。若一服利，则止后服。（212）

大下后，六七日不大便，烦不解，腹满痛者，此有燥屎也。所以然者，本有宿食故也。宜大承气汤。（241）

病人小便不利，大便乍难乍易，时有微热，喘冒不能卧者，有燥屎也，宜大承气汤。（242）

伤寒六七日，目中不了了，睛不和，无表里证，大便难，身微热者，此为实也，急下之，宜大承气汤。（252）

阳明病，发热，汗多者，急下之，宜大承气汤。（253）

发汗不解，腹满痛者，急下之，宜大承气汤。（254）

腹满不减，减不足言，当下之，宜大承气汤。（255）

阳明、少阳合病，必下利。其脉不负者，为顺也。负者，失也，互相克贼，名为负也。脉滑而数者，有宿食也，当下之，宜大承气汤。（256）

阳明病，谵语，有潮热，反不能食者，胃中必有燥屎五六枚也。若能食者，但硬耳，宜大承气汤下之。（215）

汗出谵语者，以有燥屎在胃中，此为风也。须下者，过经乃可下之。下之若早，语言必乱，以表虚里实故也。下之愈，宜大承气汤。（217）

阳明病，下之，心中懊侬而烦，胃中有燥屎者，可攻。腹微满，初头硬，后必溏，不可攻之。若有燥屎者，宜大承气汤。（238）

病人不大便五六日，绕脐痛，烦躁，发作有时者，此有燥屎，故使不大便也。（239）

趺阳脉浮而涩，浮则胃气强，涩则小便数。浮涩相抟，大便则硬，其脾为约，麻子仁丸主之。（247）

阳明病，自汗出，若发汗，小便自利者，此为津液内竭，虽硬不可攻下之，当须自欲大便，宜蜜煎导而通之。若土瓜根及大猪胆汁，皆可为导。（233）

阳明病，脉迟，虽汗出，不恶寒者，其身必重，短气，腹满而喘，有潮热者，此外欲解，可攻里也。手足濈然汗出者，此大便已硬也，大承气汤主之。若汗多，微发热恶寒者，外未解也，其热不潮，未可与承气汤。若腹大满不通者，可与小承气汤，微和胃气，勿令至大泄下。（208）

阳明病，潮热，大便微硬者，可与大承气汤。不硬者，不可与之。若不大便六七日，恐有燥屎，欲知之法，少与小承气汤，汤入腹中，转矢气者，此有燥屎也，乃可攻之。若不转矢气者，此但初头硬，后必溏，不可攻之，攻之必胀满不能食也。欲饮水者，与水则哕。其后发热者，必大便复硬而少也，以小承气汤和之。不转矢气者，慎不可攻也。（209）

得病二三日，脉弱，无太阳柴胡证，烦躁，心下硬，至四五日，虽能食，以小承气汤少少与，微和之，令小安。至六日，与承气汤一升。若不大便六七日，小便少者，虽不受食，但初头硬，后必溏，未定成硬，攻之必溏。须小便利，屎定硬，乃可攻之，宜大承气汤。（251）

阳明病，本自汗出，医更重发汗，病已瘥，尚微烦不了了者，此必大便硬故也。以亡津液，胃中干燥，故令大便硬。当问其小便日几行，若本小便日三四行，今日再行，故知大便不久出。今为小便数少，以津液当还入胃中，故知不久必大便也。（203）

伤寒呕多，虽有阳明证，不可攻之。（204）

阳明病，心下硬满者，不可攻之。攻之，利遂不止者死，利止者愈。（205）

阳明病，面合色赤，不可攻之。必发热，色黄者，小便不利也。（206）

阳明中风，口苦咽干，腹满微喘，发热恶寒，脉浮而紧。若下之，则腹满，小便难也。（189）

阳明病，不能食，攻其热必哕。所以然者，胃中虚冷故也。以其人本虚，攻其热必哕。（194）

阳明病，无汗，小便不利，心中懊憹者，身必发黄。（199）

阳明病，被火，额上微汗出，而小便不利者，必发黄。（200）

阳明病，发热汗出者，此为热越，不能发黄也；但头汗出，身无汗，齐颈而还，小便不利，渴引水浆者，此为瘀热在里，身必发黄，茵陈蒿汤主之。（236）

伤寒七八日，身黄如橘子色，小便不利，腹微满者，茵陈蒿汤主之。（260）

伤寒，身黄，发热者，栀子柏皮汤主之。（261）

伤寒，瘀热在里，身必黄，麻黄连轺赤小豆汤主之。（262）

伤寒发汗已，身目为黄。所以然者，以寒湿在里不解故也。以为不可下也，于寒湿中求之。（259）

阳明病，脉迟，食难用饱，饱则微烦头眩，必小便难，此欲作谷瘅。虽下之，腹满如故，所以然者，脉迟故也。（195）

阳明病，口燥，但欲漱水，不欲咽者，此必衄。（202）

阳明病，下血谵语者，此为热入血室，但头汗出者，刺期门，随其实而泻之，濈然汗出则愈。（216）

脉浮，发热，口干，鼻燥，能食者则衄。（227）

阳明证，其人喜忘者，必有蓄血。所以然者，本有久瘀血，故令喜忘。屎虽硬，大便反易，其色必黑者，宜抵当汤下之。（237）

病人无表里证，发热七八日，虽脉浮数者，可下之。假令已下，脉数不解，合热则消谷喜饥，至六七日不大便者，有瘀血，宜抵当汤。（257）

若脉数不解，而下不止，必协热便脓血也。（258）

阳明病，若能食，名中风；不能食，名中寒。（190）

阳明病，若中寒者，不能食，小便不利，手足濈然汗出，此欲作固瘕，必大便初硬后溏。所以然者，以胃中冷，水谷不别故也。（191）

阳明病，反无汗而小便利，二三日呕而咳，手足厥者，必苦头痛，若不咳、不呕、手足不厥者，头不痛。（197）

阳明病，但头眩，不恶寒，故能食而咳，其人咽必痛。若不咳者，咽不痛。（198）

若胃中虚冷，不能食者，饮水则哕。（226）

食谷欲呕，属阳明也，吴茱萸汤主之。得汤反剧者，属上焦也。（243）

夫实则谵语，虚则郑声。郑声者，重语也。直视谵语，喘满者死，下利者亦死。（210）

发汗多，若重发汗者，亡其阳，谵语，脉短者死，脉自和者不死。（211）

阳明病，脉浮而紧者，必潮热，发作有时，但浮者，必盗汗出。（201）

脉阳微而汗出少者为自和也，汗出多者为太过。阳脉实，因发其汗，出多者，亦为太过。太过者，为阳绝于里，亡津液，大便因硬也。（245）

脉浮而芤，浮为阳，芤为阴。浮芤相抟，胃气生热，其阳则绝。（246）

阳明病，法多汗，反无汗，其身如虫行皮中状者，此以久虚故也。（196）

附备考原文

阳明病，初欲食，小便反不利，大便自调，其人骨节疼，翕翕如有热状，奄然发狂，濈然汗出而解者，此水不胜谷气，与汗共并，脉紧则愈。（192）

伤寒四五日，脉沉而喘满，沉为在里，而反发其汗，津液越出，大便为难，表虚里实，久则谵语。（218）

脉浮而迟，表热里寒，下利清谷者，四逆汤主之。（225）

阳明中风，脉弦浮大而短气，腹都满，胁下及心痛，久按之气不通，鼻干，不得汗，嗜卧，一身及目悉黄，小便难，有潮热，时时哕，耳前后肿。刺之小瘥，外不解。病过十日，脉续浮者，与小柴胡汤。（231）

脉但浮，无余证者，与麻黄汤。若不尿，腹满加哕者，不治。（232）

阳明病，脉迟，汗出多，微恶寒者，表未解也，可发汗，宜桂枝汤。（234）

阳明病，脉浮，无汗而喘者，发汗则愈，宜麻黄汤。（235）

病人烦热，汗出则解，又如疟状，日晡所发热者，属阳明也。脉实者，宜下之；脉浮虚者，宜发汗。下之与大承气汤，发汗宜桂枝汤。（240）

太阳病，寸缓、关浮、尺弱，其人发热汗出，复恶寒，不呕，但心下痞者，此以医下之也。如其不下者，病人不恶寒而渴者，此转属阳明也。小便数者，大便必硬，不更衣十日，无所苦也。渴欲饮水，少少与之，但以法救之；渴者，宜五苓散。（244）

辨少阳病脉证并治

少阳之为病，口苦，咽干，目眩也。（263）

少阳中风，两耳无所闻，目赤，胸中满而烦者，不可吐下，吐下则悸而惊。（264）

伤寒，脉弦细，头痛发热者，属少阳。少阳不可发汗，发汗则谵语。此属胃，胃和则愈，胃不和，烦而悸。（265）

伤寒五六日，中风，往来寒热，胸胁苦满，嘿嘿不欲饮食，心烦喜呕，或胸中烦而不呕，或渴，或腹中痛，或胁下痞硬，或心下悸，小便不利，或不渴，身有微热，或咳者，小柴胡汤主之。（96）

血弱气尽，腠理开，邪气因入，与正气相抟，结于胁下。正邪分争，往来寒热，休作有时，嘿嘿不欲饮食，脏腑相连，其痛必下，邪高痛下，故使呕也，小柴胡汤主之。服柴胡汤已，渴者属阳明，以法治之。（97）

伤寒四五日，身热恶风，颈项强，胁下满，手足温而渴者，小柴胡汤主之。（99）

伤寒，阳脉涩，阴脉弦，法当腹中急痛，先与小建中汤；不瘥者，小柴胡汤主之。（100）

伤寒中风，有柴胡证，但见一证便是，不必悉具。凡柴胡汤病证而下之，若柴胡证不罢者，复与柴胡汤，必蒸蒸而振，却复发热汗出而解。（101）

阳明病，发潮热，大便溏，小便自可，胸胁满不去者，与小柴胡汤。（229）

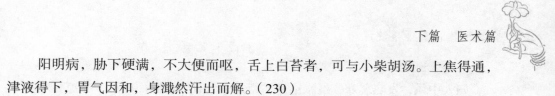

阳明病，胁下硬满，不大便而呕，舌上白苔者，可与小柴胡汤。上焦得通，津液得下，胃气因和，身濈然汗出而解。（230）

本太阳病不解，转入少阳者，胁下硬满，干呕不能食，往来寒热。尚未吐下，脉沉紧者，与小柴胡汤。（266）

伤寒五六日，头汗出，微恶寒，手足冷，心下满，口不欲食，大便硬，脉细者，此为阳微结，必有表，复有里也。脉沉，亦在里也。汗出，为阳微。假令纯阴结，不得复有外证，悉入在里，此为半在里半在外也。脉虽沉紧，不得为少阴病。所以然者，阴不得有汗，今头汗出，故知非少阴也。可与小柴胡汤。设不了了者，得屎而解。（148）

得病六七日，脉迟浮弱，恶风寒，手足温，医二三下之，不能食而胁下满痛，面目及身黄，颈项强，小便难者，与柴胡汤，后必下重。本渴饮水而呕者，柴胡汤不中与也，食谷者哕。（98）

若已吐、下、发汗、温针，谵语，柴胡汤证罢，此为坏病。知犯何逆，以法治之。（267）

伤寒六七日，发热，微恶寒，肢节烦疼，微呕，心下支结，外证未去者，柴胡桂枝汤主之。（146）

太阳病，过经十余日，反二三下之，后四五日，柴胡证仍在者，先与小柴胡汤；呕不止，心下急，郁郁微烦者，为未解也，与大柴胡汤下之则愈。（103）

伤寒发热，汗出不解，心中痞硬，呕吐而下利者，大柴胡汤主之。（165）

伤寒十三日，不解，胸胁满而呕，日晡所发潮热，已而微利。此本柴胡证，下之以不得利，今反利者，知医以丸药下之，此非其治也。潮热者，实也。先宜服小柴胡汤以解外，后以柴胡加芒硝汤主之。（104）

伤寒五六日，已发汗而复下之，胸胁满微结，小便不利，渴而不呕，但头汗出，往来寒热，心烦者，此为未解也，柴胡桂枝干姜汤主之。（147）

伤寒八九日，下之，胸满烦惊，小便不利，谵语，一身尽重，不可转侧者，柴胡加龙骨牡蛎汤主之。（107）

伤寒六七日，无大热，其人躁烦者，此为阳去入阴故也。（269）

伤寒三日，三阳为尽，三阴当受邪，其人反能食而不呕，此为三阴不受邪也。（270）

伤寒三日，少阳脉小者，欲已也。（271）

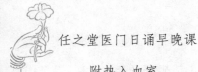

附热入血室

妇人中风，发热恶寒，经水适来，得之七八日，热除而脉迟，身凉，胸胁下满，如结胸状，谵语者，此为热入血室也。当刺期门，随其实而取之。（143）

妇人中风七八日，续得寒热，发作有时，经水适断者，此为热入血室。其血必结，故使如疟状，发作有时，小柴胡汤主之。（144）

妇人伤寒，发热，经水适来，昼日明了，暮则谵语，如见鬼状者，此为热入血室。无犯胃气及上二焦，必自愈。（145）

附备考原文

三阳合病，脉浮大，上关上，但欲眠睡，目合则汗。（268）

辨太阴病脉证并治

太阴之为病，腹满而吐，食不下，自利益甚，时腹自痛。若下之，必胸下结硬。（273）

太阴中风，四肢烦疼，阳微阴涩而长者，为欲愈。（274）

自利不渴者，属太阴，以其脏有寒故也。当温之，宜服四逆辈。（277）

太阴病，脉浮者，可发汗，宜桂枝汤。（276）

本太阳病，医反下之，因尔腹满时痛者，属太阴也，桂枝加芍药汤主之。大实痛者，桂枝加大黄汤主之。（279）

太阴为病，脉弱，其人续自便利，设当行大黄、芍药者，宜减之。以其人胃气弱，易动故也。（280）

伤寒，脉浮而缓，手足自温者，系在太阴。太阴当发身黄，若小便自利者不能发黄。至七八日，虽暴烦下利日十余行，必自止，以脾家实，腐秽当去故也。（278）

伤寒，脉浮而缓，手足自温者，是为系在太阴。太阴者，身当发黄，若小便自利者不能发黄，至七八日，大便硬者，为阳明病也。（187）

辨少阴病脉证并治

少阴之为病，脉微细，但欲寐也。（281）

少阴病，欲吐不吐，心烦，但欲寐，五六日自利而渴者，属少阴也。虚故引水自救。若小便色白者，少阴病形悉具。小便白者，以下焦虚有寒，不能制水，故令色白也。（282）

病人脉阴阳俱紧，反汗出者，亡阳也，此属少阴，法当咽痛而复吐利。（283）

少阴病，脉细沉数，病为在里，不可发汗。（285）

少阴病，脉微，不可发汗，亡阳故也。阳已虚，尺脉弱涩者，复不可下之。（286）

少阴病，脉沉者，急温之，宜四逆汤。（323）

少阴病，饮食入口则吐，心中温温欲吐，复不能吐，始得之，手足寒，脉弦迟者，此胸中实，不可下也，当吐之；若膈上有寒饮，干呕者，不可吐也，当温之，宜四逆汤。（324）

少阴病，下利清谷，里寒外热，手足厥逆，脉微欲绝，身反不恶寒，其人面色赤，或腹痛，或干呕，或咽痛，或利止脉不出者，通脉四逆汤主之。（317）

少阴病，下利，白通汤主之。（314）

少阴病，下利，脉微者，与白通汤。利不止，厥逆无脉，干呕，烦者，白通加猪胆汁汤主之。服汤，脉暴出者死，微续者生。（315）

少阴病，二三日不已，至四五日，腹痛，小便不利，四肢沉重疼痛，自下利者，此为有水气。其人或咳，或小便利，或下利，或呕者，真武汤主之。（316）

少阴病，得之一二日，口中和，其背恶寒者，当灸之，附子汤主之。（304）

少阴病，身体痛，手足寒，骨节痛，脉沉者，附子汤主之。（305）

少阴病，吐利，手足逆冷，烦躁欲死者，吴茱萸汤主之。（309）

少阴病，下利，便脓血者，桃花汤主之。（306）

少阴病，二三日至四五日，腹痛，小便不利，下利不止，便脓血者，桃花汤主之。（307）

少阴病，下利，便脓血者，可刺。（308）

少阴病，吐利，手足不逆冷，反发热者，不死。脉不至者，灸少阴七壮。（292）

少阴病，下利，脉微涩，呕而汗出，必数更衣，反少者，当温其上，灸之。（325）

少阴病，脉紧，至七八日，自下利，脉暴微，手足反温，脉紧反去者，为欲解也，虽烦，下利必自愈。（287）

少阴病，下利，若利自止，恶寒而蜷卧，手足温者，可治。（288）

少阴病，恶寒而蜷，时自烦，欲去衣被者，可治。（289）

少阴病，恶寒，身蜷而利，手足逆冷者，不治。（295）

少阴病，吐利，躁烦，四逆者，死。（296）

少阴病，下利止而头眩，时时自冒者，死。（297）

少阴病，四逆恶寒而身蜷，脉不至，不烦而躁者，死。（298）

少阴病，六七日，息高者，死。（299）

少阴病，脉微细沉，但欲卧，汗出不烦，自欲吐。至五六日，自利，复烦躁不得卧寐者，死。（300）

少阴病，得之二三日以上，心中烦，不得卧，黄连阿胶汤主之。（303）

少阴病，下利六七日，咳而呕渴，心烦不得眠者，猪苓汤主之。（319）

少阴病，始得之，反发热，脉沉者，麻黄细辛附子汤主之。（301）

少阴病，得之二三日，麻黄附子甘草汤微发汗。以二三日无里证，故微发汗也。（302）

少阴病，得之二三日，口燥咽干者，急下之，宜大承气汤。（320）

少阴病，自利清水，色纯青，心下必痛，口干燥者，急下之，宜大承气汤。（321）

少阴病，六七日，腹胀，不大便者，急下之，宜大承气汤。（322）

少阴病，四逆，其人或咳，或悸，或小便不利，或腹中痛，或泄利下重者，四逆散主之。（318）

少阴病，八九日，一身手足尽热者，以热在膀胱，必便血也。（293）

少阴病，咳而下利，谵语者，被火气劫故也。小便必难，以强责少阴汗也。（284）

少阴病，但厥，无汗，而强发之，必动其血。未知从何道出，或从口鼻，或从目出者，是名下厥上竭，为难治。（294）

少阴病，下利，咽痛，胸满，心烦，猪肤汤主之。（310）

少阴病，二三日，咽痛者，可与甘草汤；不瘥者，与桔梗汤。（311）

少阴病，咽中伤，生疮，不能语言，声不出者，苦酒汤主之。（312）

少阴病，咽中痛，半夏散及汤主之。（313）

附备考原文

少阴中风，脉阳微阴浮者，为欲愈。（290）

辨厥阴病脉证并治

厥阴之为病，消渴，气上撞心，心中疼热，饥而不欲食，食则吐蛔。下之，利不止。（326）

伤寒，脉微而厥，至七八日肤冷，其人躁无暂安时者，此为脏厥，非蛔厥也。蛔厥者，其人当吐蛔。今病者静，而复时烦者，此为脏寒。蛔上入其膈，故烦，须臾复止，得食而呕，又烦者，蛔闻食臭出。其人常自吐蛔。蛔厥者，乌梅丸主之。又主久利。（338）

伤寒，本自寒下，医复吐下之，寒格，更逆吐下，若食入口即吐，干姜黄芩

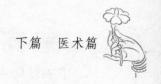

黄连人参汤主之。（359）

伤寒六七日，大下后，寸脉沉而迟，手足厥逆，下部脉不至，喉咽不利，唾脓血，泄利不止者，为难治，麻黄升麻汤主之。（357）

伤寒，先厥，后发热而利者，必自止，见厥复利。（331）

伤寒病，厥五日，热亦五日。设六日，当复厥，不厥者自愈。厥终不过五日，以热五日，故知自愈。（336）

伤寒厥四日，热反三日，复厥五日，其病为进。寒多热少，阳气退，故为进也。（342）

伤寒，先厥后发热，下利必自止。而反汗出，咽中痛者，其喉为痹。发热无汗，而利必自止；若不止，必便脓血。便脓血者，其喉不痹。（334）

伤寒发热四日，厥反三日，复热四日，厥少热多者，其病当愈；四日至七日，热不除者，必便脓血。（341）

伤寒，始发热六日，厥反九日而利。凡厥利者，当不能食；今反能食者，恐为除中。食以索饼，不发热者，知胃气尚在，必愈。恐暴热来出而复去也。后三日脉之，其热续在者，期之旦日夜半愈。所以然者，本发热六日，厥反九日，复发热三日，并前六日，亦为九日，与厥相应，故期之旦日夜半愈。后三日脉之而脉数，其热不罢者，此为热气有余，必发痈脓也。（332）

伤寒，脉迟，六七日，而反与黄芩汤彻其热。脉迟为寒，今与黄芩汤复除其热，腹中应冷，当不能食，今反能食，此名除中，必死。（333）

凡厥者，阴阳气不相顺接，便为厥。厥者，手足逆冷者是也。（337）

伤寒一二日至四五日，厥者必发热，前热者后必厥，厥深者热亦深，厥微者热亦微。厥应下之，而反发汗者，必口伤烂赤。（335）

伤寒热少微厥，指头寒，嘿嘿不欲食，烦躁。数日，小便利，色白者，此热除也。欲得食，其病为愈；若厥而呕，胸胁烦满者，其后必便血。（339）

伤寒脉滑而厥者，里有热，白虎汤主之。（350）

手足厥寒，脉细欲绝者，当归四逆汤主之。（351）

若其人内有久寒者，宜当归四逆加吴茱萸生姜汤。（352）

大汗出，热不去，内拘急，四肢疼，又下利厥逆而恶寒者，四逆汤主之。（353）

大汗，若大下利而厥冷者，四逆汤主之。（354）

病者手足厥冷，言我不结胸，小腹满，按之痛者，此冷结在膀胱关元也。（340）

伤寒脉促，手足厥逆，可灸之。（349）

病人手足厥冷，脉乍紧者，邪结在胸中；心下满而烦，饥不能食者，病在胸中，当须吐之，宜瓜蒂散。（355）

伤寒，厥而心下悸，宜先治水，当服茯苓甘草汤，却治其厥。不尔，水渍入胃，必作利也。（356）

诸四逆厥者，不可下之，虚家亦然。（330）

伤寒五六日，不结胸，腹濡，脉虚复厥者，不可下。此亡血，下之死。（347）

伤寒四五日，腹中痛，若转气下趋少腹者，此欲自利也。（358）

下利清谷，里寒外热，汗出而厥者，通脉四逆汤主之。（370）

热利，下重者，白头翁汤主之。（371）

下利腹胀满，身体疼痛者，先温其里，乃攻其表。温里宜四逆汤，攻表宜桂枝汤。（372）

下利，欲饮水者，以有热故也，白头翁汤主之。（373）

下利谵语者，有燥屎也，宜小承气汤。（374）

下利，脉沉而迟，其人面少赤，身有微热，下利清谷者，必郁冒汗出而解，病人必微厥。所以然者，其面戴阳，下虚故也。（366）

下利清谷，不可攻表，汗出必胀满。（364）

呕家有痈脓者，不可治呕，脓尽自愈。（376）

呕而脉弱，小便复利，身有微热，见厥者难治，四逆汤主之。（377）

干呕，吐涎沫，头痛者，吴茱萸汤主之。（378）

呕而发热者，小柴胡汤主之。（379）

伤寒，大吐、大下之，极虚，复极汗者，其人外气怫郁，复与之水，以发其汗，因得哕。所以然者，胃中寒冷故也。（380）

伤寒，哕而腹满，视其前后，知何部不利，利之则愈。（381）

厥阴病，渴欲饮水者，少少与之愈。（329）

下利，有微热而渴，脉弱者，今自愈。（360）

下利，脉数，有微热汗出，今自愈。设复紧，为未解。（361）

伤寒六七日，脉微，手足厥冷，烦躁，灸厥阴，厥不还者，死。（343）

伤寒发热，下利，厥逆，躁不得卧者，死。（344）

伤寒发热，下利至甚，厥不止者，死。（345）

伤寒六七日不利，便发热而利，其人汗出不止者，死，有阴无阳故也。（346）

下利，手足厥冷，无脉者，灸之。不温，若脉不还，反微喘者，死。少阴负趺阳者，为顺也。（362）

下利后脉绝，手足厥冷，晬时脉还，手足温者生，脉不还者死。（368）

伤寒，下利，日十余行，脉反实者，死。（369）

下利，寸脉反浮数，尺中自涩者，必清脓血。（363）

下利，脉沉弦者，下重也；脉大者，为未止；脉微弱数者，为欲自止，虽发热，不死。（365）

下利，脉数而渴者，今自愈。设不瘥，必清脓血，以有热故也。（367）

附备考原文

厥阴中风，脉微浮为欲愈，不浮为未愈。（327）

发热而厥，七日下利者，为难治。（348）

下利后更烦，按之心下濡者，为虚烦也，宜栀子豉汤。（375）

辨霍乱病脉证并治

问曰：病有霍乱者何？答曰：呕吐而利，此名霍乱。（382）

问曰：病发热头痛，身疼恶寒，吐利者，此属何病？答曰：此名霍乱。霍乱自吐下，又利止，复更发热也。（383）

伤寒，其脉微涩者，本是霍乱，今是伤寒，却四五日，至阴经上，转入阴必利；本呕，下利者，不可治也。欲似大便，而反失气，仍不利者，此属阳明也。便必硬，十三日愈。所以然者，经尽故也。下利后，当便硬，硬则能食者愈。今反不能食，到后经中，颇能食，复过一经能食，过之一日当愈，不愈者，不属阳明也。（384）

恶寒，脉微而复利，利止，亡血也，四逆加人参汤主之。（385）

霍乱，头痛，发热，身疼痛，热多欲饮水者，五苓散主之。寒多不用水者，理中丸主之。（386）

吐利止而身痛不休者，当消息和解其外，宜桂枝汤小和之。（387）

吐利，汗出，发热，恶寒，四肢拘急，手足厥冷者，四逆汤主之。（388）

既吐且利，小便复利而大汗出，下利清谷，内寒外热，脉微欲绝者，四逆汤主之。（389）

吐已下断，汗出而厥，四肢拘急不解，脉微欲绝者，通脉四逆加猪胆汁汤主之。

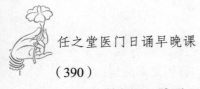

（390）

吐利发汗，脉平，小烦者，以新虚不胜谷气故也。（391）

辨阴阳易瘥后劳复病脉证并治

大病瘥后，劳复者，枳实栀子豉汤主之。（393）

伤寒瘥以后，更发热，小柴胡汤主之。脉浮者，以汗解之；脉沉实者，以下解之。（394）

大病瘥后，从腰以下有水气者，牡蛎泽泻散主之。（395）

大病瘥后，喜唾，久不了了，胸上有寒，当以丸药温之，宜理中丸。（396）

伤寒解后，虚羸少气，气逆欲吐，竹叶石膏汤主之。（397）

病人脉已解，而日暮微烦，以病新瘥，人强与谷，脾胃气尚弱，不能消谷，故令微烦。损谷则愈。（398）

附备考原文

伤寒阴阳易之为病，其人身体重，少气，少腹里急，或引阴中拘挛，热上冲胸，头重不欲举，眼中生花，膝胫拘急者，烧裈散主之。（392）

金匮要略（节选）

汉·张仲景

脏腑经络先后病脉证第一

问曰：上工治未病，何也？师曰：夫治未病者，见肝之病，知肝传脾，当先实脾，四季脾旺不受邪，即勿补之。中工不晓相传，见肝之病，不解实脾，惟治肝也。

夫肝之病，补用酸，助用焦苦，益用甘味之药调之。酸入肝，焦苦入心，甘入脾。脾能伤肾，肾气微弱，则水不行；水不行，则心火气盛；心火气盛，则伤肺，肺被伤，则金气不行；金气不行，则肝气盛。故实脾，则肝自愈。此治肝补脾之要妙也。肝虚则用此法，实则不在用之。

经曰：虚虚实实，补不足，损有余，是其义也。余脏准此。【1】

夫人禀五常，因风气而生长，风气虽能生万物，亦能害万物，如水能浮舟，亦能覆舟。若五脏元真通畅，人即安和。客气邪风，中人多死。千般疢难，不越三条：一者，经络受邪，入脏腑，为内所因也；二者，四肢九窍，血脉相传，壅塞不通，为外皮肤所中也；三者，房室、金刃、虫兽所伤。以此详之，病由都尽。

若人能养慎，不令邪风干忤经络；适中经络，未流传脏腑，即医治之。四肢才觉重滞，即导引、吐纳、针灸、膏摩，勿令九窍闭塞；更能无犯王法、禽兽灾伤；房室勿令竭乏，服食节其冷热苦酸辛甘，不遗形体有衰，病则无由入其腠理。腠者，是三焦通会元真之处，为血气所注；理者，是皮肤脏腑之文理也。【2】

师曰：病人脉浮者在前，其病在表；浮者在后，其病在里，腰痛背强不能行，必短气而极也。【9】

问曰：寸脉沉大而滑，沉则为实，滑则为气，实气相搏，血气入脏即死，入腑即愈，此为卒厥，何谓也？师曰：唇口青，身冷，为入脏即死；如身和，汗自出，为入腑即愈。【11】

问曰：病有急当救里救表者，何谓也？师曰：病，医下之，续得下利清谷不止，身体疼痛者，急当救里；后身体疼痛，清便自调者，急当救表也。【14】

夫病痼疾，加以卒病，当先治其卒病，后乃治其痼疾也。【15】

师曰：五脏病各有所得者愈，五脏病各有所恶，各随其所不喜者为病。病者素不应食，而反暴思之，必发热也。【16】

夫诸病在脏欲攻之，当随其所得而攻之，如渴者，与猪苓汤。余皆仿此。【17】

痉湿暍病脉证第二

太阳病，发热无汗，反恶寒者，名曰刚痉。【1】

太阳病，发热汗出，而不恶寒，名曰柔痉。【2】

太阳病，其证备，身体强，几几然，脉反沉迟，此为痉，瓜蒌桂枝汤主之。【11】

太阳病，无汗而小便反少，气上冲胸，口噤不得语，欲作刚痉，葛根汤主之。【12】

痉为病，胸满，口噤，卧不着席，脚挛急，必齘齿，可与大承气汤。【13】

太阳病，关节疼痛而烦，脉沉而细（一作缓）者，此名湿痹（《玉函》云中湿）。湿痹之候，小便不利，大便反快，但当利其小便。【14】

风湿相搏，一身尽疼痛，法当汗出而解，值天阴雨不止，医云此可发汗，汗之病不愈者，何也？盖发其汗，汗大出者，但风气去，湿气在，是故不愈也。若治风湿者，发其汗，但微微似欲出汗者，风湿俱去也。【18】

湿家身烦疼，可与麻黄加术汤发其汗为宜，慎不可以火攻之。【20】

病者一身尽疼，发热，日晡所剧者，名风湿。此病伤于汗出当风，或久伤取冷所致也。可与麻黄杏仁薏苡甘草汤。【21】

风湿，脉浮、身重，汗出恶风者，防己黄芪汤主之。【22】

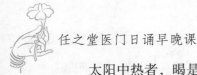

太阳中热者，暍是也。汗出恶寒，身热而渴，白虎加人参汤主之。【26】

百合狐惑阴阳毒病证治第三

论曰：百合病者，百脉一宗，悉致其病也。意欲食复不能食，常默默，欲卧不能卧，欲行不能行，欲饮食，或有美时，或有不用闻食臭时，如寒无寒，如热无热，口苦，小便赤，诸药不能治，得药则剧吐利，如有神灵者，身形如和，其脉微数。【1】

每溺时头痛者，六十日乃愈；若溺时头不痛，淅然者，四十日愈；若溺快然，但头眩者，二十日愈。

其证或未病而预见，或病四五日而出，或病二十日或一月微见者，各随证治之。

百合病发汗后者，百合知母汤主之。【2】

百合病，不经吐、下、发汗，病形如初者，百合地黄汤主之。【5】

狐惑之为病，状如伤寒，默默欲眠，目不得闭，卧起不安，蚀于喉为惑，蚀于阴为狐，不欲饮食，恶闻食臭，其面目乍赤、乍黑、乍白。蚀于上部则声喝（一作嗄），甘草泻心汤主之。【10】

病者脉数，无热，微烦，默默但欲卧，汗出，初得之三四日，目赤如鸠眼；七八日，目四眦黑。若能食者，脓已成也，赤小豆当归散主之。【13】

阳毒之为病，面赤斑斑如锦纹，咽喉痛，唾脓血。五日可治，七日不可治，升麻鳖甲汤主之。【14】

中风历节病脉证并治第五

邪在于络，肌肤不仁；邪在于经，即重不胜；邪入于腑，即不识人；邪入于脏，舌即难言，口吐涎。【2】

诸肢节疼痛，身体魁羸，脚肿如脱，头眩短气，温温欲吐，桂枝芍药知母汤主之。【8】

病历节，不可屈伸，疼痛，乌头汤主之。【10】

血痹虚劳病脉证并治第六

血痹阴阳俱微，寸口关上微，尺中小紧，外证身体不仁，如风痹状，黄芪桂枝五物汤主之。【2】

夫男子平人，脉大为劳，极虚亦为劳。【3】

夫失精家，少腹弦急，阴头寒，目眩（一作目眶痛），发落，脉极虚芤迟，为清谷、亡血、失精。脉得诸芤动微紧，男子失精，女子梦交，桂枝加龙骨牡蛎

汤主之。【8】

虚劳里急，悸，衄，腹中痛，梦失精，四肢酸疼，手足烦热，咽干口燥，小建中汤主之。【13】

虚劳里急，诸不足，黄芪建中汤主之。（于小建中汤内加黄芪一两半，余依上法，气短胸满者加生姜，腹满者去枣，加茯苓一两半；及疗肺虚损不足，补气加半夏三两。）【14】

虚劳腰痛，少腹拘急，小便不利者，八味肾气丸主之。【15】

虚劳诸不足，风气百疾，薯蓣丸主之。【16】

虚劳虚烦不得眠，酸枣仁汤主之。【17】

五劳虚极羸瘦，腹满不能饮食，食伤、忧伤、饮伤、房室伤、饥伤、劳伤、经络营卫气伤，内有干血，肌肤甲错，两目黯黑。缓中补虚，大黄䗪虫丸主之。【18】

肺痿肺痈咳嗽上气病脉证治第七

问曰：热在上焦者，因咳为肺痿。肺痿之病，从何得之？师曰：或从汗出，或从呕吐，或从消渴，小便利数，或从便难，又被快药下利，重亡津液，故得之。

曰：寸口脉数，其人咳，口中反有浊唾涎沫者何？师曰：为肺痿之病，若口中辟辟燥，咳即胸中隐隐痛，脉反滑数，此为肺痈，咳唾脓血。

脉数虚者为肺痿，数实者为肺痈。【1】

肺痿吐涎沫而不咳者，其人不渴，必遗尿，小便数，所以然者，以上虚不能制下故也。此为肺中冷，必眩，多涎唾，甘草干姜汤以温之。若服汤已渴者，属消渴。【5】

咳而上气，喉中水鸡声，射干麻黄汤主之。【6】

火逆上气，咽喉不利，止逆下气者，麦门冬汤主之。【10】

肺痈，喘不得卧，葶苈大枣泻肺汤主之。【11】

咳而胸满，振寒脉数。咽干不渴，时出浊唾腥臭，久久吐脓如米粥者，为肺痈，桔梗汤主之。【12】

咳而上气，此为肺胀，其人喘，目如脱状，脉浮大者，越婢加半夏汤主之。【13】

肺胀，咳而上气，烦躁而喘，脉浮者，心下有水，小青龙加石膏汤主之。【14】

肺痈胸满胀，一身面目浮肿，鼻塞清涕出，不闻香臭酸辛，咳逆上气，喘鸣迫塞，葶苈大枣泻肺汤主之。【15】

胸痹心痛短气病脉证治第九

师曰：夫脉当取太过不及，阳微阴弦，即胸痹而痛，所以然者，责其极虚也。今阳虚知在上焦，所以胸痹、心痛者，以其阴弦故也。【1】

胸痹之病，喘息咳唾，胸背痛，短气，寸口脉沉而迟，关上小紧数，瓜蒌薤白白酒汤主之。【3】

胸痹不得卧，心痛彻背者，瓜蒌薤白半夏汤主之。【4】

胸痹心中痞，留气结在胸，胸满，胁下逆抢心，枳实薤白桂枝汤主之；人参汤亦主之。【5】

胸痹，胸中气塞，短气，茯苓杏仁甘草汤主之，橘枳姜汤亦主之。【6】

胸痹缓急者，薏苡附子散主之。【7】

心痛彻背，背痛彻心，乌头赤石脂丸主之。【9】

腹满寒疝宿食病脉证治第十

病者腹满，按之不痛为虚，痛者为实，可下之。舌黄未下者，下之黄自去。【2】

腹满时减，复如故，此为寒，当与温药。【3】

病腹满，发热十日，脉浮而数，饮食如故，厚朴七物汤主之。【9】

腹中寒气，雷鸣切痛，胸胁逆满，呕吐，附子粳米汤主之。【10】

痛而闭者，厚朴三物汤主之。【11】

按之心下满痛者，此为实也，当下之，宜大柴胡汤。【12】

腹满不减，减不足言，当须下之，宜大承气汤。【13】

心胸中大寒痛，呕不能饮食，腹中寒，上冲皮起，出见有头足，上下痛而不可触近，大建中汤主之。【14】

胁下偏痛，发热，其脉紧弦，此寒也，以温药下之，宜大黄附子汤。【15】

腹痛，脉弦而紧，弦则卫气不行，即恶寒，紧则不欲食，邪正相搏，即为寒疝。寒疝绕脐痛，若发则白汗出，手足厥冷，其脉沉紧者，大乌头煎主之。【17】

寒疝腹中痛，及胁痛里急者，当归生姜羊肉汤主之。【18】

寒疝腹中痛，逆冷，手足不仁，若身疼痛，灸刺诸药不能治，抵当乌头桂枝汤主之。【19】

五脏风寒积聚病脉证并治第十一

肝着，其人常欲蹈其胸上，先未苦时，但欲饮热，旋覆花汤主之。【7】

趺阳脉浮而涩，浮则胃气强，涩则小便数，浮涩相搏，大便则坚，其脾为约，

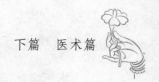

麻子仁丸主之。【15】

肾着之病，其人身体重，腰中冷，如坐水中，形如水状，反不渴，小便自利，饮食如故，病属下焦，身劳汗出，衣（一作表）里冷湿，久久得之，腰以下冷痛。腹重如带五千钱，甘姜苓术汤主之。【16】

痰饮咳嗽病脉证并治第十二

问曰：四饮何以为异？师曰：其人素盛今瘦，水走肠间，沥沥有声，谓之痰饮；饮后水流在胁下，咳唾引痛，谓之悬饮；饮水流行，归于四肢，当汗出而不汗出，身体疼重，谓之溢饮；咳逆倚息，短气不得卧，其形如肿，谓之支饮。【2】

病痰饮者，当以温药和之。【15】

心下有痰饮，胸胁支满，目眩，苓桂术甘汤主之。【16】

夫短气有微饮，当从小便去之，苓桂术甘汤主之，肾气丸亦主之。【17】

病者脉伏，其人欲自利，利反快，虽利，心下续坚满，此为留饮欲去故也，甘遂半夏汤主之。【18】

病悬饮者，十枣汤主之。【22】

病溢饮者，当发其汗，大青龙汤主之，小青龙汤亦主之。【23】

膈间支饮，其人喘满，心下痞坚，面色黧黑，其脉沉紧，得之数十日，医吐下之不愈，木防己汤主之。虚者即愈，实者三日复发，复与不愈者，宜木防己汤去石膏加茯苓芒硝汤主之。【24】

心下有支饮，其人苦冒眩，泽泻汤主之。【25】

呕家本渴，渴者为欲解，今反不渴，心下有支饮故也，小半夏汤主之（《千金》云：小半夏加茯苓汤）。【28】

腹满，口舌干燥，此肠间有水气，己椒苈黄丸主之。【29】

卒呕吐，心下痞，膈间有水，眩悸者，小半夏加茯苓汤主之。【30】

消渴小便不利淋病脉证并治第十三

男子消渴，小便反多，以饮一斗，小便一斗，肾气丸主之。【3】

脉浮，小便不利，微热消渴者，宜利小便发汗，五苓散主之。【4】

渴欲饮水，水入则吐者，名曰水逆，五苓散主之。【5】

小便不利者，有水气，其人苦渴，瓜蒌瞿麦丸主之。【10】

渴欲饮水，口干舌燥者，白虎加人参汤主之。【12】

脉浮发热，渴欲饮水，小便不利者，猪苓汤主之。【13】

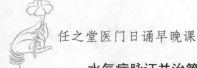

水气病脉证并治第十四

师曰：病有风水、有皮水、有正水、有石水、有黄汗。风水其脉自浮，外证骨节疼痛，恶风；皮水其脉亦浮，外证跗肿，按之没指，不恶风，其腹如鼓，不渴，当发其汗；正水其脉沉迟，外证自喘；石水其脉自沉，外证腹满不喘；黄汗其脉沉迟，身发热，胸满，四肢头面肿，久不愈，必致痈脓。【1】

里水者，一身面目黄肿，其脉沉，小便不利，故令病水。假如小便自利，此亡津液，故令渴也，越婢加术汤主之。【5】

脉得诸沉，当责有水，身体肿重。水病脉出者，死。【10】

夫水病人，目下有卧蚕，面目鲜泽，脉伏，其人消渴。病水腹大，小便不利，其脉沉绝者，有水，可下之。【11】

师曰：诸有水者，腰以下肿，当利小便；腰以上肿，当发汗乃愈。【18】

风水，脉浮身重，汗出恶风者，防己黄芪汤主之。腹痛者加芍药。【22】

风水恶风，一身悉肿，脉浮不渴，续自汗出，无大热，越婢汤主之。【23】

皮水为病，四肢肿，水气在皮肤中，四肢聂聂动者，防己茯苓汤主之。【24】

里水，越婢加术汤主之，甘草麻黄汤亦主之。【25】

厥而皮水者，蒲灰散主之。【27】

心下坚，大如盘，边如旋盘，水饮所作，枳术汤主之。【32】

黄疸病脉证并治第十五

寸口脉浮而缓，浮则为风，缓则为痹。痹非中风，四肢苦烦，脾色必黄，瘀热以行。【1】

心中懊憹而热，不能食，时欲吐，名曰酒疸。【2】

谷疸之为病，寒热不食，食即头眩，心胸不安，久久发黄为谷疸，茵陈蒿汤主之。【13】

酒黄疸，心中懊憹或热痛，栀子大黄汤主之。【15】

黄疸病，茵陈五苓散主之。【18】

黄疸腹满，小便不利而赤，自汗出，此为表和里实，当下之，宜大黄硝石汤。【19】

诸黄，腹痛而呕者，宜柴胡汤。【21】

男子黄，小便自利，当与虚劳小建中汤。【22】

惊悸吐血下血胸满瘀血病脉证治第十六

病人胸满，唇痿舌青，口燥，但欲漱水，不欲咽，无寒热，脉微大来迟，腹

不满，其人言我满，为有瘀血。【10】

病者如热状，烦满，口干燥而渴，其脉反无热，此为阴状，是瘀血也，当下之。【11】

吐血不止者，柏叶汤主之。【14】

下血，先便后血，此远血也，黄土汤主之。【15】

下血，先血后便，此近血也，赤小豆当归散主之。【16】

心气不足，吐血，衄血，泻心汤主之。【17】

呕吐哕下利病脉证治第十七

趺阳脉浮而涩，浮则为虚，涩则伤脾，脾伤则不磨，朝食暮吐，暮食朝吐，宿谷不化，名曰胃反。脉紧而涩，其病难治。【5】

呕而胸满者，吴茱萸汤主之。【8】

干呕，吐涎沫，头痛者，吴茱萸汤主之。【9】

呕而肠鸣，心下痞者，半夏泻心汤主之。【10】

诸呕吐，谷不得下者，小半夏汤主之。【12】

呕而脉弱，小便复利，身有微热，见厥者，难治，四逆汤主之。【14】

呕而发热者，小柴胡汤主之。【15】

胃反呕吐者，大半夏汤主之。（《千金》云：治胃反不受食，食入即吐。《外台》云：治呕心下痞硬者。）【16】

食已即吐者，大黄甘草汤主之。（《外台》方：又治吐水。）【17】

病人胸中似喘不喘，似呕不呕，似哕不哕，彻心中愦愦然无奈者，生姜半夏汤主之。【21】

哕逆者，橘皮竹茹汤主之。【23】

下利便脓血者，桃花汤主之。【42】

热利下重者，白头翁汤主之。【43】

疮痈肠痈浸淫病脉证并治第十八

肠痈之为病，其身甲错，腹皮急，按之濡，如肿状，腹无积聚，身无热，脉数，此为肠内有痈脓，薏苡附子败酱散主之。【3】

肠痈者，少腹肿痞，按之即痛如淋，小便自调，时时发热，自汗出，复恶寒。其脉迟紧者，脓未成，可下之，当有血。脉洪数者，脓已成，不可下也。大黄牡丹汤主之。【4】

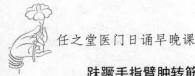

趺蹶手指臂肿转筋阴狐疝蛔虫病脉证治第十九

蛔虫之为病，令人吐涎，心痛发作有时，毒药不止，甘草粉蜜汤主之。【6】

蛔厥者，当吐蛔，今病者静而复时烦，此为脏寒，蛔上入膈，故烦，须臾复止，得食而呕，又烦者，蛔闻食臭出，其人当自吐蛔。【7】

蛔厥者，乌梅丸主之。【8】

妇人妊娠病脉证并治第二十

妇人宿有癥病，经断未及三月，而得漏下不止，胎动在脐上者，为癥痼害。妊娠六月动者，前三月经水利时，胎也。下血者，后断三月衃也。所以血不止者，其癥不去故也，当下其癥，桂枝茯苓丸主之。【2】

妇人怀娠六七月，脉弦发热，其胎愈胀，腹痛恶寒者，少腹如扇，所以然者，子脏开故也，当以附子汤温其脏。【3】

师曰：妇人有漏下者，有半产后因续下血都不绝者，有妊娠下血者，假令妊娠腹中痛，为胞阻，胶艾汤主之。【4】

妇人怀妊，腹中疠痛，当归芍药散主之。【5】

妊娠呕吐不止，干姜人参半夏丸主之。【6】

妇人产后病脉证治第二十一

产后腹中痛，当归生姜羊肉汤主之，并治腹中寒疝，虚劳不足。【4】

产后腹痛，烦满不得卧，枳实芍药散主之。【5】

师曰：产妇腹痛，法当以枳实芍药散，假令不愈者，此为腹中有干血着脐下，宜下瘀血汤主之；亦主经水不利。【6】

产后中风，发热，面正赤，喘而头痛，竹叶汤主之。【9】

产后下利虚极，白头翁加甘草阿胶汤主之。【11】

妇人杂病脉证并治第二十二

妇人中风，七八日续来寒热，发作有时，经水适断，此为热入血室，其血必结，故使如疟状，发作有时，小柴胡汤主之。【1】

妇人咽中如有炙脔，半夏厚朴汤主之。【5】

妇人脏躁，喜悲伤欲哭，象如神灵所作，数欠伸，甘麦大枣汤主之。【6】

问曰：妇人年五十所，病下利数十日不止，暮即发热，少腹里急，腹满，手掌烦热，唇口干燥，何也？其证唇口干燥，故知之。当以温经汤主之。【9】

妇人腹中诸疾痛，当归芍药散主之。【17】

妇人腹中痛，小建中汤主之。【18】

问曰：妇人病饮食如故，烦热不得卧，而反倚息者，何也？师曰：此名转胞不得溺也，以胞系了戾，故致此病，但利小便则愈，宜肾气丸主之。【19】

温热论（节选）

清·叶天士

1. 温邪上受，首先犯肺，逆传心包。肺主气属卫，心主血属营，辨营卫气血虽与伤寒同，若论治法则与伤寒大异也。

2. 盖伤寒之邪留恋在表，然后化热入里，温邪则热变最速，未传心包，邪尚在肺，肺主气，其合皮毛，故云在表。在表初用辛凉轻剂。挟风则加入薄荷、牛蒡之属，挟湿加芦根、滑石之流。或透风于热外，或渗湿于热下，不与热相搏，势必孤矣。

3. 不尔，风挟温热而燥生，清窍必干，谓水主之气不能上荣，两阳相劫也。湿与温合，蒸郁而蒙蔽于上，清窍为之壅塞，浊邪害清也。其病有类伤寒，其验之之法，伤寒多有变证，温热虽久，在一经不移，以此为辨。

4. 前言辛凉散风，甘淡驱湿，若病仍不解，是渐欲入营也。营分受热，则血液受劫，心神不安，夜甚无寐，或斑点隐隐，即撤去气药。如从风热陷入者，用犀角、竹叶之属；如从湿热陷入者，犀角、花露之品，参入凉血清热方中。若加烦躁，大便不通，金汁亦可加入，老年或平素有寒者，以人中黄代之，急急透斑为要。

5. 若斑出热不解者，胃津亡也。主以甘寒，重则如玉女煎，轻则如梨皮、蔗浆之类。或其人肾水素亏，虽未及下焦，先自彷徨矣，必验之于舌。如甘寒之中加入咸寒，务在先安未受邪之地，恐其陷入易易耳。

6. 若其邪始终在气分流连者，可冀其战汗透邪，法宜益胃，令邪与汗并，热达腠开，邪从汗出。解后胃气空虚，当肤冷一昼夜，待气还自温暖如常矣。盖战汗而解，邪退正虚，阳从汗泄，故渐肤冷，未必即成脱证。此时宜令病者，安舒静卧，以养阳气来复，旁人切勿惊惶，频频呼唤，扰其元神，使其烦躁。但诊其脉，若虚软和缓，虽倦卧不语，汗出肤冷，却非脱证；若脉急疾，躁扰不卧，肤冷汗出，便为气脱之证矣。更有邪盛正虚，不能一战而解，停一二日再战汗而愈者，不可不知。

7. 再论气病有不传血分，而邪留三焦，亦如伤寒中少阳病也。彼则和解表里之半，此则分消上下之势，随证变法，如近时杏、朴、苓等类，或如温胆汤之走泄。因其仍在气分，犹可望其战汗之门户，转疟之机括。

8. 大凡看法，卫之后方言气，营之后方言血。在卫汗之可也，到气才可清气，入营犹可透热转气，如犀角、玄参、羚羊角等物，入血就恐耗血动血，直须凉血散血，如生地、丹皮、阿胶、赤芍等物。否则前后不循缓急之法，虑其动手便错，反致慌张矣。

9. 且吾吴湿邪害人最广，如面色白者，须要顾其阳气，湿盛则阳微也，法应清凉，然到十分之六七，即不可过于寒凉，恐成功反弃，何以故耶？湿热一去，阳亦衰微也；面色苍者，须要顾其津液，清凉到十分之六七，往往热减身寒者，不可就云虚寒而投补剂，恐炉烟虽熄，灰中有火也，须细察精详，方少少与之，慎不可直率而往也。又有酒客里湿素盛，外邪入里，里湿为合。在阳旺之躯，胃湿恒多；在阴盛之体，脾湿亦不少，然其化热则一。热病救阴犹易，通阳最难，救阴不在血，而在津与汗；通阳不在温，而在利小便，然较之杂证，则有不同矣。

10. 再论三焦不得从外解，必致成里结。里结于何，在阳明胃与肠也。亦须用下法，不可以气血之分，就不可下也。但伤寒邪热在里，劫烁津液，下之宜猛；此多湿邪内搏，下之宜轻。伤寒大便溏为邪已尽，不可再下；湿温病大便溏为邪未尽，必大便硬，慎不可再攻也，以粪燥为无湿矣。

11. 再人之体，脘在腹上，其地位处于中，按之痛，或自痛，或痞胀，当用苦泄，以其入腹近也。必验之于舌：或黄或浊，可与小陷胸汤或泻心汤，随证治之；或白不燥，或黄白相兼，或灰白不渴，慎不可乱投苦泄。其中有外邪未解，里先结者，或邪郁未伸，或素属中冷者，虽有脘中痞闷，宜从开泄，宣通气滞，以达归于肺，如近俗之杏、蔻、橘、桔等，是轻苦微辛，具流动之品可耳。

12. 再前云舌黄或浊，须要有地之黄，若光滑者，乃无形湿热中有虚象，大忌前法。其脐以上为大腹，或满或胀或痛，此必邪已入里矣，表证必无，或十只存一。亦要验之于舌，或黄甚，或如沉香色，或如灰黄色，或老黄色，或中有断纹，皆当下之，如小承气汤，用槟榔、青皮、枳实、元明粉、生首乌等。若未见此等舌，不宜用此等法，恐其中有湿聚太阴为满，或寒湿错杂为痛，或气壅为胀，又当以别法治之。

13. 再黄苔不甚厚而滑者，热未伤津，犹可清热透表，若虽薄而干者，邪虽去而津受伤也，苦重之药当禁，宜甘寒轻剂可也。

14. 再论其热传营，舌色必绛。绛，深红色也。初传绛色中兼黄白色，此气分之邪未尽也，泄卫透营，两和可也。纯绛鲜泽者，包络受病也，宜犀角、鲜生地、连翘、郁金、石菖蒲等。延之数日，或平素心虚有痰，外热一陷，里络就闭，非菖蒲、郁金等所能开，须用牛黄丸、至宝丹之类以开其闭，恐其昏厥为痉也。

15. 再色绛而舌中心干者，乃心胃火燔，劫烁津液，即黄连、石膏亦可加入。若烦渴烦热，舌心干，四边色红，中心或黄或白者，此非血分也，乃上焦气热烁津，急用凉膈散，散其无形之热，再看其后转变可也。慎勿用血药，以滋腻难散。至舌绛望之若干，手扪之原有津液，此津亏湿热熏蒸，将成浊痰蒙蔽心包也。

16. 再有热传营血，其人素有瘀伤宿血在胸膈中，挟热而搏，其舌色必紫而暗，扪之湿，当加入散血之品，如琥珀、丹参、桃仁、丹皮等。不尔，瘀血与热为伍，阻遏正气，遂变如狂发狂之证。若紫而肿大者，乃酒毒冲心。若紫而干晦者，肾肝色泛也，难治。

17. 舌色绛而上有黏腻似苔非苔者，中挟秽浊之气，急加芳香逐之。舌绛欲伸出口。而抵齿难骤伸者，痰阻舌根，有内风也。舌绛而光亮，胃阴亡也，急用甘凉濡润之品。若舌绛而干燥者，火邪劫营，凉血清火为要。舌绛而有碎点白黄者，当生疳也，大红点者，热毒乘心也，用黄连、金汁。其有虽绛而不鲜，干枯而萎者，肾阴涸也，急以阿胶、鸡子黄、地黄、天冬等救之，缓则恐涸极而无救也。

18. 其有舌独中心绛干者，此胃热心营受灼也，当于清胃方中，加入清心之品，否则延及于尖，为津干火盛也。舌尖绛独干，此心火上炎，用导赤散泻其腑。

19. 再舌苔白厚而干燥者，此胃燥气伤也，滋润药中加甘草，令甘守津还之意。舌白而薄者，外感风寒也，当疏散之。若白干薄者，肺津伤也，加麦冬、花露、芦根汁等轻清之品，为上者上之也。若白苔绛底者，湿遏热伏也，当先泄湿透热，防其就干也。勿忧之，再从里透于外，则变润也。初病舌就干，神不昏者，急加养正透邪之药；若神已昏，此内匮矣，不可救药。

20. 又不拘何色，舌上生芒刺者，皆是上焦热极也，当用青布拭冷薄荷水揩之，即去者轻，旋即生者险矣。

21. 舌苔不燥，自觉闷极者，属脾湿盛也。或有伤痕血迹者，必问曾经搔挖否？不可以有血便为枯证，仍从湿治可也。再有神情清爽，舌胀大不能出口者，此脾湿胃热，郁极化风而毒延口也。用大黄磨入当用剂内，则舌胀自消矣。

22．再舌上白苔黏腻，吐出浊厚涎沫，口必甜味也，为脾瘅病。乃湿热气聚与谷气相搏，土有余也，盈满则上泛。当用省头草芳香辛散以逐之则退。若舌上苔如碱者，胃中宿滞挟浊秽郁伏，当急急开泄，否则闭结中焦，不能从膜原达出矣。

23．若舌无苔而有如烟煤隐隐者，不渴肢寒，知挟阴病。如口渴烦热，平时胃燥舌也，不可攻之。若燥者，甘寒益胃；若润者，甘温扶中。此何故？外露而里无也。

24．若舌黑而滑者，水来克火，为阴证，当温之。若见短缩，此肾气竭也，为难治。欲救之，加人参、五味子，勉希万一。舌黑而干者，津枯火炽，急急泻南补北。若燥而中心厚培者，土燥水竭，急以咸苦下之。

25．舌淡红无色者，或干而色不荣者，当是胃津伤而气无化液也，当用炙甘草汤，不可用寒凉药。

26．若舌白如粉而滑，四边色紫绛者，温疫病初入膜原，未归胃腑，急急透解，莫待传陷而入，为险恶之病，且见此舌者，病必见凶，须要小心。

27．凡斑疹初见，须用纸捻照见胸背两胁。点大而在皮肤之上者为斑，或云头隐隐，或琐碎小粒者为疹，又宜见而不宜多见。按方书谓斑色红者属胃热，紫者热极，黑者胃烂，然亦必看外证所合，方可断之。

28．然春夏之间，湿病俱发疹为甚，且其色要辨。如淡红色，四肢清，口不甚渴，脉不洪数，非虚斑即阴斑。或胸微见数点，面赤足冷，或下利清谷，此阴盛格阳于上而见，当温之。

29．若斑色紫，小点者，心包热也；点大而紫，胃中热也。黑斑而光亮者，热胜毒盛，虽属不治，若其人气血充者，或依法治之，尚可救；若黑而晦者必死；若黑而隐隐，四旁赤色，火郁内伏，大用清凉透发，间有转红成可救者。若挟斑带疹，皆是邪之不一，各随其部而泄。然斑属血者恒多，疹属气者不少。斑疹皆是邪气外露之象，发出宜神情清爽，为外解里和之意；如斑疹出而昏者，正不胜邪，内陷为患，或胃津内涸之故。

30．再有一种白痦，小粒如水晶色者，此湿热伤肺，邪虽出而气液枯也，必得甘药补之。或未至久延，伤及气液，乃湿郁卫分，汗出不彻之故，当理气分之邪，或白如枯骨者多凶，为气液竭也。

31．再温热之病，看舌之后亦须验齿。齿为肾之余，龈为胃之络。热邪不燥胃

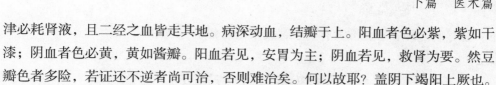

津必耗肾液，且二经之血皆走其地。病深动血，结瓣于上。阳血者色必紫，紫如干漆；阴血者色必黄，黄如酱瓣。阳血若见，安胃为主；阴血若见，救肾为要。然豆瓣色者多险，若证还不逆者尚可治，否则难治矣。何以故耶？盖阴下竭阳上厥也。

32．齿若光燥如石者，胃热甚也。若无汗恶寒，卫偏胜也，辛凉泄卫，透汗为要。若如枯骨色者，肾液枯也，为难治。若上半截润，水不上承，心火上炎也，急急清心救水，俟枯处转润为妥。

33．若咬牙啮齿者，湿热化风，痉病；但咬牙者，胃热气走其路也。若咬牙而脉证皆衰者，胃虚无谷以内荣，亦咬牙也。何以故耶？虚则喜实也。舌本不缩而硬，而牙关咬定难开者，此非风痰阻络，即欲作痉证，用酸物擦之即开，木来泄土故也。

34．若齿垢如灰糕样者，胃气无权，津亡湿浊用事，多死。而初病齿缝流清血，痛者，胃火冲激也；不痛者，龙火内燔也。齿焦无垢者，死；齿焦有垢者，肾热胃劫也，当微下之，或玉女煎清胃救肾可也。

35．再妇人病温与男子同，但多胎前产后，以及经水适来适断。大凡胎前病，古人皆以四物加减用之，谓护胎为要，恐来害妊。如热极用井底泥，蓝布浸冷，覆盖腹上等，皆是保护之意，但亦要看其邪之可解处。用血腻之药不灵，又当省察，不可认板法。然须步步保护胎元，恐损正邪陷也。

36．至于产后之法，按方书谓慎用苦寒，恐伤其已亡之阴也。然亦要辨其邪能从上中解者，稍从证用之，亦无妨也。不过勿犯下焦，且属虚体，当如虚怯人病邪而治。总之无犯实实虚虚之禁，况产后当气血沸腾之候，最多空窦，邪势必虚内陷，虚处受邪，为难治也。

37．如经水适来适断，邪将陷血室，少阳伤寒言之详矣，不必多赘。但数动与正伤寒不同，仲景立小柴胡汤，提出所陷热邪，参、枣扶胃气，以冲脉隶属阳明也，此与虚者为合治。若热邪陷入，与血相结者，当从陶氏小柴胡汤去参、枣加生地、桃仁、楂肉、丹皮或犀角等。若本经血结自甚，必少腹满痛，轻者刺期门，重者小柴胡汤去甘药加延胡、归尾、桃仁，挟寒加肉桂心，气滞者加香附、陈皮、枳壳等。然热陷血室之证，多有谵语如狂之象，防是阳明胃实，当辨之。血结者身体必重，非若阳明之轻旋便捷者。何以故耶？阴主重浊，络脉被阻，侧旁气痹，连胸背皆拘束不遂，故祛邪通络，正合其病。往往延久，上逆心包，胸中痛，即陶氏所谓血结胸也。王海藏出一桂枝红花汤加海蛤、桃仁，原是表里上

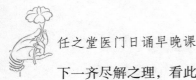

下一齐尽解之理，看此方大有巧手，故录出以备学者之用。

湿热病篇（节选）

清·薛生白

1. 湿热证，始恶寒，后但热不寒，汗出胸痞，舌白，口渴不引饮。

2. 湿热证，恶寒无汗，身重头痛，湿在表分，宜藿香、香薷、羌活、苍术皮、薄荷、牛蒡子等味，头不痛者去羌活。

3. 湿热证，恶寒发热，身重关节疼痛，湿在肌肉，不为汗解，宜滑石、大豆黄卷、茯苓皮、苍术皮、藿香叶、鲜荷叶、白通草、桔梗等味，不恶寒者去苍术皮。

4. 湿热证，三四日即口噤，四肢牵引拘急，甚则角弓反张，此湿热侵入经络脉隧中，宜鲜地龙、秦艽、威灵仙、滑石、苍耳子、丝瓜藤、海风藤、酒炒黄连等味。

5. 湿热证，壮热口渴，舌黄或焦红，发痉神昏，谵语或笑，邪灼心包，营血已耗，宜犀角、羚羊角、连翘、生地、元参、钩藤、银花露、鲜菖蒲、至宝丹等味。

6. 湿热证，发痉，神昏笑妄，脉洪数有力，开泄不效者，湿热蕴结胸膈，宜仿凉膈散。若大便数日不通者，热邪闭结肠胃，宜仿承气微下之例。

7. 湿热证，壮热烦渴，舌焦红或缩，斑疹，胸痞，自利，神昏痉厥，热邪充斥表里三焦，宜大剂犀角、羚羊角、生地、元参、银花露、紫草、方诸水、金汁、鲜菖蒲等味。

8. 湿热证，寒热如疟，湿热阻遏膜原，宜柴胡、厚朴、槟榔、草果、藿香、苍术、半夏、干菖蒲、六一散等味。

9. 湿热证，数日后，脘中微闷，知饥不食，湿邪蒙绕三焦，宜藿香叶、薄荷叶、鲜荷叶、枇杷叶、佩兰叶、芦尖、冬瓜仁等味。

10. 湿热证，初起发热，汗出，胸痞，口渴舌白，湿伏中焦，宜藿梗、蔻仁、杏仁、枳壳、桔梗、郁金、苍术、厚朴、草果、半夏、干菖蒲、佩兰叶、六一散等味。

11. 湿热证，数日后，自利，溺赤，口渴，湿流下焦，宜滑石、猪苓、泽泻、草薢、通草等味。

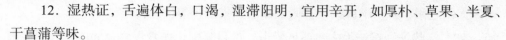

12. 湿热证，舌遍体白，口渴，湿滞阳明，宜用辛开，如厚朴、草果、半夏、干菖蒲等味。

13. 湿热证，舌根白，舌尖红，湿渐化热，余湿犹滞，宜辛泄佐清热，如蔻仁、半夏、干菖蒲、大豆黄卷、连翘、绿豆衣、六一散等味。

14. 湿热证，初起即胸闷不知人，瞀乱大叫痛，湿热阻闭中上二焦，宜草果、槟榔、鲜菖蒲、芫荽、六一散各重用，或加皂角，地浆水煎。

15. 湿热证，四五日，口大渴，胸闷欲绝，干呕不止，脉细数，舌光如镜，胃液受劫，胆火上冲，宜西瓜汁、金汁、鲜生地汁、甘蔗汁磨服郁金、木香、香附、乌药等味。

16. 湿热证，呕吐清水，或痰多，湿热内留，木火上逆，宜温胆汤加瓜蒌、碧玉散等味。

17. 湿热证，呕恶不止，昼夜不瘥欲死者，肺胃不和，胃热移肺，肺不受邪也，宜用川连三四分，苏叶二三分，两味煎汤，呷下即止。

18. 湿热证，咳嗽，昼夜不安，甚至喘不得眠者，暑邪入于肺络，宜葶苈、枇杷叶、六一散等味。

19. 湿热证，十余日，大势已退，惟口渴汗出，骨节痛，余邪留滞经络，宜元米汤泡于术，隔一宿，去术煎饮。

20. 湿热证，数日后，汗出热不除，或痉，忽头痛不止者，营液大亏，厥阳风火上升，宜羚羊角、蔓荆子、钩藤、元参、生地、女贞子等味。

21. 湿热证，胸痞发热，肌肉微疼，始终无汗者，腠理暑邪内闭，宜六一散一两，薄荷叶三四分，泡汤调下即汗解。

22. 湿热证，按法治之，数日后，或吐下一时并至者，中气亏损，升降悖逆，宜生谷芽、莲心、扁豆、米仁、半夏、甘草、茯苓等味，甚者用理中法。

23. 湿热证，十余日后，左关弦数，腹时痛，时圊血，肛门热痛，血液内燥，热邪传入厥阴之证，宜仿白头翁法。

24. 湿热证，十余日后，尺脉数，下利或咽痛，口渴心烦，下泉不足，热邪直犯少阴之证，宜仿猪肤汤凉润法。

25. 湿热证，身冷脉细，汗泄胸痞，口渴舌白，湿中少阴之阳，宜人参、白术、附子、茯苓、益智等味。

26. 暑月病初起，但恶寒，面黄，口不渴，神倦四肢懒，脉沉弱，腹痛下利，湿困太阴之阳，宜仿缩脾饮，甚则大顺散、来复丹等法。

27. 湿热证，按法治之，诸证皆退，惟目瞑则惊悸梦惕，余邪内留，胆气未舒，宜酒浸郁李仁、姜汁炒枣仁、猪胆皮等味。

28. 湿热证，曾开泄下夺，恶候皆平，独神思不清，倦语不思食，溺数，唇齿干。胃气不输，肺气不布，元神大亏，宜人参、麦冬、石斛、木瓜、生甘草、生谷芽、莲子等味。

29. 湿热证，四五日，忽大汗出，手足冷，脉细如丝或绝，口渴，茎痛，而起坐自如，神清语亮。乃汗出过多，卫外之阳暂亡，湿热之邪仍结，一时表里不通，脉故伏，非真阳外脱也，宜五苓散去术加滑石、酒炒川连、生地、芪皮等味。

30. 湿热证，发痉神昏，独足冷阴缩，下体外受客寒，仍宜从湿热治，只用辛温之品，煎汤熏洗。

31. 湿热证，初起状热口渴，脘闷懊恼，眼欲闭，时谵语，浊邪蒙闭上焦，宜涌泄，用枳壳、桔梗、淡豆豉、生山栀，无汗者加葛根。

32. 湿热证，经水适来，壮热口渴，谵语神昏，胸腹痛，或舌无苔，脉滑数，邪陷营分，宜大剂犀角、紫草、茜根、贯众、连翘、鲜菖蒲、银花露等味。

33. 湿热证，上下失血或汗血，毒邪深入营分，走窜欲泄，宜大剂犀角、生地、赤芍、丹皮、连翘、紫草、茜根、银花等味。

34. 湿热证，七八日，口不渴，声不出，与饮食亦不却，默默不语，神识昏迷，进辛香凉泄，芳香逐秽，俱不效。此邪入厥阴，主客浑受，宜仿吴又可三甲散，醉地鳖虫、醋炒鳖甲、土炒穿山甲、生僵蚕、柴胡、桃仁泥等味，

35. 湿热证，口渴，苔黄起刺，脉弦缓，囊缩舌硬，谵语昏不知人，两手搐搦，津枯邪滞，宜鲜芦根、生首乌、鲜稻根等味。若脉有力，大便不通，大黄亦可加入。

36. 湿热证，发痉撮空，神昏笑妄，舌苔干黄起刺或转黑色，大便不通者，热邪闭结胃腑，宜用承气汤下之。

37. 湿热证，壮热口渴，自汗，身重，胸痞，脉洪大而长者，此太阴之湿与阳明之热相合，宜白虎加苍术汤。

38. 湿热证，湿热伤气，四肢困倦，精神减少，身热气高，心烦溺黄，口渴自汗，脉虚者，东垣用清暑益气汤主治。

39. 暑月热伤元气，气短倦怠，口渴多汗，肺虚而脉者，宜人参、麦冬、五

味子等味。

40. 暑月乘凉饮冷，阳气为阴寒所遏，皮肤蒸热，凛凛畏寒，头痛头重，自汗烦渴，或腹痛吐泻者，宜香薷、厚朴、扁豆等味。

41. 湿热内滞太阴，郁久而为滞下，其证胸痞腹痛，下坠窘迫，脓血稠黏，里急后重，脉软数者，宜厚朴、黄芩、神曲、广皮、木香、槟榔、柴胡、煨葛根、银花、炭荆芥、炭等味。

42. 痢久伤阳，脉虚滑脱者，真人养脏汤，加甘草、当归、白芍。

43. 痢久伤阴，虚坐努责者，宜用熟地炭、炒当归、炒白芍、炙甘草、广皮之属。

44. 暑湿内袭，腹痛吐利，胸痞脉缓者，湿浊内阻太阴。

45. 暑月饮冷过多，寒湿内留，水谷不分，上吐下泻，肢冷脉浮者，宜大顺散。

46. 腹痛下利，胸痞，烦燥，口渴，脉数大，按之豁然空者，宜冷香饮子。

神农本草经（节选）

（参照马继兴等辑注《神农本草经辑注》）

上药一百二十种为君，主养命以应天，无毒，多服久服不伤人，欲轻身益气不老延年者，本《上经》。

中药一百二十种为臣，主养性以应人。无毒，有毒，斟酌其宜，欲遏病补虚羸者，本《中经》。

下药一百二十种为佐、使，主治病以应地。多毒，不可久服。欲除寒热邪气、破积聚、愈疾者，本《下经》。

药有君臣佐使，以相宣摄合和者，宜用一君、二臣、三佐、五使，又可一君、三臣，九佐、使也。

药有阴阳配合，子母兄弟，根茎花实，草石骨肉。有单行者，有相须者，有相使者，有相畏者，有相恶者，有相反者，有相杀者。凡此七情和合视之，当用相须、相使良者，勿用相恶、相反者。若有毒宜制，可用相畏、相杀者，不尔，勿合用也。

药有酸、咸、甘、苦、辛五味，又有寒、热、温、凉四气及有毒、无毒，阴干、暴干，采治时月，生熟，上地所出，真伪陈新，并各有法。

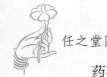

药有宜丸者，宜散者，宜水煮者，宜酒渍者，宜膏煎者，亦有一物兼宜者，亦有不可入汤酒者，并随药性，不得违越。

凡欲治病，先察其源，候其病机。五脏未虚，六腑未竭，血脉未乱，精神未散，服药必活。若病已成，可得半愈。病势已过，命将难全。

若用毒药治病，先起如黍粟，病去即止。不去倍之，不去十之。取去为度。

治寒以热药，治热以寒药。饮食不消以吐下药，鬼疰蛊毒以毒药，痈肿疮瘤以疮药，风湿以风湿药，各随其所宜。

病在胸膈以上者，先食后服药。病在心腹以下者，先服药而后食。病在四肢血脉者，宜空腹而在旦。病在骨髓者，宜饱满而在夜。

夫大病之主，有中风、伤寒、寒热、温疟、中恶、霍乱、大腹水肿、肠澼下利、大小便不通、奔豚、上气、咳逆、呕吐、黄疸、消渴、留饮、癖食、坚积癥瘕、惊邪、癫痫、鬼疰、喉痹、齿痛、耳聋、目盲、金创、踒折、痈肿、恶疮、痔瘘、瘿瘤、男子五劳七伤、虚乏羸瘦、女子带下、崩中、血闭阴蚀、虫蛇蛊毒所伤，此皆大略宗兆。其间变动枝节，各宜依端绪以取之。

上品

菖蒲　味辛，温，无毒。治风寒湿痹，咳逆上气，开心孔，补五脏，通九窍，明耳目，出音声。久服轻身，不忘，不迷惑，延年。生池泽。

菊花　味苦，平，无毒。治风头头眩，肿痛，目欲脱，泪出，皮肤死肌，恶风，湿痹。久服利血气，轻身耐老延年。生川泽及田野。

人参　味甘，微寒。主补五脏，安精神，定魂魄，止惊悸，除邪气，明目，开心益智。久服轻身延年。生山谷。

天门冬　味苦，平，无毒。治诸暴风湿偏痹，强骨髓，杀三虫，去伏尸。久服轻身益气延年。生山谷。

甘草　味甘，平，无毒。主治五脏六腑寒热邪气，坚筋骨，长肌肉，倍力，金创，尰，解毒，久服轻身延年。生川谷。

干地黄　味甘，寒，无毒。治折跌绝筋、伤中，逐血痹，填骨髓，长肌肉。做汤，除寒热、积聚，除痹。生者尤良。久服轻身不老。生川泽。

菟丝子　味辛，平，无毒。主续绝伤，补不足，益气力，肥健。汁，去面皯。久服明目，轻身延年。生川泽田野，蔓延草木之上。

牛膝　味苦，平，无毒。治寒湿痿痹，四肢拘挛，膝痛不可屈伸，逐血气，伤热，火烂，堕胎。久服轻身耐老。生川谷。

柴胡　味苦，平，无毒。治心腹，去肠胃中结气，饮食积聚，寒热邪气，推陈致新。久服轻身，明目，益精。生川谷。

麦门冬　味甘，平，无毒。治心腹结气，伤中伤饱，胃络脉绝，羸瘦，短气。久服轻身不老，不饥。生川谷。

独活　味苦，平，无毒。治风寒所击，金创，止痛，奔豚，痫，痉，女子疝瘕。久服轻身耐老。生川谷。

车前子　味甘，寒，无毒。治气癃，止痛，利水道小便，除湿痹。久服轻身耐老。生平泽。

木香　味辛，温，无毒。治邪气，辟毒疫、温鬼，强志，治淋露。久服不梦寤魇寐。生山谷。

薯蓣（山药）　味甘，温，无毒。治伤中，补虚羸，除寒热邪气，补中，益气力，长肌肉。久服耳目聪明，轻身，不饥，延年。生山谷。

薏苡仁　味甘，微寒，无毒。治筋急拘挛，不可屈伸，风湿痹，下气。久服轻身益气。生平泽。

泽泻　味甘，寒，无毒。治风寒湿痹，乳难，消水，养五脏，益气力，肥健。久服耳目聪明，不饥，延年轻身，面生光，能行水上。生池泽。

远志　味苦，温，无毒。治咳逆，伤中，补不足，除邪气，利九窍，益智慧，耳目聪明，不忘，强志，倍力。久服轻身不老。生川谷。

龙胆　味苦，寒，无毒。治骨间寒热，惊痫，邪气，续绝伤，定五脏，杀蛊毒。久服益智不忘，轻身耐老。生山谷。

细辛　味辛，温，无毒。治咳逆，头痛，百节拘挛，风湿痹痛，死肌。久服明目，利九窍，轻身长年。生山谷。

石斛　味甘，平，无毒。治伤中，除痹，下气，补五脏虚劳羸瘦，强阴。久服厚肠胃，轻身延年。生山谷。

巴戟天　味辛，微温，无毒。治大风邪气，阴痿不起。强筋骨，安五脏，补中，增志，益气。生山谷。

赤箭（天麻）　味辛，温。主杀鬼精物，蛊毒恶气。久服益气力，长阴，肥健，轻身，增年。生川谷。

奄闾子　味苦，微寒，无毒。治五脏瘀血，腹中水气，肤胀，留热，风寒湿痹，身体诸痛。久服轻身延年不老。生川谷。

卷柏　味辛，温，无毒。治五脏邪气，女子阴中寒热痛，癥瘕，血闭，绝子。久服轻身，和颜色。生山谷。

丹参　味苦，微寒，无毒。治心腹邪气，肠鸣幽幽如走水，寒热积聚，破癥除瘕，止烦满，益气。生山谷。

蒺藜子　味苦，温，无毒。治恶血，破癥结积聚，喉痹，乳难。久服长肌肉，明目，轻身。生平泽。

肉苁蓉　味甘，微温，无毒。治五劳七伤，补中，除茎中寒热痛，养五脏，强阴，益精气，多子，妇人癥瘕。久服轻身。生山谷。

防风　味甘，温，无毒。治大风，头眩痛，恶风风邪，目盲无所见，风行周身，骨节疼痛，烦满。久服轻身。生川泽。

蒲黄　味甘，平，无毒。治心腹膀胱寒热，利小便，止血，消瘀血。久服轻身，益气力，延年神仙。生池泽。

续断　味苦，微温，无毒。治伤寒，补不足，金疮，痈伤，折跌，续筋骨，妇人乳难，崩中，漏血。久服益气力。生山谷。

漏芦　味苦，寒，无毒。治皮肤热，恶疮疽痔，湿痹，下乳汁。久服轻身益气，耳目聪明，不老延年。生山谷。

决明子　味咸，平，无毒。治青盲，目淫肤，赤白膜，眼赤痛泪出。久服益精光轻身。生川泽。

蛇床子　味苦，平，无毒。治妇人阴中肿痛，男子阴漏，湿痒，除痹气，利关节，癫痫，恶疮。久服轻身。生川谷。

地肤子　味苦，寒，无毒。治膀胱热，利小便，补中益精气。久服耳目聪明，轻身耐老。生平泽。

茵陈蒿　味苦，平，无毒。治风湿寒热邪气，热结，黄疸。久服轻身、益气、耐老。生丘陵坡岸上。

王不留行　味苦，平，无毒。治金疮，止血，逐痛，出刺，除风痹、内寒。久服轻身耐老增寿。生山谷。

升麻　味甘，苦，平，无毒。主解百毒，杀百精、老物、殃鬼，辟温疫、瘴气、邪气、蛊毒。久服不夭。生山谷。

牡桂　味辛，温，无毒。治上气咳逆，结气，喉痹，吐呕，利关节，补中益气。久服通神，轻身不老。生山谷。

　　菌桂　味辛，温，无毒。治百病，养精神，和颜色，为诸药先聘通使。久服轻身不老，面生光华，媚好常如童子。生山谷。

　　松脂　味苦，温，无毒。治痈疽恶疮，头疡白秃，疥瘙，风气，安五脏，除热。久服轻身不老延年。生山谷。

　　枸杞　味苦，寒，无毒。治五内邪气，热中，消渴，周痹。久服坚筋骨，轻身耐老。生平泽。

　　柏实（柏子仁）　味甘，平，无毒。治惊悸，安五脏，益气，除风湿痹。久服令人润泽美色，耳目聪明，不饥不老，轻身延年。生山谷。

　　茯苓　味甘，平，无毒。治胸胁逆气，忧恚惊恐，心下结痛，寒热，烦满，咳逆，止口焦舌干，利小便。久服安魂魄，养神，不饥延年。生山谷。

　　酸枣　味酸，平，无毒。治心腹寒热，邪结聚气，四肢酸疼，湿痹。久服安五脏，轻身延年。生川泽。

　　蔓荆实（蔓荆子）　味苦，微寒，无毒。治筋骨间寒热，湿痹拘挛，明目坚齿，利九窍，去白虫、长虫。久服轻身耐老。小荆实亦等。

　　辛夷　味辛，温，无毒。治五脏，身体寒热，风头脑痛，面䵟。久服下气，轻身，明目，增年耐老。生川谷。

　　杜仲　味辛，平，无毒。治腰脊痛，补中，益精气，坚筋骨，强志，除阴下痒湿，小便余沥。久服轻身耐老。生山谷。

　　女贞实　味苦，平，无毒。主补中，安五脏，养精神，除百疾。久服肥健，轻身不老。生川谷。

　　橘柚（橘皮）　味辛，温，无毒。治胸中瘕热逆气，利水谷。久服去口臭，下气，通神明。生川谷。

　　大枣　味甘，平，无毒。治心腹邪气，安中养脾，助十二经，平胃气，通九窍，补少气，少津液，身中不足，大惊，四肢重。和百药。久服轻身长年。叶，覆麻黄，能令出汗。生平泽。

　　葡萄　味甘，平，无毒。治筋骨湿痹，益气，倍力，强志，令人肥健，耐饥，忍风寒。久食轻身不老延年。可作酒。生山谷。

　　蓬蘽（覆盆子）　味酸，平，无毒。主安五脏，益精气，长阴令坚，强志，倍力，有子。久服轻身不老。生平泽。

藕实茎　味甘，平，无毒。主补中养神，益气力，除百疾。久服轻身耐老，不饥延年。生池泽。

鸡头（芡实）　味甘，平，无毒。治湿痹，腰脊膝痛，补中，除暴疾，益精气，强志，令人耳目聪明。久服轻身不饥，耐老神仙。生池泽。

冬葵子　味甘，寒，无毒。治五脏六腑寒热，羸瘦，五癃，利小便。久服坚骨长肌肉，轻身延年。

胡麻　味甘，平，无毒。治伤中虚羸，补五内，益气力，长肌肉，填脑髓。久服轻身不老。生川谷。

丹沙（朱砂）　味甘，微寒，无毒。治身体五脏百病，养精神，安魂魄，益气，明目，杀精魅、邪恶鬼。久服通神明，不老。能化为汞。生山谷。

滑石　味甘，寒，无毒。治身热，泄澼，女子乳难，癃闭，利小便，荡胃中积聚，寒热，益精气。久服轻身，耐饥，长年。生山谷。

朴消（芒硝）　味苦，寒，无毒。治百病，除寒热邪气，逐六腑积聚、结固留癖。能化七十二种石。炼饵服之，轻身，神仙。生山谷。

紫石英　味甘，温，无毒。治心腹咳逆、邪气，补不足，女子风寒在子宫，绝孕，十年无子。久服温中，轻身、延年。生山谷。

龙骨　味甘，平，无毒。治心腹鬼疰，精物老魅，咳逆，泄利脓血，女子漏下，癥瘕坚结，小儿热气惊痫。龙齿，平，治小儿大人惊痫，癫疾狂走，心下结气，不能喘息，诸痉。杀精物。久服轻身，通神明，延年。生山谷。

白胶（鹿角胶）　味甘，平，无毒。治伤中劳绝，腰痛，羸瘦，补中益气，妇人血闭无子，止痛，安胎。久服轻身延年。

阿胶　味甘，平，无毒。治心腹内崩，劳极，洒洒如疟状，腰腹痛，四肢酸疼，女子下血，安胎。久服轻身益气。

石蜜　味甘，平，无毒。治心腹邪气，诸惊痫痉，安五脏诸不足，益气补中，止痛，解毒，除众病，和百药。久服强志轻身，不饥不老。生山谷。

牡蛎　味咸，平，无毒。治伤寒寒热，温疟洒洒，惊恚怒气，除拘缓，鼠瘘，女子带下赤白。久服强骨节，杀鬼，延年。生池泽。

中品

干姜　味辛，温，无毒。治胸满咳逆上气，温中，止血，出汗，逐风湿痹，肠澼下利，生者尤良。味辛，微温。久服去臭气，通神明。生川谷。

葛根　味甘，平，无毒。治消渴，身大热，呕吐，诸痹，起阴气，解诸毒。葛谷，主下利十岁以上。生川谷。

瓜蒌根　味苦，寒，无毒。治消渴，身热烦满，大热。补虚安中，续绝伤。生川谷及山阴。

苦参　味苦，寒，无毒。治心腹结气，症瘕积聚，黄疸，溺有余沥，逐水，除痈肿。补中，明目止泪。生山谷及田野。

芎穷（川芎）　味辛，温，无毒。治中风入脑，头痛，寒痹，筋挛缓急，金疮，妇人血闭，无子。生川谷。

当归　味甘，温，无毒。治咳逆上气，温疟，寒热洗洗在皮肤中，妇人漏下，绝子，诸恶疮疡，金疮，煮饮之。生川谷。

麻黄　味苦，温，无毒。治中风伤寒头痛，温疟，发表出汗，去邪热气，止咳逆上气，除寒热，破癥坚积聚。生山谷。

通草　味辛，平，无毒。主去恶虫，除脾胃寒热，通利九窍血脉关节，令人不忘。生山谷。

芍药　味苦，平，有小毒。治邪气腹痛，除血痹，破坚积，寒热，疝瘕，止痛，利小便，益气。生川谷。

玄参　味苦，微寒，无毒。治腹中寒热积聚，女子产乳余疾。补肾气，令人目明。生川谷。

秦艽　味苦，平，无毒。治寒热邪气，寒湿风痹肢节痛，下水利小便。生川谷。

百合　味甘，平，无毒。治邪气腹胀，心痛，利大小便。补中益气。生川谷。

知母　味苦，寒，无毒。治消渴热中，除邪气，肢体浮肿，下水，补不足，益气。生川谷。

贝母　味辛，平，无毒。治伤寒烦热，淋沥邪气，疝瘕，喉痹，乳难，金疮，风痉。

白芷　味辛，温，无毒。治女人漏下赤白，血闭，阴肿，寒热、风头侵目泪出，长肌肤、润泽，可作面脂。生川谷。

淫羊藿　味辛，寒，无毒。治阴痿，绝伤，茎中痛，利小便。益气力，强志。生山谷。

黄芩　味苦，平，无毒。治诸热，黄疸，肠澼泄利，逐水，下血闭，恶疮疽蚀，火疡。生川谷。

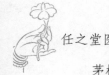

茅根　味甘，寒，无毒。治劳伤虚羸，补中益气，除瘀血，血闭寒热，利小便。其苗主下水。生山谷。

紫菀　味苦，温，无毒。治咳逆上气，胸中寒热结气，去蛊毒，痿厥，安五脏。生山谷。

紫草　味苦，寒，无毒。主心腹邪气，五疸，补中益气，利九窍，通水道。生山谷。

茜根　味苦，寒，无毒。治寒湿风痹，黄疸。补中。生山谷。

白鲜皮　味苦，寒，无毒。治头风，黄疸，咳逆，淋沥，女子阴中肿痛，湿痹死肌，不可屈伸，起止行步。生川谷。

紫参　味苦，寒，无毒。治心腹积聚，寒热邪气，通九窍，利大小便。生山谷。

藁本　味辛，微温，无毒。治妇人疝瘕，阴中寒肿痛，腹中急，除风头痛，长肌肤，悦颜色。生山谷。

狗脊　味苦，平，无毒。主腰背强，关机缓急，周痹，寒湿膝痛。颇利老人。生川谷。

萆薢　味苦，平，无毒。治腰背痛强，骨节风，寒湿周痹，恶疮不瘳，热气。生山谷。

水萍（浮萍）　味辛，寒，无毒。治暴热身痒，下水气，胜酒，长须发，止消渴。久服轻身。生池泽。

地榆　味苦，微寒，无毒。治妇人乳痓痛，七伤，带下十二病，止痛，除恶肉，止汗气，消酒，明目，治金疮。生山谷。

海藻　味苦，寒，无毒。治瘿瘤气，颈下核，破散结气，痈肿，癥瘕坚气，腹中上下鸣，下十二水肿。生池泽。

泽兰　味苦，微温，无毒。治乳妇衄血，中风余疾，大腹水肿，身面四肢浮肿，骨节中水，金疮，痈肿疮脓。生泽旁。

防己　味辛，平，无毒。治风寒、温疟、热气，诸痫，除邪，利大小便。生川谷。

牡丹　味辛，寒，无毒。治寒热中风，瘈疭痉，惊痫邪气，除癥坚，瘀血留舍肠胃，安五脏，疗痈疮。生山谷。

款冬花　味辛，温，无毒。治咳逆上气，善喘，喉痹，诸惊痫，寒热邪气。生山谷。

石韦　味苦，平，无毒。治劳热邪气，五癃闭不通，利小便水道。生山谷石上。

黄芪　味甘，微温，无毒。治痈疽久败疮，排脓止痛，大风癞疾，五痔鼠瘘，补虚，小儿百病。生山谷。

黄连　味苦，寒，无毒。治热气，目痛眦伤泣出，明目，肠澼下利，妇人阴中肿痛。久服令人不忘。生川谷。

五味子　味酸，温，无毒。主益气、咳逆上气，劳伤羸瘦，补不足，强阴，益男子精。生山谷。

沙参　味苦，微寒，无毒。治血积，惊气，除寒热，补中，益肺气。久服利人。生川谷。

桔梗　味辛，微温，有小毒。治胸胁痛如刀刺，腹满，肠鸣幽幽，惊恐悸气。生山谷。

栀子　味苦，寒，无毒。治五内邪气，胃中热气，面赤，酒疱皶鼻，白癞赤癞疮疡。生川谷。

竹叶　味苦，平，无毒。治咳逆上气，溢筋急，恶疡，杀小虫。根，作汤，益气止渴，补虚下气。汁，主风痓。实，通神明，轻身益气。

吴茱萸　味辛，温，无毒。主温中，下气，止痛，咳逆寒热，除湿，血痹，逐风邪，开腠理。根，杀三虫。久服轻身。生川谷。

桑根白皮　味甘，寒，无毒。治伤中，五劳六极羸瘦，崩中，脉绝，补虚益气。叶，主除寒热，出汗。桑耳，黑者，主女子漏下，赤白汁，血病，癥瘕积聚，腹痛，阴阳寒热，无子。五木耳，益气，不饥，轻身，强志。生山谷。

枳实　味苦，寒，无毒。治大风在皮肤中，如麻豆苦痒，除寒热热结，止利，长肌肉，利五脏，益气轻身。生川泽。

厚朴　味苦，温，无毒。治中风伤寒，头痛，寒热，惊悸气，血痹，死肌，去三虫。生山谷。

秦皮　味苦，微寒，无毒。治风寒湿痹，洒洒寒气，除热，目中青翳白膜。久服头不白，轻身。生川谷。

秦椒　味辛，温，无毒。治风邪气，温中，除寒痹，坚齿，长发，明目。久服轻身，好颜色，耐老增年，通神。生川谷。

山茱萸　味酸，平，无毒。治心下邪气，寒热，温中，逐寒湿痹，去三虫。久服轻身。生山谷。

猪苓　味甘，平，无毒。治痃疟，解毒，蛊疰不祥，利水道。久服轻身耐老。生山谷。

龙眼　味甘，平，无毒。治五脏邪气，安志，厌食。久服强魂，聪明，轻身不老，通神明。生山谷。

桑上寄生　味苦，平，无毒。治腰痛，小儿背强，痈肿，安胎，充肌肤，坚齿发，长须眉。其实，明目，轻身，通神。生山谷。

合欢　味甘，平，无毒。主安五脏，和心志，令人欢乐无忧。久服轻身，明目，得所欲。生山谷。

粟米　味苦，微寒，无毒。主养肾气，去胃脾中热，益气。陈粟味苦，主胃热，消渴，利小便。

黍米　味甘，温，无毒。主益气补中，多热，令人烦。

石流黄（硫黄）　味酸，温，有毒。治妇人阴蚀，疽痔恶血，坚筋骨，除头秃，能化金银铜铁奇物。生山谷中。

石膏　味辛，微寒，无毒。治中风寒热，心下逆气惊喘，口干舌焦不得息，腹中坚痛，除邪鬼，产乳，金疮。生山谷。

磁石　味辛，寒，无毒。治周痹风湿，肢节中痛，不可持物，洒洒酸痛，除大热烦满及耳聋。生山谷。

阳起石　味咸，微温，无毒。治崩中漏下，破子脏中血，癥瘕结气，寒热腹痛，无子，阴痿不起，补不足。生山谷。

鹿茸　味甘，温，无毒。治漏下恶血，寒热，惊痫，益气强志，生齿不老。角，吻，无毒。治恶疮痈肿，逐邪恶气，留血在阴中。

羚羊角　味咸，寒，无毒。主明目，益气，起阴，去恶血注下，辟蛊毒、恶鬼、不祥，安心气，常不魇寐。久服强筋骨轻身。生川谷。

牛黄　味苦，平，有小毒。治惊痫寒热，热甚狂痉，除邪逐鬼。牛角䚡，温，无毒。下闭血，瘀血疼痛，女子带下血。髓，补中，填骨髓，久服增年。胆，治惊，寒热。可丸药。生平泽。

麝香　味辛，温，无毒。主辟恶气，杀鬼精物，温疟，蛊毒，痫痉，去三虫。久服除邪，不梦寤魇寐。生川谷。

乌贼鱼骨　味咸，微温，无毒。治女子漏下赤白经汁，血闭，阴蚀肿痛，寒热，惊气，癥瘕，无子。生池泽。

白僵蚕　味咸，无毒。治小儿惊痫夜啼，去三虫，灭黑黚，令人面色好，男子阴易病。生平泽。

桑螵蛸　味咸，平，无毒。治伤中，疝瘕，阴痿，益精生子，女子血闭，腰痛，通五淋，利小便水道。生桑枝上。

下品

附子　味辛，温，有大毒。治风寒，咳逆邪气，温中，金疮，破癥坚积聚，血瘕，寒湿痿躄拘挛，膝痛不能行走。生山谷。

乌头　味辛，温，有大毒。治中风，恶风洒洒，出汗，除寒湿痹，咳逆上气，破积聚，寒热。其汁煎之，名射罔，杀禽兽。生山谷。

天雄　味辛，温，有大毒。治大风，寒湿痹，历节痛，拘挛缓急，破积聚、邪气，金疮，强筋骨，轻身健行。生山谷。

半夏　味辛，平，有毒。治伤寒寒热，心下坚，下气，喉咽肿痛，头眩胸胀，咳逆肠鸣，止汗。生川谷。

大黄　味苦，寒，无毒。主下瘀血，血闭，寒热，破癥瘕积聚，留饮宿食，荡涤肠胃，推陈致新，通利水谷，调中化食，安和五脏。生山谷。

葶苈　味辛，寒，无毒。治癥瘕积聚，结气，饮食寒热，破坚逐邪，通利水道。生平泽及田野。

旋覆花　味咸，温，有小毒。治结气，胁下满，惊悸，除水，去五脏间寒热，补中，下气。生平厌、山谷。

射干　味苦，平，有毒。治咳逆上气，喉痹，咽痛，不得消息，散结气，腹中邪逆，食饮大热。生川谷。

白及　味苦，平，无毒。治痈肿恶疮败疽，伤阴，死肌，胃中邪气，贼风，鬼击，痱缓不收。生川谷。

贯众　味苦，微寒，有毒。治腹中邪热气，诸毒，杀三虫。生山谷。

商陆　味辛，平，有毒。治水胀，疝瘕，痹，熨除痈肿。杀鬼精物。生川谷。

萹蓄　味苦，平，无毒。治浸淫疥瘙疽痔，杀三虫。生山谷。

白头翁　味苦，温，无毒。治温疟，狂易，寒热，癥瘕积聚，瘿气，逐血止痛，疗金疮。生川谷。

连翘　味苦，平，无毒。治寒热，鼠漏，瘰疬痈肿，恶疮瘿瘤，结热，蛊毒。生山谷。

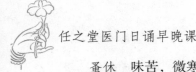

蚤休　味苦，微寒，有毒。治惊痫，摇头弄舌，热气在腹中，癫疾，痈疮阴蚀，下三虫，去蛇毒。生川谷。

夏枯草　味苦，辛，寒，无毒。治寒热瘰疬，鼠瘘，头疮，破癥，散瘿结气，脚肿，湿痹。轻身。生川谷。

败酱　味苦，平，无毒。治暴热，火疮赤气，疥瘙疽痔，马鞍，热气。生川谷。

巴豆　味辛，温，有大毒。治伤寒温疟寒热，破癥瘕结聚坚积，留饮痰癖，大腹水胀，荡涤五脏六腑，开通闭塞，利水谷道，去恶肉，除鬼毒、蛊疰、邪物，杀虫、鱼。生川谷。

蜀椒　味辛，温，有毒。治邪气咳逆，温中，逐骨节皮肤死肌，寒湿痹痛，下气。久服之头不白，轻身增年。生川谷。

皂荚　味辛，咸，温，有小毒。治风痹，死肌，邪气，风头，泪出。利九窍，杀精物。生川谷。

楝实（川楝子）　味苦，寒，有小毒。治温疾伤寒，大热烦狂，杀三虫，疥疡，利小便水道。生山谷。

郁李仁　味酸，平，无毒。治大腹水肿，面目四肢浮肿，利小便水道。根，主治齿断肿、龋齿，坚齿。生川谷。

桃核　味苦，平，无毒。治瘀血，血闭瘕，邪气，杀小虫。桃花，杀疰恶鬼。令人好颜色。桃枭，在树不落，微温，主杀百鬼精物。桃毛，平，主下血瘕，寒热积聚，无子。桃蠹，杀鬼邪恶不祥。生山谷。

杏核（杏仁）　味甘，温，有毒。治咳逆上气，腹中雷鸣，喉痹，下气，产乳，金疮，寒心，奔豚。生川谷。

大豆黄卷　味甘，平，无毒。治湿痹筋挛膝痛。生大豆，平，涂痈肿。煮汁饮，杀鬼毒，止痛。赤小豆，平，主下水，排痈肿脓血。生平泽。

雄黄　味苦，平，有毒。治寒热，鼠瘘，恶疮疽痔，死肌，杀精物、恶鬼、邪气、百虫毒肿，胜五兵。炼食之，轻身神仙。生山谷。

赭石　味苦，寒，无毒。治鬼疰、贼风、蛊毒，杀精物恶鬼，腹中毒邪气，女子赤沃漏下。生山谷。

龟甲　味咸，平，有毒。治漏下赤白，破癥瘕，痎疟，五痔阴蚀，湿痹，四肢重弱，小儿囟不合。久服轻身不饥。生池泽。

鳖甲　味咸，平，无毒。治心腹癥瘕坚积，寒热，去痞，息肉，阴蚀，痔，恶肉。生池泽。

露蜂房　味苦，平，有毒。治惊痫瘛疭，寒热邪气，癫疾，鬼精，蛊毒，肠痔。生山谷。

蛇蜕　味咸，平，无毒。治小儿百二十种惊痫，瘛疭，癫疾，寒热，肠痔，虫毒，蛇痫。生山谷。

白颈蚯蚓　味咸，寒，无毒。治蛇瘕，去三虫，伏尸，鬼疰蛊毒，杀长虫。仍自化作水。生平土。

蝼蛄　味咸，寒，无毒。治产难，出肉中刺，溃痈肿，下哽噎，解毒，除恶疮。生平泽。

蜈蚣　味辛，温，有毒。治鬼疰蛊毒，噉诸蛇虫鱼毒，杀鬼物老精，温疟，去三虫。生川谷。

水蛭　味咸，平，有毒。主逐恶血瘀血月闭，破血瘕积聚，无子，利水道。生池泽。

䗪虫　味咸，寒，有毒。治心腹寒热洒洒，血积癥瘕，破坚，下血闭，生子大良。一名地鳖。生川泽。

药性总义

（清·汪昂《本草备要》）

凡药酸属木入肝，苦属火入心，甘属土入脾，辛属金入肺，咸属水入肾，此五味之义也。

凡药青属木入肝，赤属火入心，黄属土入脾，白属金入肺，黑属水入肾，此五色之义也。

凡药酸者能涩能收，苦者能泻能燥能坚，甘者能补能和能缓，辛者能散能润能横行，咸者能下能软坚，淡者能利窍能渗泄，此五味之用也。

凡药寒、热、温、凉，气也；酸、苦、甘、辛、咸，味也。气为阳，味为阴。气厚者阳中之阳，薄者阳中之阴；味厚者阴中之阴，薄者阴中之阳。气薄则发泄（发散），厚则发热（温燥），味厚则泄（降泻），薄则通（利窍渗湿）。辛甘发散为阳，酸苦涌泄为阴，咸味涌泄为阴，淡味渗泄为阳。轻清升浮为阳，重浊沉降为阴。阳气出上窍，阴味出下窍。清阳发腠理，浊阴走五脏。清阳实四肢，浊阴归六腑。此阴阳之义也。

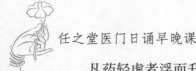

凡药轻虚者浮而升，重实者沉而降。味薄者升而生（象春），气薄者降而收（象秋），气厚者浮而长（象夏），味厚者沉而藏（象冬），味平者化而成（象土）。气厚味薄者浮而升，味厚气薄者沉而降，气味俱厚者能浮能沉，气味俱薄者可升可降。酸咸无升，辛甘无降，寒无浮，热无沉，此升降浮沉之义也（李时珍曰：升者引之以咸寒，则沉而直达下焦；沉者引之以酒，则浮而上至巅顶。一物之中，有根升梢降、生升熟降者，是升降在物亦在人也）。

凡药根之在土中者，半身以上则上升，半身以下则下降（以生苗者为根，以入土者为梢。上焦用根，下焦用梢，半身以上用头，中焦用身，半身以下用梢。虽一药而根、梢各别，用之或差，服亦罔效）。药之为枝者达四肢，为皮者达皮肤，为心为干者内行脏腑。质之轻者上入心肺，重者下入肝肾。中空者发表，内实者攻里。枯燥者入气分，润泽者入血分。此上下内外，各以其类相从也。

凡药色青、味酸、气臊、性属木者，皆入足厥阴肝、足少阳胆经（肝与胆相表里，胆为甲木，肝为乙木）；色赤、味苦、气焦、性属火者，皆入手少阴心、手太阳小肠经（心与小肠相表里，小肠为丙火，心为丁火）；色黄、味甘、气香、性属土者，皆入足太阴脾、足阳明胃经（脾与胃相表里，胃为戊土，脾为己土）；色白、味辛、气腥、性属金者，皆入手太阴肺、手阳明大肠经（肺与大肠相表里，大肠为庚金，肺为辛金）；色黑、味咸、气腐、性属水者，皆入足少阴肾、足太阳膀胱经（肾与膀胱相表里，膀胱为壬水，肾为癸水，凡一脏配一腑，腑皆属阳，故为甲、丙、戊、壬；脏皆属阴，故为乙、丁、己、辛、癸也）。十二经中，惟手厥阴心包、手少阳三焦经无所主，其经通于足厥阴、少阳。厥阴主血，诸药入肝经血分者，并入心包；少阳主气，诸药入胆经气分者，并入三焦。命门相火，散行于胆、三焦、心包络，故入命门者，并入三焦。此诸药入诸经之部分也。

药有相须者，同类而不可离也（如黄柏、知母、破故纸、胡桃之类）；相使者，我之佐使也；相恶者，夺我之能也；相畏者，受彼之制也；相反者，两不可合也；相杀者，制彼之毒也，此异同之义也。

肝苦急（血燥苦急），急食甘以缓之。肝欲散（木喜条达），急食辛以散之，以辛补之，以酸泻之（以散为补，以敛为泻）。心苦缓（缓则散逸），急食酸以收之；心欲软，急食咸以软之，以咸补之（按：水能克火，然心以下交于肾为补，取既济之义也），以甘泻之。脾苦湿，急食苦以燥之；脾欲缓（舒和），急食甘以缓之，以甘补之，以苦泻之。肺苦气上逆（火旺克金），急食苦以泻之；肺欲收，急食酸以收之，以酸补之，以辛泄之。肾苦燥，急食辛以润之；肾欲坚（坚固则无狂荡之患），急食苦以坚之，以苦补之，以咸泻之。此五脏补泻之义也。

风淫于内，治以辛凉，佐以苦甘，以甘缓之，以辛散之（风属木，辛为金，金能胜木，故治以辛凉。过辛恐伤真气，故佐以苦甘，苦胜辛，甘益气也。木性急，故以甘缓之。木喜条达，故以辛散之）。热淫于内，治以咸寒，佐以苦甘，以酸收之，以苦发之（水胜火，故治以咸寒。甘胜咸，佐之所以防其过，必甘苦者，防咸之过，而又以泻热气佐实也。热淫故以酸收之，热结故以苦发之）。湿淫于内，治以苦热，佐以酸淡，以苦燥之，以淡泄之（湿为土气，苦热皆能燥湿，淡能利窍渗湿，用酸者，木能制土也）。火淫于内，治以咸冷，佐以苦辛，以酸收之，以苦发之（相火畏火也，故治以咸冷。辛能滋润，酸能收敛，苦能泻热，或从其性而升发之也）。燥淫于内，治以苦温，佐以甘辛，以苦下之（燥属金，苦属火，火能胜金，故治以苦温。甘能缓，辛能润，苦能下，故以为佐也）。寒淫于内，治以甘热，佐以苦辛，以咸泻之，以辛润之，以苦坚之（土能制水，热能胜寒，故治以甘热。苦而辛，亦热品也。伤寒内热者，以咸泻之。内燥者，以辛润之。苦能泻热而坚肾，泻中有补也）。此六淫主治各有所宜，故药性宜明而施用贵审也。

人之五脏应五行，金、木、水、火、土，子母相生。经曰：虚则补其母，实则泻其子。又曰：子能令母实。如肾为肝母，心为肝子，故入肝者，并入肾与心；肝为心母，脾为心子，故入心者，并入肝与脾；心为脾母，肺为脾子，故入脾者，并入心与肺；脾为肺母，肾为肺子，故入肺者，并入脾与肾；肺为肾母，肝为肾子，故入肾者，并入肺与肝。此五行相生，子母相应之义也。

酸伤筋（敛则筋缩），辛胜酸；苦伤气，咸胜苦（苦能泻气）；甘伤肉，酸胜甘；辛伤皮毛（疏散腠理），苦胜辛；咸伤血（咸能渗泄），甘胜咸。此五行相克之义也。

酸走筋，筋病毋多食酸，筋得酸则拘挛收引益甚也。苦走骨，骨病毋多食苦，骨得苦则阴益甚重而难举也。甘走肉，肉病毋多食甘，肉得甘则壅气胪肿益甚也。辛走气，气病毋多食辛，气得辛则散而益虚也。咸走血，血病毋多食咸，血得咸则凝涩而口渴也（咸能渗泄津液）。此五病之所禁也。

多食咸则脉凝泣（涩同）而变色（脉即血也，心合脉，水克水），多食苦则皮槁而毛拔（肺合皮毛，火克金），多食辛则筋急而爪枯（肝合筋，爪者筋之余。为金克木，按肝喜散，故辛能补肝，惟多则为害），多食酸，则肉胝胎而唇揭（脾合肉，其华在唇，水克土。胝音支，皮浓也），多食甘，则骨痛而发落（肾合骨，其华在发，土克水）。此五味之所伤也。

药之为物，各有形、性、气、质。其入诸经，有因形相类者（如连翘似心而入心，荔枝核似睾丸而入肾之类），有因性相从者（如属木者入肝，属水者入肾；润者走血分，燥者入气分；本天者亲上，本地者亲下之类），有因气相求者如气香入脾，气焦入心之类），有因质相同者（如药之头入头，干入身，枝入肢，皮行皮。又如红花、苏木，汁似血而入血之类），自然之理，可以意得也。

药有以形名者，人参、狗脊之类是也；有以色名者，黄连、黑参之类是也；有以气名者，豨莶、香薷之类是也；有以味名者，甘草、苦参之类是也；有以质名者，石膏、石脂、归身、归尾之类是也；有以时名者，夏枯、款冬之类是也；有以能名者，何首乌、骨碎补之类是也。

凡药火制四，煅、煨、炙、炒也；水制三，浸、泡、洗也；水火共制二，蒸、煮也。酒制升提，姜制温散；入盐走肾而软坚，用醋注肝而收敛；童便制，除劣性而降下；米泔制，去燥性而和中；乳制润枯生血，蜜制甘缓益元；陈壁土制，借土气以补中州；面裹曲制，抑酷性勿伤上膈；黑豆、甘草汤渍，并解毒致令平和；羊酥、猪脂涂烧，咸渗骨容易脆断；去穣者免胀，去心者除烦。此制治各有所宜也。

药之为用，或地道不真，则美恶迥别；或市肆饰伪，则气味全乖；或收采非时，则良楛异质；或头尾误用，则呼应不灵；或制治不精，则功力大减。用者不察，顾归咎于药之罔功。譬之兵不精练，思以荡寇克敌，适以覆众舆尸也。治疗之家，其可忽诸！

草药辨性歌

大地草木须辨别，各样性能皆不同。
有毛清风止痛痒，有刺凉血解毒功。
枝圆行血入内脏，茎方疏散瘀滞通。
中空能通表里气，软藤横行筋骨中。
叶滑黏腻多有毒，奇花异草莫乱撞。
开花颜色要观察，蓝黄赤白紫与红。
黄花散气通积滞，赤花破瘀活经络，

白花清肺能润燥，紫花祛瘀血中通，

红花破积消血肿，蓝花味苦属寒药。

红黄酸涩性主温，赤花味辛性为热，

白花味平降火功，凉利之药生湿地，

破积之药产高峰。

大地生草木，性用各不同。前人相传授，意在概括中。

生毛能消风，黏泥拔毒功。中空能利水，有刺能排脓。

茎方善发散，骨圆退红肿。叶缺能止痛，蔓藤关节通。

色红主攻瘀，色白清肺经。味苦能泻火，味甘可补中。

酸敛涩止血，辛散咸润融。采药贵时节，根薯应入冬。

茎叶宜盛夏，花在含苞中。果熟实未老，核实方有功。

六陈歌

枳壳陈皮半夏齐，麻黄狼毒及茱萸。

六般之药宜陈久，入药方知奏效奇。

妊娠禁忌歌

蚖斑水蛭及虻虫，乌头附子配天雄。

野葛水银并巴豆，牛膝薏苡与蜈蚣。

三棱芫花代赭麝，大戟蝉蜕黄雌雄。

牙硝芒硝牡丹桂，槐花牵牛皂角同。

半夏南星与通草，瞿麦干姜桃仁通。

硇砂干漆蟹爪甲，地胆茅根与䗪虫。

十九畏歌

硫黄原是火中精，朴硝一见便相争。

水银莫与砒霜见，狼毒最怕密陀僧。

巴豆性烈最为上，偏与牵牛不顺情。

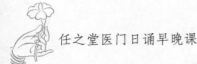

丁香莫与郁金见，牙硝难合京三棱。

川乌草乌不顺犀，人参最怕五灵脂。

官桂善能调冷气，若逢石脂便相欺。

大凡修合看顺逆，炮爁炙煿莫相依。

十八反歌

本草明言十八反，半蒌贝蔹及攻乌，

藻戟遂芫俱战草，诸参辛芍叛藜芦。

注：乌头反半夏、瓜蒌、贝母、白蔹、白及；甘草反海藻、大戟、甘遂、芫花；藜芦反人参、沙参、丹参、玄参、细辛、芍药。

周身经穴赋

（明·杨继洲《针灸大成》）

手太阴兮大指侧，少商、鱼际兮太渊穴。经渠兮列缺，孔最兮尺泽。侠白共天府为邻，云门与中府相接（左右共22穴）。

手阳明兮，大肠之经。循商阳兮，二三（二间、三间）而行。历合谷、阳溪之腧，过偏历、温溜之滨。下廉、上廉、三里而近，曲池、肘髎、五里之程。臑髃（臂臑、肩髃）上于巨骨，天鼎纤乎扶突。禾髎唇连，迎香鼻迫（左右共40穴）。

胃乃足之阳明，历兑趋乎内庭。过陷谷、冲阳之分，见解溪、丰隆之神。下巨虚兮条口陈，上巨虚兮三里仍。犊鼻引入于梁丘、阴市之下，伏兔上贯于髀关、气冲之经。归来兮水道，大巨兮外陵。运天枢兮滑肉，礼太乙兮关门。梁门兮承满，不容兮乳根，乳中之膺窗、屋翳，库房之气户、缺盆。气舍、水突，人迎、大迎。地仓兮巨髎续，四白兮承泣分。御颊车于下关，张头维于额垠（左右共90穴）。

足太阴兮脾中州，隐白出兮大指头。赴大都兮瞻太白，访公孙兮至商丘。越三阴之交而漏谷、地机可即，步阴陵之泉而血海、箕门是求。入冲门兮府舍、轩豁，解腹结兮大横、优游。腹哀、食窦兮，接天溪而同派；胸乡、周荣兮，缀大包而如钩（左右共42穴）。

迨夫真心为手少阴，少冲出乎小指，少府直乎神门。阴郄、通里兮，灵道非远；少海、青灵兮，极泉何深（左右共 18 穴）。

手之太阳，小肠之荥。路从少泽步前谷、后溪之隆，道遵腕谷观阳谷、养老之崇。得支正于小海，逐肩贞以相从。值臑俞兮遇天宗，乘秉风兮曲垣中。肩外俞兮肩中俞，启天窗兮见天容。非由颧髎，曷造听宫（左右共 38 穴）。

足膀胱兮太阳，交背部之二行。穷至阴于通谷之口，寻束骨于京骨之乡。申脉命仆参以前导，昆仑辟金门于踝旁。奋跗阳、飞扬之志，转承山、承筋之行。至于合阳、委中、委阳、浮郄、殷门以歧往，承扶、秩边而胞肓。入志室兮肓门、胃仓，开意舍兮振彼、阳纲。出魂门兮膈关，乃噫譆乎神堂。膏肓兮在四椎之左右，魄户兮随附分而会阳。下、中、次上之髎，白环、中膂之房。膀胱俞兮小肠，大肠俞兮在旁。三焦、肾俞兮胃俞接，脾、胆、肝、膈兮心俞当。厥阴、肺俞之募，风门、大杼之方。天柱坚兮玉枕、络却，通天溪兮见彼承光。自五处、曲差而下，造攒竹、睛明之场（左右共 126 穴）。

足少阴兮肾属，涌泉流于然谷。太溪、大钟兮水泉缘，照海、复溜兮交信续。从筑宾兮上阴谷，掩横骨兮大赫麓，气穴、四满兮中注，肓俞上通兮商曲。守石关兮阴都宁，闭通谷兮幽门肃。步廊、神封而灵墟存，神藏、彧中而俞府足（左右共 54 穴）。

手厥阴心包之络，中冲发中指之奇。自劳宫、大陵而往，逐内关、间使而驰。叩郄门于曲泽，酌天泉于天池（左右共 18 穴）。

手少阳三焦之脉，在小指次指之端。关冲开乎液门、中渚、阳池、外关。支沟、会宗、三阳络，四渎、天井、清冷渊，消泺、臑会、肩髎相连。天髎处天牖之下，翳风让瘈脉居先。颅息定而角孙近耳，丝竹空而和髎倒悬。耳门既辟，夏蚋闻焉（左右共 46 穴）。

足少阳兮胆经，穴乃出乎窍阴，溯侠溪兮地五会，过临泣兮丘墟平。悬钟兮阳辅、光明，外丘兮阳交、阳陵。西出阳关兮，抵中渎、风市之境；环跳、居髎兮，循维道、五枢之宫。考夫带脉，询至京门。日月丽兮辄筋荣，渊液泄兮肩井盈。临风池兮脑空鸣，穷窍阴兮完骨明。举浮白于天冲，接承灵于正营。目窗兮临泣，阳白兮本神。率谷回兮曲鬓出，悬厘降兮悬颅承。颔厌兮嘉客主人，听会兮瞳子髎迎（左右共 88 穴）。

厥阴在足，肝经所钟。起大敦于行间，循太冲于中封。蠡沟、中都之会，膝关、

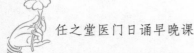

曲泉之宫。袭阴包于五里兮，阴廉乃发；寻羊矢于章门兮，期门可攻（左右共28穴）。

至若任脉行乎腹与胸，承浆泄兮廉泉通。窥天突于璇玑，捣华盖于紫宫。登玉堂兮膻中集，履中庭兮鸠尾冲。瞻巨阙兮二脘上中，过建里兮下脘攸同。水分兮神阙缥缈，阴交兮气海鸿濛。石门直兮关元中极，曲骨横兮会阴乃终（凡24穴）。

督脉行乎背部中，兑端接兮龈交从。素髎在鼻兮，水沟疏通；神庭入发兮，上星瞳蒙。囟会现兮前顶，百会儼兮尊崇。后顶辅兮强间逢，脑户闭兮风府空。哑门通于大椎兮，陶道夷坦，身柱缥于神道兮，灵台穿窿。至阳立下，筋缩、脊中；接脊悬枢，命门重重。歌阳关兮舞腰俞，愿长强兮寿无穷（凡27穴）。

百症赋

（明·高武《针灸聚英》）

百症俞穴，再三用心。囟会连于玉枕，头风疗以金针。悬颅、颔厌之中，偏头痛止；强间、丰隆之际，头痛难禁。原夫面肿虚浮，须仗水沟、前顶；耳聋气闭，全凭听会、翳风。面上虫行有验，迎香可取；耳中蝉噪有声，听会堪攻。目眩兮，支正、飞扬；目黄兮，阳纲、胆俞。攀睛攻少泽、肝俞之所，泪出刺临泣、头维之处。目中漠漠，即寻攒竹、三间；目觉䀮䀮，急取养老、天柱。观其雀目肝气，睛明、行间而细推；审他项强伤寒，温溜、期门而主之。廉泉、中冲，舌下肿疼堪取；天府、合谷，鼻中衄血宜追。耳门、丝竹空，住牙疼于顷刻；颊车、地仓穴，正口㖞于片时。喉痛兮，液门鱼际去疗，转筋兮，金门丘墟来医。阳谷、侠溪，颔肿口噤并治；少商、曲泽，血虚口渴同施。通天去鼻内无闻之苦，复溜祛舌干口燥之悲。哑门、关冲，舌缓不语而要紧；天鼎、间使，失音嗫嚅而休迟。太冲泻唇㖞以速愈，承浆泻牙疼而即移。项强多恶风，束骨相连于天柱；热病汗不出，大都更接于经渠。且如两臂顽麻，少海就傍于三里；半身不遂，阳陵远达于曲池。建里、内关，扫尽胸中之苦闷；听宫、脾俞，祛残心下之悲凄。

久知胁肋疼痛，气户、华盖有灵；腹内肠鸣，下脘、陷谷能平。胸胁支满何疗，章门、不容细寻。膈疼饮蓄难禁，膻中、巨阙便针。胸满更加噎塞，中府、意舍所行；胸膈停留瘀血，肾俞、巨髎宜征。胸满项强，神藏、璇玑已试；背连腰痛，白环、委中曾经。脊强兮，水道、筋缩；目眩兮，颧髎、大迎。痉病非颅息而不愈，脐风须然谷而易醒。委阳、天池，腋肿针而速散；后溪、环跳，腿疼刺而即轻。梦魇不宁，厉兑相谐于隐白；发狂奔走，上脘同起于神门。惊悸怔忡，取阳交、解溪勿误；反张悲哭，仗天冲、大横须精。癫疾必身柱、本神之令，发热仗少冲、曲池之津。

　　岁热时行，陶道复求肺俞理；风痫常发，神道须还心俞宁。湿寒湿热下髎定，厥寒厥热涌泉清。寒栗恶寒，二间疏通阴郄暗；烦心呕吐，幽门闭彻玉堂明。行间、涌泉，主消渴之肾竭；阴陵、水分，去水肿之脐盈。痨瘵传尸，趋魄户、膏肓之路；中邪霍乱，寻阴谷、三里之程。治疸消黄，谐后溪、劳宫而看；倦言嗜卧，往通里、大钟而明。咳嗽连声，肺俞须迎天突穴；小便赤涩，兑端独泻太阳经。刺长强与承山，善主肠风新下血；针三阴与气海，专司白浊久遗精。

　　且如肓俞、横骨，泻五淋之久积；阴郄、后溪，治盗汗之多出。脾虚谷以不消，脾俞、膀胱俞觅；胃冷食而难化，魂门、胃俞堪责。鼻痔必取龈交，瘿气须求浮白。大敦、照海，患寒疝而善蠲；五里、臂臑，生疬疮而能治。至阴、屋翳，疗痒疾之疼多；肩髃、阳溪，消瘾风之热极。

　　抑又论妇人经事改常，自有地机、血海；女子少气漏血，不无交信、合阳。带下产崩，冲门、太冲宜审；月潮违限，天枢、水泉细详。肩井乳痈而极效，商丘痔瘤而最良。脱肛趋百会、尾翳之所，无子搜阴交、石关之乡。中脘主乎积痢，外丘收乎大肠。寒疟兮商阳、太溪验，疹癖兮冲门、血海强。

　　夫医乃人之司命，非志士而莫为；针乃理之渊微，须至人之指教。先究其病源，后攻其穴道，随手见功，应针取效。方知玄理之玄，始达妙中之妙。此篇不尽，略举其要。

穴性赋

（孙震寰、高立山《针灸心悟》）

一、气类（31穴）

短气气短不能续，少气气少不足言，气痛走注内外疼，气郁失志怫情间，上气气逆巨骨降，下气气陷气海升，嗳臭伤食肠胃郁，食减消导自然安，喜以恐胜悲以喜，劳损短少膏肓司。

气棣神经机能，怫情抑郁多般，原夫气会膻中，尺泽润肺，陷谷开胃，神门镇心，大敦泄肝，公孙运脾，复溜收肾气固精。理五脏之气求通谷，调肠胃之气必天枢。宣泄头部热气以攒竹，解郁升清降浊用中脘。上星泄热明目，膻中灸可宽膺。劳宫灸癫疾，列缺行水气。鱼际止咳，天柱镇逆。

尝用大椎泄胸中热气兼理疟疾之痾，大陵清心肃浊逆能起痴呆之症。驱腹中冷气灸关元，宣大肠诸气泄合谷。

焉知曲池行气，肩井下气，肩髃舒经气，隐白提脾气，阳陵泉导气，太冲能镇逆，况有天突理喉，太阳治眼。斯三十有一穴，乃主诸气宜熟习，确是临床经历。

二、血类（20穴）

有形之血统乎气，见血须要先调气，补血生血中极效，助阳生阴三里矫，血会膈俞统理全身血，三阴交穴肝脾肾能调，委中承山清血热，行间曲泉性凉活。

乃用承浆通血脉，交信调经，上星止衄，郄门、间使止呕咯，神门、通里安心膈。顾隐白止崩，昆仑逐破，大椎散瘀，兼曲池有功无过，佐肩髃力能通和。

大将示矩，权变在我，不可拘滞，妙在辨证灵活。

三、虚类（23穴）

理虚三本肺脾肾，华盖百脉一身根，阳虚统脾精火气，阴损肺统嗽骨蒸，先天之因属禀赋，后天酒色劳伤情，痘疹病后失调摄，外感重伤不醒劳，境过人情须细审，前药贻成妄伐削。

爱诸太渊润肺，公孙运脾，太溪滋阴益肾，中极虚寒可煦，更灸神阙助气，关元益精，膏肓填损理劳，气海诸虚可据。

助五脏医痾劳章门取，补三阴壮精血三阴交。足三里、解溪健中州之胃气，阴陵泉、涌泉扶脾肾以滋阴。

况夫中脘振阳，上廉益胃，神门强心，复溜敛汗，曲泉养肝补血，抑又闻照海、阴谷、交信、然谷补肾滋阴功列寒谷亦生春。

四、实类（24穴）

实证原荥取，闭证井中开。先哲铭言，冠诸篇端，考乎君主之实，择少冲、通里；泄心包之邪，需中冲、大陵。

列缺少商宣肺气，外关关冲利三焦。行间疏肝，公孙理脾。阳陵泉泄中清以通便，滑肉门性通降助肠蠕。

内关快膈止痛，上脘利气宣壅。天枢、中脘、太白、长强逐秽通肠开六腑，

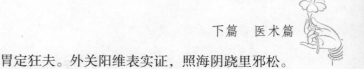

支沟、阳陵、丰隆、合谷除痰泻胃定狂夫。外关阳维表实证，照海阴跷里邪松。

五、寒类（18穴）

诸寒收引属肾水，经典古训，寒者热之，乃为正治。大椎发表振阳，中脘温中暖胃。气海、关元医腹中之冷，章门、隐白驱脏腑之寒。

后溪发表寒，公孙理腹寒，肾俞、厉兑温下元能回厥逆。列缺除肺寒，膻中灸胸寒，曲泉、阴陵治血寒主温脾元。焉知助肾火驱痼冷须寻然谷，祛寒疝归来可爱，又闻散头寒回诸阳卧针百会，暖下元祛寒疝火攻大敦。

六、热类（29穴）

热者寒之，当辨虚实，实热证首重荥井，虚热疾治取背俞。

大椎、后溪发表证，三里、丰隆里诸般。风门、内关肃胸热，支沟、阳陵胁肋痉。五脏热背脊俞膜，法用点刺能清，四肢热云门、肩髃、委中、悬钟可蠲。

头面诸窍分曲池、合谷，止渴生津分金津、玉液。尺泽、委中清血而祛暑，阴交、神门平肝而安神。

天枢通大肠，上脘宽胸膺，解溪清胃，丝竹清眼，然谷泻肾，针罢即时安。阳陵泉降肝胆热，净胃肠巨虚上廉。大凡临证要在究源，对症施方治病何难。

七、风类（21穴）

察蠲邪扶正之道，莫如金针；考决凝开滞之机，补泻迎随。

解诸外感受风邪，须向风池、风府；息镇肝风内动，求取风门、太冲。肩髃、曲池上肢风邪主穴，环跳、风市腰腿风湿有灵。八风、八邪末梢手足诸风尽，三里、阴交搜四肢风必有功。

水沟回卒不省人事，承浆正㖞之偏风。颊车开口噤，百会理头风，疗颜面麻痹加地仓勘奇；昆仑止挛急，膝关祛腿疾，治脐风撮口独然谷可续。

少商喉科要穴，平小儿惊搐；委中腰腿之空，愈痧症出血。囟会突陷，验婴儿病危之兆，可疗鼻塞头风痾。风居百病之长，晓其善行数变。

八、湿类（18穴）

湿从土化，立法脾胃是关键，穴选渗利，上下巨虚阴陵泉。二市（风市、阴市）、悬钟祛腰腿风湿下受，曲池、昆仑散四肢湿邪之浸。

三里三阴交健脾胃，中脘配委中剿湿源。太溪益肾利水，内关疏凿水泉。原夫复溜化湿，水沟消肿，隐白温脾，水分功禹。

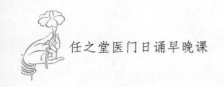

针经标幽赋

（金·窦汉卿《针经指南》）

　　拯救之法，妙用者针。察岁时于天道，定形气于予心。春夏瘦而刺浅，秋冬肥而刺深。不穷经络阴阳，多逢刺禁；既论脏腑虚实，须向经寻。原夫起自中焦，水初下漏。太阴为始，至厥阴而方终；穴出云门，抵期门而最后。正经十二，别络走三百余支；正侧偃伏，气血有六百余候。手足三阳，手走头而头走足；手足三阴，足走腹而胸走手。要识迎随，须明逆顺。况乎阴阳气血，多少为最。厥阴太阳，少气多血；太阴少阴，少血多气；而又气多血少者，少阳之分；气盛血多者，阳明之位。先详多少之宜，次察应至之气。轻滑慢而未来，沉涩紧而已至。既至也，量寒热而留疾；未至也，据虚实而候气。气之至也，若鱼吞钩饵之浮沉；气未至也，似闲处幽堂之深邃。气速至而效速，气迟至而不治。

　　观夫九针之法，毫针最微，七星可应，众穴主持。本形金也，有蠲邪扶正之道；短长水也，有决凝开滞之机；定刺象木，或斜或正；口藏比火，进阳补羸。循机扪而可塞以象土，实应五行而可知。然是一寸六分，包含妙理；虽细桢于毫发，同贯多歧。可平五脏之寒热，能调六腑之虚实。拘挛闭塞，遣八邪而去矣；寒热痛痹，开四关而已之。凡刺者，使本神朝而后入；既刺也，使本神定而气随。神不朝而勿刺，神已定而可施。定脚处，取气血为主意；下手处，认水木是根基。天地人，三才也，涌泉同璇玑、百会；上中下，三部也，大包与天枢、地机。阳跷阳维并督脉，主肩背腰腿在表之病；阴跷阴维任带冲，去心腹胁肋在里之疑。二陵二跷二交，似续而交五大；两间两商两井，相依而别两支。大抵取穴之法，必有分寸；先审自意，次观肉分。或伸屈而得之，或平直而安定。在阳部筋骨之侧，陷下为真；在阴分郄腘之间，动脉相应。取五穴用一穴而必端，取三经使一经而可正。头部与肩部详分，督脉与任脉异定。

　　明标与本，论刺深刺浅之经；住痛移疼，取相交相贯之径。岂不闻脏腑病，而求门海俞募之微；经络滞，而求原别交会之道。更穷四根三结，依标本而刺无不痊；但用八法五门，分主客而针无不效。八脉始终连八会，本是纪纲；十二经络十二原，是为枢要。一日刺六十六穴之法，方见幽微；一时取十二经之原，始知要妙。

　　原夫补泻之法，非呼吸而在手指；速效之功，要交正而识本经。交经缪刺，左有病而右畔取；泻络远针，头有病而脚上针。巨刺与缪刺各异，微针与妙刺相通。观部分而知经络之虚实，视沉浮而辨脏腑之寒温。且夫先令针耀而虑针损，次藏口内而欲针温。目无外视，手如握虎；心无内慕，如待贵人。左手重而多按，欲令气散；右手轻而徐入，不痛之因。空心恐怯，直立侧而多晕；背目沉掐，坐卧平而沉昏。推于十干十变，知孔穴之开阖；论其五行五脏，察日时之旺衰。伏如横弩，应若发机。

　　阴交阳别，而定血晕；阴跷阴维，而下胎衣。痹厥偏枯，迎随俾经络接续；漏崩带下，温补使气血依归。静以久留，停针候之。必准者，取照海治喉中之闭塞；端的处，用大钟治心内之呆痴。大抵疼痛实泻，痒麻虚补。体重节痛而俞居，心下痞满而井主。心胀咽痛，针太冲而必除；脾痛胃疼，泻公孙而立愈。胸满腹痛刺内关，胁疼肋痛针飞虎。筋挛骨痛而补魂门，体热劳嗽而泻魄户。头风头痛，刺申脉与金门；眼痒眼痛，泻光明与地五。泻阴郄止盗汗，治小儿骨蒸；刺偏历利小便，医大人水蛊。中风环跳而宜刺，虚损天枢而可取。由是午前卯后，太阴生而疾温；离左酉南，月死朔而速冷。循扪弹怒，留吸母而坚长；爪下伸提，疾呼子而嘘短。动退空歇，迎夺右而泻凉；推纳进搓，随济左而补暖。慎之，大患危疾，色脉不顺而莫针；寒热风阴，饥饱醉劳而切忌。望不补而晦不泻，弦不夺而朔不济。精其心而穷其法，无灸艾而坏其肝；正其理而求其原，免投针而失其位。避灸处而和四肢，四十有九；禁刺处而除六俞，二十有二。抑又闻高皇抱疾未瘥，李氏刺巨阙而得苏；太子暴死为厥，越人针维会而复醒。肩井、曲池，甄权刺臂痛而复射；悬钟、环跳，华佗刺躄足而立行。秋夫针腰俞而鬼免沉疴，王纂针交俞而妖精立出。刺肝俞与命门，使瞽士视秋毫之末；取少阳与交别，俾聋夫听夏蚋之声。

　　嗟夫！去圣逾远，此道渐坠。或不得意而散其学，或愆其能而犯禁忌。愚庸志浅，难契于玄言；至道渊深，得之者有几？偶述斯言，不敢示诸明达者焉，庶几乎童蒙之心启。

胜玉歌

（明·杨继洲《针灸大成》）

胜玉歌兮不虚言，此是杨家真秘传。

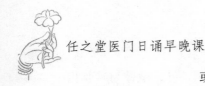

或针或灸依法语，补泻迎随随手捻。
头痛眩晕百会好，心疼脾痛上脘先。
后溪鸠尾及神门，治疗五痫立便痊。
髀疼要针肩井穴，耳闭听会莫迟延。
胃冷下脘却为良，眼病须觅清冷渊。
霍乱心疼吐痰涎，巨阙着艾便安然。
脾疼背痛中渚泻，头风眼痛上星专。
头项强急承浆保，牙腮疼紧大迎全。
行间可治膝肿病，尺泽能医筋拘挛。
若人行步苦艰难，中封太冲针便痊。
脚背痛时商丘刺，瘰疬少海天井边。
筋疼闭结支沟穴，颔肿喉闭少商前。
脾心痛急寻公孙，委中驱疗脚风缠。
泻却人中及颊车，治疗中风口吐沫。
五疟寒多热更多，间使大杼真妙穴。
经年或变劳怯者，痞满脐旁章门决。
噎气吞酸食不投，膻中七壮除膈热。
目内红痛苦皱眉，丝竹攒竹亦堪医。
若是痰涎并咳嗽，治却须当灸肺俞。
更有天突与筋缩，小儿吼闭自然疏。
两手酸疼难执物，曲池合谷共肩髃。
臂疼背痛针三里，头风头痛灸风池。
肠鸣大便时泄泻，脐旁两寸灸天枢。
诸般气症从何治，气海针之灸亦宜。
小肠气痛归来治，腰痛中空穴最奇。
腿股转酸难移步，妙穴说与后人知。
环跳风市及阴市，泻却金针病自除。
热疮臁内年年发，血海寻来可治之。
两膝无端肿如斗，膝眼三里艾当施。
两股转筋承山刺，脚气复溜不须疑。

踝跟骨痛灸昆仑，更有绝骨共丘墟。

灸罢大敦除疝气，阴交针入下胎衣。

遗精白浊心俞治，心热口臭大陵驱。

腹胀水分多得力，黄疸至阳便能离。

肝血盛兮肝俞泻，痔疾肠风长强欺。

肾败腰疼小便频，督脉两旁肾俞除。

六十六穴施应验，故成歌诀显针奇。

中医警言

1. 法不过仲景，理不过内经。

2. 著书不明脏腑，岂不是痴人说梦；治病不明脏腑，何异于盲子夜行。

3. 经脉者，所以能决死生，处百病，调虚实，不可不通。

4. 学医不知经络，开口动手便错。

5. 四大经典为根，各大学说为本，临床实践乃中医之生命线，仁心仁术乃中医之魂。

6. 一阴一阳谓之道，偏阴偏阳谓之病。

7. 阴平阳秘，精神乃治。

8. 昼则恶寒，夜则烦躁，饮食不入，名曰阴阳交错者死矣。

9. 病非人体素有之物，然能得亦能除。言不可治者，未得其术也。

10. 知标本者，万举万当，不知标本者，是谓妄行。

11. 至虚之处，便是容邪之所。

12. 正气存内，邪不可干。

13. 四季脾旺不受邪。

14. 邪之所凑，其气必虚；留而不去，其病为实。

15. 肝为五脏六腑之贼。

16. 心无水则孤火上逆，肾无火则寒水下凝。

17. 通则不痛，不通则痛；荣则不痛，不荣也痛。

18. 气有余便是火，气不足便是寒。

19. 脉和缓者，元气之来也；脉强峻者，邪气之至也。

20. 上越之阳，起于肝木；而沦陷之阳，出于脾胃。

21. 阳本上升，阴从下吸则降。阴本下降，阳从上挈则升。阳降则为蒸变化生之源，阴升则为滋养濡润之助。

22. 风为百病之长，头为诸阳之会。

23. 巅顶之上，唯风可到。

24. 肉不坚，腠理疏，则善病风。

25. 木热则流脂，肝热未有不见痰者。

26. 久病多瘀，怪病多痰。

27. 肺为贮痰之器，脾为生痰之源，肾为生痰之根。

28. 痰湿乃津液之半成品也，五脏气化如常，痰湿变为津液，五脏气化失常，津液变为痰湿。故善治痰湿者，不独治痰湿，治五脏气化。

29. 眩晕者无痰不作，消渴者无火不生。

30. 肥人眩晕少气多痰，瘦人眩晕少血多火。

31. 初病在经，久病在络。

32. 外窜经脉则为痉，内侵膻中则为厥。

33. 暴聋属实，久聋属虚。

34. 人身不过表里，气血不过虚实。

35. 所为邪者，从亏而见。

36. 湿热毒火，首见肝经。

37. 天之大宝只此一丸红日，人之大宝只此一息真阳。

38. 一息阳气一息命，一息寒气一息病。

39. 阴精所奉其人寿，阳精所降其人夭。

40. 升降出入，无器不有。

41. 胃本不呕，胆木克之则呕。

42. 脑为元神之府，心为藏神之脏。

43. 少阳属肾，肾上连肺。

44. 愁忧思虑则伤心。形寒饮冷则伤肺。恚怒气逆，上而不下则伤肝。饮食不节，劳倦太过则伤脾。房劳过度，汗出浴水，则伤肾。

45. 中气实则病在阳明，中气虚则病在太阴。

46. 伤于风者上先受之，伤于湿者下先受之。

47. 伤食者必恶食。

48．气虚则麻，血虚则木。

49．脉络空虚，贼邪不泄。

50．有一分恶寒，便有一分表证。

51．发热恶寒者发于阳，无热恶寒者发于阴。

52．手心热来腹中热，手心凉来腹中凉。

53．脉病人不病则病重，人病脉不病则病轻。

54．肝风上升于巅顶，原属阴亏；痰浊弥漫于中宫，多因脾弱。

55．五积六聚，皆是气凝其痰火。

56．七情不损，五劳不成。

57．肠外有寒，汁沫与血相抟，则并合凝聚不得散而积成矣。肿瘤包块，大都是外面寒包裹，里面痰浊与瘀血互结而成。

58．治病之要诀，在明白气血。无论外感内伤，要知初病伤人何物。不能伤脏腑，不能伤筋骨，不能伤皮肉，所伤者无非气血。

59．周身之气通而不滞，血活而不瘀，气通血活，何患疾病不除。故医籍千经万典宗旨，唯以气血流通为贵。

60．上焦如雾，中焦如沤，下焦如渎。

61．五脏不和则七窍不通，六腑不和则留结为痈。

62．疹是太阴风热，斑是阳明火毒。

63．面肿为风，脚肿为水。

64．苔黄腻热在肝胆，苔黄燥热在脾胃。

65．渴喜饮冷，腹中有热；渴喜饮热，腹中有寒。

66．阳络伤则吐血，阴络伤则便血。

67．诸疝皆属于肝。

68．五脏之伤，穷必及肾。

69．人身无倒上之痰，天下无逆流之水，故善治痰者，不治痰而治气。

70．寒之不寒无水也，热之不热无火也。

71．老怕伤寒少怕痨，伤寒专死下虚人。

72．大风先倒无根树，伤寒偏死下虚人。

73．久病非寒，暴病非热。

74．持脉有道，虚静为宝。

75. 升降浮沉之辨，豁然贯通，始可以为医而司人命也。

76. 病不辨则无以治，治不辨则无以痊。辨证如理乱丝，治病如解死结。

77. 外感法仲景，内伤法东垣；热病用河间，杂病用丹溪。

78. 必伏其所主，而先其所因。

79. 虚则补其母，实则泻其子。

80. 急则治标，缓则治本。

81. 治急性病要有胆有识，治慢性病要有方有守。

82. 留得一分津液，便有一分生机。

83. 月满勿补，月亏勿泻。

84. 小大不利者，治其标。中满者，治其标。

85. 小病理气血，大病调阴阳。

86. 上下交损，当治其中。

87. 凡久病，必先顾其脾胃，以血气之生发，全凭脾胃之运化。

88. 治湿不利小便，非其治也。

89. 不宜苦寒伤胃府，阳明无热无轻攻。

90. 见痰休治痰，见血休治血，见汗不发汗，有热莫攻热，喘气毋耗气，精遗勿涩泄，明得个中趣，方是医中杰。

91. 行血则便脓自愈，调气则后重自除。

92. 治风先治血，血行风自灭。

93. 天地郁蒸得雨则和，人身烦躁得汗则解。

94. 在卫汗之可也，到气才可清气，入营犹可透热转气，到血直须凉血散血。

95. 凡病昼则增剧，夜则安静，是阳病有余及气病血不病。凡病夜则增剧，昼则安静，是阴病有余及血病气不病。

96. 昼则发热，夜则安静，是阳气自旺于阳分也。夜则恶寒，昼则安静，是阴血自旺于阴分也。

97. 血之为病，上焦瘀血小便必难，下焦瘀血小便必自利。

98. 久病必瘀，久病必虚。

99. 久痛无寒，暴痛无热。

100. 肺主气属卫，心主血属营。

101. 实则谵语，虚则郑声。

102. 救阴不在补血，而在养津与测汗。通阳不在温，而在利小便。

103. 损其肺者益其气，损其心者调其营卫，损其脾者调其饮食，适其寒温，损其肝者缓其中，损其骨者益其精。

104. 外湿宜表散，内湿宜淡渗。

105. 邪在皮毛者，汗而发之。体若燔炭，汗出而散。

106. 宣一身之气化，务在轻清；通六腑之机窍，端在滑利。

107. 阳气下陷者，举而扬之；阴气不降者，抑而降之。

108. 肝气宜升，胆火宜降，然非脾气之上行则肝气不升，非胃气之下行则胆火不降。水不升为病者，调肾之阳；火不降为病者，滋心之阴。

109. 少火宜升，壮火宜降。壮火降而少火升，气得升而血得养，三焦皆受益矣。

110. 治病先调气，久病要开郁。诸病寻痰火，痰火生异证。

111. 脏邪要还腑，腑病要调脏。祛邪不伤正，阴病要出阳。

112. 肝胆之症，以下为主。

113. 清肝必须降火，清心必须豁痰。

114. 肝气别通于大肠，心气别通于胆，心包之气别通于胃，脾气别通于小肠，肺气别通与膀胱，肾气别通于三焦，五脏邪气要找六腑通道来排。

115. 培之以黄芪，燥之以白术，补气健脾何患不除。

116. 火郁发之，木郁达之，金郁泄之，土郁夺之，水郁折之。

117. 形不足者，温之以气；精不足者，补之以味。

118. 孤阴不生，独阳不长。故用四物汤常配参、芪补阳气，用四君子汤常配归、芍以养精血。

119. 壮水之主以制阳光，益火之源以消阴翳。

120. 病痰饮者当以温药和之。

121. 辛开苦降，芳香开窍，淡渗利湿。

122. 肝阳上亢，水不涵木。故六味地黄丸能治水不涵木之高血压，滋水涵木，其木自柔。

123. 凡病气重，则小便必涩；病气苏，则便溺渐通。故古人以利小便为治病捷径，利小便非独用通利药也，必阳气气化，小便始能出。

124. 养生则以实脾为枢，治病则疏膀胱为枢。

125．治湿病之里以利小便为第一义，治湿病之表以取微汗为第一义，治湿病在中间以燥脾湿为第一义。

126．凡治病，总宜使邪有出路。宜下出者，不泄之不得下也；宜外出者，不散之不得外也。故开鬼门、洁净府、倒仓廪，乃为给邪出路大法。陈苑去则肠胃洁，癥瘕尽而营卫昌，不补之中有真补存焉。

127．治心火以苦寒，如栀子、黄连；治肾火以咸寒，如龟甲、牡蛎。

128．热在上焦，咽干口烂；热在中焦，心烦口渴；热在下焦，便闭溺赤。上焦热用黄芩汤，中焦热用调胃承气汤，下焦热用八正散，三焦俱热用三黄泻心汤。

129．厥阴不治，求之阳明。治肝不效，必治脾胃。

130．见肝之病，知肝传脾，当先实脾。

131．胃以通为补，脾以健为运。

132．肥人之身，以火为宝；瘦人之身，以湿为宝。故肥人不任清凉，瘦人不任温补。

133．思虑过度伤脾阴，归脾汤补之；劳力过度伤脾气，补中益气汤主之。

134．久咳必先顾其胃气，未有胃不顺而咳可愈者。久咳若滋补无功，必须培补脾气，补其母以生其子。

135．喘症之因，在肺为实，在肾为虚。

136．呕吐者，胃气逆而不下；泄泻者，脾气伤而不平。

137．大小便俱不通者，必先通其大便，则小便自通矣。

138．凡治肿者必先治水，治水者必先治气。

139．阳痿，少年贫贱人犯之，多属于郁，宜逍遥散以通之，加蜈蚣通利更速。

140．无论何病，交节病作，乃是瘀血。故曰交节病作，血府逐瘀汤主之。

141．凡遇小事不能开展，易纠结而不能释怀，血府逐瘀汤主之。

142．一切疾病之所以难治，在于不善于化瘀。

143．疾病日久，屡屡发作，必有痰凝瘀血。

144．瘀血不去，新血不生。

145．女人经水不调，皆是气逆；妇人心烦潮热，多是郁生。

146．有形之血不能速生，无形之气需当急固。故芪、归名曰补血汤，补气以生血也。

147．欲求南风，须开北牖。

148. 肠痈下不厌早，肠澼补不厌迟。

149. 无水舟停，增水行舟。

150. 外入之寒，温必兼散；内生之寒，温必兼补。

151. 上燥治气，中燥增液，下燥治血。

152. 一切气病，用气药不效，少佐芎、归血药，血气流通而愈。

153. 兵无向导则不达贼境，药无引使则不通病所。

154. 上古圣人，所以能年皆度百岁而动作不衰者，以其德全不危也。

155. 德行不克，纵服玉液金丹，未能延寿。道德日全，不祈善而有福，不求寿而自延，此为养生之要旨也。

156. 常观天下之人，凡气之温和者寿，质之慈良者寿，量之宽宏者寿，言之简默者寿。盖四者仁之端也，故曰仁者寿。

157. 无情草木难治有情疾病，情志病全在于患者能移情易性。故七情之病，不能全凭药力，必须凭借修心养性，运动勤劳。

158. 生病起于过用。

159. 坐卧不当风，走路要挺胸。

160. 若要小儿安，三分饥，七分寒。

161. 三分治，七分养。

162. 气血冲和，万病不生，一有怫郁，诸病生焉。

163. 胃不和则卧不安。

164. 冬吃萝卜夏吃姜，不劳医生开处方。

165. 药补不如食补，食补不如睡补。

166. 病人不忌口，医生白动手。

167. 饮食有节，脾土不泄；调息寡言，肺金自全；动静以敬，心火自定；宠辱不惊，肝木自宁；怡然无欲，肾水自足。

168. 多记损心，多言耗气，心气内损，形神外散，初虽不觉，久则为弊。

169. 养心莫善于寡欲。

170. 一生淡泊养心机。

171. 勿以脾胃热冷物，勿以脾胃软硬物，勿以脾胃熟生物。

172. 胃阳弱而百病生，脾阴足而万邪息。脾胃乃后天之本，老年要以调脾胃为切要。

173. 食物有三化：一火化，烂煮也；一口化，细嚼也；一腹化，入胃自化也。老年唯藉火化，磨运易而输精多。

174．神静则心火自降，欲断则肾水自升。

175．冰冻断人种，烧烤毁人容。

176．万病之毒，莫过于浓。唯一字可解之，曰淡而已。

177．爽口物多终作疾，快心事过必为殃。与其病后能求药，不若病前能相防。

178．利名都不到胸中，由此胸中气自充，既爱且憎皆是病，灵台何日得从容？

179．若要身体安，淡食胜灵丹。

180．勇者气行则已，怯者着而为病。

181．人体欲得劳动，譬如流水不腐，户枢不蠹。人体动摇则谷气得消，血脉流通，病不得生。

182．养身宜动，养心宜静。

183．体欲常劳，食欲常少。劳无过极，少无过虚。

184．饮食之道，朝不可虚，暮不可实。

185．凡沉疴在身，而人力可以自为主持者，约有二端，一曰以志帅气，一曰以静制动。

186．医乃仁术，良相同功，立志当坚，宅心宜厚。

187．不识文断字，不足以为医；不穷理通辩，不足以为医。

188．德不近佛者不可以为医，才不近仙者不可以为医。

189．医可为而不可为，必天资灵敏，读万卷书而后可济世，不然鲜有不杀人者，是以药饵为刀刃也！吾死，子孙慎勿轻言医！

190．善为医者，行欲方而智欲圆，心欲小而胆欲大。

191．医非圣智不能。医之为道，乃通天彻地之学，必全体明而后可以治一病。

192．学不博不足以达其理，思不精不足以通其变。

193．良医处世，不追逐名利，这是立德；救死扶伤，这是立功；著书传世，这是立言，医道乃功、德、言三不朽事业也。

194．凡心浮气躁者，不可与之言医。

195．治心何时能忘我，操术随时可误人。

196．士先器识而后文艺，医先道德而后技术。

197．医道如同弈棋，善弈者谋势，不善弈者谋子。

198．人而无恒，不可以作医生。

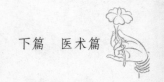

199．进与病谋，退与心谋。

200．医何以能长且久者？《黄帝内经》曰：上知天文，下知地理，中知人事，可以长久。故医者须上观天，下观地，中观人。

后记　早晚课是一种习惯

老农不能废一日耕耘以求秋收，医者岂可少一日熏修而获得正果。故朝课暮诵虽只是一种形式，然其不间断熏修的精神，却是医门成就之不二法门也。

哈佛有个著名的理论，是说人的根本差距在于业余时间，一个人的命运常常可以从他晚上八点左右看出来，每晚抽出一个小时左右来读诵阅览、进修思考，或参加有意义的演讲讨论，你会发现你的人生正在发生巨大的改变，坚持数年后，成功就会向你招手。

很多人都迷茫，都认为中医难学，但不知道难在哪里，其实困难的不是玄妙高深的医理，真正的医学大道从来都是平易近人的。**夫学问在于躬行，不在辩论说教也；在于实修，不在谈玄说妙也**。所以你只要拿出实干的精神，日积月累，稍微假以年日，制心一处，如钻井得水，开山采矿，医门大道自然为你敞开。

日本有位经营之神松下幸之助，他最佩服中国禅门修学的精神，他认为禅门修学讲求做早晚课，不单是修行人成就必由之路，也是大公司、大企业，甚至个人学一门技艺成就的不二之法。必须要朝暮浸淫于此，才能练就真本事。

中国古代的孔子在研究《易经》时用的正是这种精神，史书里记载他把《易经》的读本时常带在身边研读，叫"居则在席，行则在囊"，这孔老夫子给我们表了个法，修学不要把学问和人分开，要能时常结合在一起，口诵心行。

就像一本口袋书，随时携带在身上，造次不离此，颠沛不离此，时时用心敬读，妄念自无起处，如此渐入佳境，这番用功办道，万山无阻，就不会担心没有进步。

那为何医门早晚课里要分为道德篇、传统文化篇、医术篇呢？道德篇为首，它是眼目，《内经》说"德全不危"，《素书》说"先莫先于修德"，这德是最中心的，是种子。传统文化篇为中，是土壤，土壤肥沃，种子就能够茁壮成长。医术篇就是在道德、文化基础上开出来的奇葩，看似蔚为壮观，枝繁叶茂，全在于品种纯良，土肥地厚。

我们看老一辈的中医，岳美中、蒲辅周、任应秋、方药中、李克绍、赵绍琴等，他们哪一个不是有着深厚的国学基础，四书五经、诗词歌赋无所不通。所以老师说，要培养中医，前提是要先培养秀才。现在的学生们就因为传统文化断层太多，所以想续中医要先续国学，国学是筋骨，中医是在筋骨上连着的皮肉。骨折后要先把筋骨对接好，皮肉血脉才能在上面重新生长好。如果不对国学引起足够的重视，那么中医学子就很难有强大的后劲，也很容易学到半途出现瓶颈而退步。

京城小儿王刘弼臣感慨地说，现在很多医生，特别是年轻的一代，不研究古文了，我们以前的中医学生，毕业后还要深造古文，达不到一定水平，是看不懂经典医书的，古医籍中的文字都很凝炼，比方说，"诸风掉眩，皆属于肝"，作为一名中医，这国学、古汉语水平要高一点，才能理解得透彻一些。

大画家唐伯虎曾学画于周臣，周臣也是一名非常出色的画家，人们问周臣，为何唐伯虎画的画比老师还要好呢？周臣笑笑回答说，腹中只少唐生数千卷书。这是说功夫在画画之外。我们学医的功夫，何尝不在医外的传统文化与道德修养。

所以我们在国学传统文化篇放了很多经典名文，既有熏陶道德的，如《爱莲说》《陋室铭》《诸葛亮诫子书》等，也有教人发广大心的，如《茅屋为秋风所破歌》《岳阳楼记》《大道之行也》等，还有专讲做学问、为学精神的，如《师说》《劝学》《卖油翁》《为学》，更有养生防病的，如《扁鹊见蔡桓公》《七发》，还有千古美文，如朗朗上口的《滕王阁序》《赤壁赋》《春江花月夜》，用来陶冶情操，舒畅情志。

或许有些学生会认为，这不就是以前教材里的一些古文吗，不是都学过了吗，大家都知道啊？没错，都知道的东西未必都能做到，都熟悉的东西未必都能脱口而出，即便能脱口而出的，也未必能够运乎之妙啊！所以不要以为是老生常谈而掉以轻心，低估这些经典名文的价值。就像卖油翁把油倒进铜钱孔，像神箭手百步穿杨，这里面讲究的是长久熏修的功夫，而不是知道、了解了就行。

比如岳美中老先生，平时手不释卷，读书认真，对柳宗元《种树郭橐驼传》这篇文章情有独钟，岳老自称一生"揣摩此文数百遍，获益匪浅"。并且从中悟出"治慢性病要有方有守"的道理。一个医生要善于借鉴郭橐驼种树的经验，其中最重要一条便是要能够"顺木之性"，对应到人体，只要医者不破坏人体自愈生机，病人就会慢慢恢复。岳老说："种树之道，可通于医，尤其是治慢性病，更应取法于此。"于此领悟到治病要善于"扶助人体之自然"，而重视培土运脾、不伤生机的思想。

岳老揣摩医古文数百遍，若非用功精深，则不能领悟文字之外的道理。古人说"文以载道"，你要从经典名文中看出"道"来，没有长久熏修的功夫是做不到的。所以说，学医如同临证对敌，靠真功夫。真功夫不仅是懂得，更要能做得，就像对敌，举手投足都是自发反应，而不是去想着怎么拆招。古人说，思维即不中用，当你还停在去想的时候，已经落于下乘了。功夫是练到不用想也能够制敌于无形，中医临证用药也是练到不需要去思维也可以随手出条文方药。但这应变于临证的一分钟，前提却在于你平时早晚课诵修炼的十年功啊。

名医秦伯未老先生，早年学医曾拜在上海名医丁甘仁门下。他回忆说，初学医于丁门，丁师不是要你先背汤头药性，而是要求你先背诵《古文观止》中的220篇传世名文，每天一篇，天天不断，特别是《出师表》《桃花源记》《前后赤壁赋》等都要求背得滚瓜烂熟，一气呵成。当时读诵时觉得很乏味，却不料古文程度与日俱增，从此博览群书，没有阻滞，读诵医籍，觉得轻车熟路。

后来秦伯未老先生教弟子时也重视学医者多学文史知识。他说，专一地研讨医学，可以开挖出一条运河，但整体文学修养的提高，却有助于酝酿成江海，故医非学养深者不足以鸣世。

所以说，师父可以传大道理，传规矩，传思路，但不能够传功夫。功夫是个人修炼所得，只有功到自然成，只有瓜熟蒂才落。所以做早晚课不是死读书，而是通过读诵让人宁心静气，收敛神志，不需要去用心意识意解，只需直接把圣贤经典请入心中，临证中不断玩味，便觉灵机满脑矣。

所以这早晚课是一个由陌生到熟悉，由熟悉到灵巧，最后由灵巧到神妙的过程。一个对传统经典还陌生的人，是很难领悟到经文里的神妙之处的，不进去就不知道"宗庙之美，百官之富"。而这做早晚课便是登泰山的路径，到扶桑的舟楫。

这些所谓的经典名篇，不过是善巧方便，使人能更加朗朗上口，亲近国学，而真正终身受益的是形成做早晚课的好习惯。你每天即便是早晚十分钟、半个小时放在这上面，摒弃外缘，内心平静，读诵不断，功夫便日进而不自觉矣。

常言道，一个小习惯可以形成一种性格，一种性格可以决定一种命运。养成这样做早晚课的习惯，读书志在圣贤，行医用于民间。这样命运不就在不知不觉中转变了吗？古人说，读书能变化气质，这种读书是要拿出修行的精神去实干，而不是被动地要我学，不是被动地受教育，而是要主动出击，主动地我要学。

读书变化气质是天天读，学而时习之，而不是说我大学毕业了，读书就终止了。读书是一种习惯，只有让它成为习惯，才能真正变化气质。而把它当成早晚课来做，就是在落实这习惯。